手到病除之经络养生

十二经脉与奇经八脉

曲黎敏 著

U0254951

四川科学技术出版社

·成都·

图书在版编目（CIP）数据

手到病除之经络养生：十二经脉与奇经八脉 / 曲黎
敏著 . 一成都：四川科学技术出版社，2022.5（2024.6 重印）
ISBN 978-7-5727-0536-6

Ⅰ . ①手… Ⅱ . ①曲… Ⅲ . ①经络—养生（中医）
Ⅳ . ① R224.1

中国版本图书馆 CIP 数据核字 (2022) 第 070265 号

SHOUDAOBINGCHU ZHI JINGLUO YANGSHENG
SHIERJINGMAI YU QIJINGBAMAI

手到病除之经络养生

十 二 经 脉 与 奇 经 八 脉

著　　者　曲黎敏

出 品 人　程佳月
策划组稿　鄢孟君
责任编辑　李迎军
封面设计　郑　楠
责任校对　刘　娟
责任出版　欧晓春
出版发行　四川科学技术出版社
　　　　　四川省成都市三色路 238 号　邮政编码：610023
　　　　　官方微博：http://weibo.com/sckjcbs
　　　　　官方微信公众号：sckjcbs
　　　　　传真：028-86361756
成品尺寸　165 mm×237 mm
印　　张　23.75　　字数 400 千
印　　刷　成都兴怡包装装潢有限公司
版　　次　2022 年 5 月第一版
印　　次　2024 年 6 月第五次印刷
定　　价　68.00 元
ISBN 978-7-5727-0536-6

邮　　购：成都市锦江区三色路238号新华之星A座25层　邮政编码：610023
电　　话：028-86361770

前言 | 光大中医，从经脉入手

　　我在"喜马拉雅平台"上讲了《黄帝内经》精讲和《伤寒论》后，有些人深深地迷上了传统经典，为了能让大家更扎实地习用经典理论，我决定再讲一篇《灵枢·经脉》。同时，因为《伤寒论》讲了许多病及其治法，但大家还是意犹未尽，正好趁着这次讲经脉的机会，把十二经脉和奇经八脉的病，再系统地梳理一下，这也是对《黄帝内经》精讲和《伤寒论》的补充。古语道：**学医不明经脉，开口动手便错**。可见，十二经脉和奇经八脉对学习医道非常重要。大家要牢记：经脉，不在图上，不在纸上，而是在身体上。所以，大家弄清楚十二经脉和奇经八脉，就是对身体认知的再升华。在玩中学，在学中玩，而且玩的、认知的不是别的，是自己的肉身，这将是多么有趣的一次人生体验啊！

　　经络学说，是中医思维里最独特的一门学说，也是中医理论最无法西化的一个学说。古代缺医少药的时候，人们靠什么治病？靠经络。那时候也没有针具，可针具不过是手指的延伸，手指若没劲儿，就靠砭石。最高妙的健身手段就是导引，所以古人靠导引运气，靠掐掐痛处，靠捶捶打打，来解决身体的问题，这就叫"手到病除"，手不到，病必不能除。所以这本书就讲讲怎么用手、怎么用锻炼的方法，来解决人身之痛。这些方法没有药物副作用，称为"非药物疗法"或"自然疗法"，是我们每一个人都可以掌握的。比如，我们都会十指相扣，但如果我们手背贴手背再十指相扣，并且向里抻拉，我们的指关节和十个指尖都会因这个动作而剧痛，而经脉的井穴就在指尖处，如此，便抻拉了经脉，甚至后背会微微出汗，起到了非常重要的锻炼效果。

在中医理论中，最基础的几个学说就是阴阳学说、五行学说、藏象学说、经络学说、五运六气学说。这些学说，除了藏象学说，都有一个特点：看不见、摸不着，更像是一个个理论架构的模型。一说到经络学说，有人就问，经络在哪里呢？你拿出来我看看！还真拿不出来，就像天上的那些航空线，看不见、摸不着，但它就是有。中医的五脏六腑，虽然也没打开人体，算是个灰箱系统，但我们可以通过面色等可以"以外揣内"。比如脸出现赭红，可能是心脏的问题，或血压的问题，额头印堂"黑云密布"，可能是肾病的外显，这就是"藏象学说"；阴阳学说、五行学说虽然也晦涩难懂，但《黄帝内经》通过五脏六腑外显病象病理，也做了大量的功课。可唯独经络学说，就是打开人体，也依然看不见、摸不着，比藏象学说还让人摸不到头脑。关键的是，恰恰这套系统被西医临床接受了，尽管西医关于经络的认知跟中医有很大的差异，但西医还是承认了针刺穴位的意义，甚至在民间，西方人还特别喜欢中国的太极拳和气功，而太极拳和气功也是以《黄帝内经》的十二经脉理论和奇经八脉理论为依据的，这就是经络学说最迷人的地方。

让西方人接受经络与针刺实际上是一件很不容易的事，最简单的例子就是：当初在美国用刮痧、针灸给人治病，属于伤害人体，是犯罪。1972 年，尼克松访华目睹了针刺麻醉的神奇效果，加上记者的渲染、美国专家的考察，美国这才接受了针灸。但针灸在西方被广泛接受并不意味着中医药理论的全方位大胜。

比如，孩子腹泻、发热，中国人认为刮刮大椎，刮刮后背肺俞、脾俞，出点痧可能就没事了，不必大动干戈用抗生素。西医则一定要先检查，然后采取内治法，大家的惯常思维也是身体里面的病，当然要用内治法。可中医凭什么认为刮刮后背，就可以治疗脏腑之症呢？原因很简单，因为《黄帝内经》说"**背者，胸中之府**"，五脏病变都会在人体后背有反应。明代的张介宾说："五藏之系，咸附于背，故向下刮之，则邪气降……毒深病急者，非治背不可也。"即后背，从上向下刮之，则邪气降，若治疗病深、病急的人，一定要从后背先下手。我们后面会讲到后背有五脏六腑之腧穴，古代甚至有"夹脊一通，百病不生"的说法，即按摩夹脊穴可以治疗百病。我认识一位医生，当他觉得通过望闻问切都搞不清楚病因、病灶的时候，他会先在患者后背找病灶点，比如按揉哪个背俞穴疼痛，基本上就能知道是五脏六腑中哪个的经脉不通。再通过外治方法疏通经络、打开体内邪气向外排泄的通道，从而驱除体内的邪气，邪气驱除后，正气方能逐渐恢复，正气恢复了，人的身体也就健康了。这就是按摩、刮痧等能够治疗五脏之病的原因所在。

经络为什么能治病呢？因为经络"**内属藏府，外络肢节**"，是连缀脏腑与四肢体表的通路。比如针刺，在西医看来是一种物理干涉，中医则认为是干涉了一个能量系统。经络是人体最大的能量系统。经络一旦被阻滞，人体能量就会被抑制，人就会生病，而在穴道上针刺或按揉，就是在重新激活人体能量。比如针刺或按揉心包经的内关穴，则启动了与心脏相关的能量系统，现代常用于治疗心绞痛、心肌炎、心律失常、胃炎、失眠、癔症等。治疗心绞痛、心肌炎、心律失常，人们可以理解，因为心包代心受过，也就是心脏的病会显现在心包经上。但人们不会理解，针刺或按揉内关穴怎么能治胃炎呢？学习了《灵枢·经脉》后，我们才知道心包经循行"下膈"，走膈下，所以也能治疗胃炎等胃疾。而内关穴能治疗失眠和癔症，则是因为心主神明，心气实，则心中暴痛；心气虚，则心烦，惕然不能动，失智。所以，《针灸甲乙经》中**"心澹澹而善惊恐，心悲，内关主之"**，就是说心慌容易惊恐、容易悲伤，可以针刺或按揉内关穴。

其实，所有中医治疗的要点都在于要使人体能量重新流动舒畅，而不是具体在治哪个病证，这是中医治病与西医治病的最大差异。比如患者主诉总打呼噜、呼吸停滞、背部湿疹、瘙痒，你若开了理中汤，患者会问这药是治打呼噜还是背部湿疹？都治。打呼噜是脾虚，呼吸停滞是肺司呼吸的问题，背部湿疹也是脾虚，瘙痒是因胃气不能生气、生血，所以主要问题在足太阴脾，用理中汤调理脾胃，则以上诸病皆可痊愈。所以我们要明白，中医中药不是具体在治哪些病，而是在病根上、病因上下功夫，把病根、病因去了，全身经脉就畅通了，人的病证就消失了。这就涉及了中医的整体观。比如中医说"胆"，不仅是指胆囊，还指胆经、少阳之气、肝胆相表里、胆**"主骨所生病"**、心胆相通、胆与三焦相通等，这是五脏六腑在人体内部的关联。而经络学说，又是中医整体观最突出的表现，经脉在人体"如环无端"，就是告诉我们：生命是无法切割的，动哪里，都是在动全身。比如胆经在人体有一个重要循行，就是"**循胁里，出气街**"。气街，是人体非常重要的一个穴位。从气街这个名称看，它就像是人体的一个十字路口，四通八达。《灵枢·经脉》说："**胃足阳明之脉……其直者，从缺盆下乳内廉，下挟脐，入气街中。**"气街穴，在大腿根正中线上，腹股沟动脉搏动处，是胃经经穴，所谓"街"，就是四通八达之意，所以，此穴以肝、脾、肾及六腑为中心，脏腑气血通过气街而直达于外，灌注于诸经；诸经气血也可借气街直达于内，以养脏腑。胆经、胃经、任脉、冲脉等都要通过气街，所以抓住气街，也就抓住了生命的一个要点。可以说，气街能用于治疗大多数男性病和妇科病，主治腹痛、阳痿、阴肿、疝气、月经不调、不孕不育等。而平时最重要的保养方法就是拍打气街，可以消除腹部脂肪，可以防治前列腺疾病，可以治疗妇科病。这是一个"四两拨千斤"的地方，老天生我们时，就已经让我们的手自然下垂时正好置于此处，就是让我们自己热敷、按揉气街以通利全身，让我们自己帮自己。

在这本书中，我们会讲身体中诸如气街这样的"生命要点"，比如膈、腋下、缺盆等，大家只有知道如何通过"生命要点"调理身体，才是掌握了真正的养生治病方法，而不是乱吃药。

本书严格按照《灵枢·经脉》的次序讲解，同时把奇经八脉也作了详解，大家可以更深入地理解中医的经络学说。《灵枢·经脉》脉络清晰，都是先讲经脉循行，然后讲这条经脉的经证和里证。

这两年，因为疫情的原因，人们去医院就诊不如之前方便，所以更加渴望增强自救的能力。中国人的幸运在于：我们的生命不仅有西医的保驾护航，还有中医的慈悲呵护。让中医走进千家万户的捷径，不是送医送药，而是让每一个人都明白自身自有大药，这个大药就是自身的经脉。气血混乱、经脉堵塞之时，身体就会出现病态；气血柔和、经脉通畅之时，身体就很健康。所以，当人手一册经脉图时，当人们都会循经呵护、自救身体时，才是中医真正地深入人心之时，也才不辜负先圣慈悲的苦口婆心，也才能将中医真正地发扬光大！

因为经脉就在我们自己的身上，是谁也拿不走和控制不了的。谁有，都不如自己有啊！知道自己身上有如此大药后，真是让人欢喜啊！老祖宗给了我们那么多自救的法宝，我们也要深感幸福啊！

让我们开启这神秘而有趣的经脉之旅吧！

曲黎敏
2021 年写于北京元泰堂

目录

第一章　经脉是什么

谁发现的经络？　／ 2

练功家重"经"，针灸家重"穴"　／ 5

经脉循行，如环无端　／ 8

经络养生，方便省钱费工夫　／ 10

经脉的三个要点　／ 13

五脏经脉主强身，六腑经脉主治病　／ 18

第二章　肺经经脉循行及病证

肺经经脉循行　／ 22

经脉都有五输穴　／ 29

肺经经证：膨膨而喘咳　／ 35

《金匮要略》说水病　／ 41

说说"黄芪"这味药　／ 47

肺经里证：是主肺所生病者　／ 49

关于肺的几个问题　／ 53

肺结节、肺结核的防治　／ 60

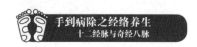

第三章　大肠经经脉循行及病证

大肠手阳明之脉　/ 65

大肠主津所生病　/ 69

胃肠型感冒怎么治?　/ 74

干燥症的病因及治法　/ 78

手指功　/ 80

大肠者,传道之官　/ 83

第四章　胃经经脉循行及病证

嗅觉味觉丧失,病根在哪里?　/ 87

胃经经脉循行　/ 92

精神疾患与胃经　/ 99

白血病的原因　/ 106

胃强脾弱与胃弱脾强　/ 108

调理脾胃须单举　/ 112

第五章　脾经经脉循行及病证

足太阴脾经经脉循行　/ 117

脾经经证　/ 122

脾经里证　/ 124

中医思维的重要性　/ 127

痛风、重症肌无力　/ 135

导引与医学的关联　/ 142

脾主统血　　／ 149

说说胰腺疾患　　／ 152

第六章　　心经经脉循行及病证

心经经脉循行　　／ 159

心经穴位　　／ 162

心经经证和里证　　／ 167

跟心脏病有关的经脉　　／ 170

食物的药用价值　　／ 174

中医用药奇观　　／ 180

怎么修心？　　／ 186

第七章　　小肠经经脉循行及病证

什么是人体免疫力？　　／ 190

小肠经经脉循行　　／ 192

小肠经经证和里证　　／ 196

十二经脉，都涉及听力　　／ 200

中药、西药最好别混着吃　　／ 202

心与小肠相表里　　／ 203

什么是生命最美好的状态？　　／ 204

第八章　　膀胱经经脉循行及病证

生命的本质，在于气化　　／ 208

膀胱经经脉循行　　/ 210

到底哪里是"命门"?　　/ 215

筋长一寸，人多活十年　　/ 220

背为胸之府　　/ 224

第九章　肾经经脉循行及病证

肾，作强之官　　/ 229

癫痫是脑病，惊厥是肝病　　/ 232

肾经经脉循行　　/ 235

肾经经证是重度抑郁症　　/ 239

大杖重履而步　　/ 243

五脏六腑，皆会令人肿　　/ 247

第十章　心包经经脉循行及病证

心包经，是个独特的存在　　/ 253

气会膻中　　/ 257

心包经经脉循行　　/ 259

论脸色之好坏　　/ 263

收心，收在哪儿?　　/ 266

第十一章　三焦经经脉循行及病证

三焦到底是什么?　　/ 270

三丹田，生命再生之地　　/ 272

三焦经经脉循行　　/ 276

上火的真相　　/ 278

人，为什么要谢天谢地？　　/ 281

第十二章　胆经经脉循行及病证

胆者，中正之官　　/ 286

说说奇恒之腑　　/ 288

胆经经脉循行　　/ 291

带状疱疹有良方　　/ 295

胆，主骨所生病　　/ 298

说说意志力　　/ 300

第十三章　肝经经脉循行及病证

肝经经脉循行　　/ 305

前列腺疾病与疝气　　/ 310

肝病的主要原因　　/ 314

关于肝的八个话题　　/ 318

附　十二经脉之总结　　/ 323

第十四章　奇经八脉

奇经八脉于生命的意义　　/ 329

督脉循行及穴位　　/ 331

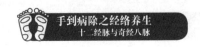
督脉病，可天灸　　／ 336

督脉锻炼法　　／ 339

健忘与阿尔茨海默病　　／ 343

任脉循行及穴位　　／ 345

冲脉与女子月经和男子胡须　　／ 348

生命在于坚持（带脉）　　／ 353

维脉跷脉关乎运动与睡眠　　／ 356

结语：经脉，是中医文化的瑰宝　　／ 360

跋：经脉是生命的大药　　／ 363

第一章
经脉是什么

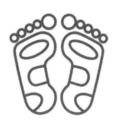

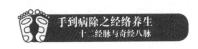

谁发现的经络？

经络是经脉和络脉的总称。"经"字从绞丝，原本是织布机上纵向拉过来的不动的丝线，所以称"经"，而"经典"的"经"也是指这些书的内涵有恒久不变的意味。"经络"的"经"，指经络系统中的主要路径，深入人体内部，贯穿上下，沟通内外；而"络"是主路分出的辅路，纵横交错，遍布全身。

《灵枢·脉度》说："**经脉为里，支而横者为络，络之别者为孙。**"这是将经脉按大小、深浅的差异分别称为"经脉""络脉"和"孙脉"。其中包括十二经脉、奇经八脉、十二经别、十五络脉等。

本书讲的是最重要的两套系统：十二经脉系统和奇经八脉系统。十二经脉像河流，且循环无端；奇经八脉像湖泊，静澄深藏。十二经脉是人体内部的连通器，起于肢体末端，内联脏腑；而奇经八脉，就是贮藏精气的丹田。十二经脉与奇经八脉二者之间，又通过络脉相连。

经络到底是什么呢？为什么在尸体上找不到经络？从生（生命状态）到死（非生命状态）之间，人类到底丢失了什么？现代科学的解释之一是经络是电磁及电化学振荡。这可能是对经络现象无法通过尸体解剖找到直接物质依据的最好阐释。

其实，现代人也对经络充满了疑惑，因为现代人也不知经络的来源。记得我刚开始学医的时候，也问过老师，经络是如何发现的，老师说：古代劳动人民在劳动的时候，这里撞到了，别处有了感觉，就发现了经络。我当时就说：那让班里的同学都出去摔跤，看能不能发现一条经络！可见，这种说法全无依据。

关于经络，李时珍有本《奇经八脉考》，其中有句话，"**内景隧道，唯返观者能照察之**"。所谓内景隧道，就是指经络；返观者，指古代有内证体验的修炼家；照察之，"照"和"看"不同，"看"有主观意识，而"照"无主观意识，就像太阳，只"照"万物之本来面目，不加主观判断，有山、有海、有沙漠，从长远看，任何主观判断都是没有意义的，因为万物都在变，总有一天山会变成海，海会变成山。有内证体验的修炼家，只是观照生命的本来面目，观照气脉流行，然后才是觉察，觉察"气"之开合和运行轨迹，这种气的开合和运行轨迹就是气脉、经脉。

因此，经络只能说是内证状态下——也就是生命运动在高级状态下自主意识对生命活动的体验与实证。《灵枢》和《难经》虽然多篇记载了人体形态解剖内容，但更重要的认识来源，应该是古代医家及修炼家身体力行的内证实践活动。

也就是说，经脉是"气"的表达。世界最后讲究的全是"气"，任何事物，看得见的是一方面，而看不见的可能是更重要的另一方面。其实，不谈"气"的问题，都解释不了浩瀚星空，在《黄帝内经》中，黄帝就曾经问了一个天大的问题：地球在太虚之中，是什么托着它呢？原文是：**凭乎？**让人纳闷的是，古人是怎么知道地球是在太虚之中的呢？岐伯回答：**大气举之也。**就这么一个沉重的地球，承载了这么多亿人口的地球，在太虚之中，不过是大气举之尔。大气不仅举着地球，还举着木星、太阳等，所以，通天下一气耳，大概也有这个意思在里面，可见"气"的能量是天地间最大的。

如果说西医依赖的是感官的直接接触，借助"感官的向外延伸"，是在"看得见"的领域中认识人体生命，那么，中国古代的先哲们则更注重"看不见""听不见"的"感官"及"感觉"。古代称为"内视返听""内景返照"，即所谓的"明心""独悟""神会"。在这种"不以形先"的方式下，详细考察精、气、神、经络、藏象，才能形成气化论、经络论、天人观。我们可以把这种独特的认知方式称为"内向认知"或"直悟思维"。

可以这样理解："内向认知"的存在，其重要条件是"亲造实诣"，只有自身身体力行地实践，才能对"道"有正确的认识。中国的"道"，从来都不是凭空口说，而是亲证的体悟与实践。

西医讲器官的"器"，总能拿出实物来。而中医理论的一切前提，都是"气"的问题，阴阳是气，经脉是气，五脏六腑也先讲脏气、腑气。也就是说，中医讲身体，不是先讲心脏、肝脏等，而是先讲心经、肝经等，要讲气的问题。另外，还讲先天之气、后天之气。并且"气"是看不见、摸不着的，这就把中医置于一个无法言说的尴尬境地。但在我看来，这恰恰是中医的高级之处，高级的东西，就需要历史慢慢来认知，希望未来人类能对中医作出科学的描述。

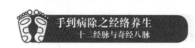
脉道，主要是气道，是人体之气的循行路线。"气"，虽然看不见、摸不着，但大家不要小瞧阳气的固摄作用。从物理学上讲，人直立而五脏六腑都不下垂，脑脊液也没有下流，全靠的是看不见、摸不着的阳气的固摄作用。人死时，一亡俱亡，一损俱损，五脏六腑全部塌陷，气亡身亡。

就好比"道"和"理"是不一样的，中国文化用词精准，天是道，地是理，天道地理。道、理的区别是什么？就是不可思议和可思议。天道，就像空中的航线，看不见、摸不着，但绝对存在。地理，看得见、摸得着，条条分明。"道可道，非常道"，道，不可言说，真理落于纸上，落于文字，就不再是完整的真理，就会有歧义和误读。而地理，清晰明确。所以，我们平常说来说去的都是"理"，中国人一吵架，就指责对方"不讲理"，就是不守地道，也就是"不地道"。

总之，经络是生命的活动现象而非解剖实体，是人体环境各个系统（五脏六腑）之间，内环境与外环境之间的信息通道。生命和周围环境不断地进行物质能量信息的交换，这种交换必须依靠"气"的各种机能活动，而气的出入循行以及沿全身经络的循环，都表现为圆形运动，也就是经脉的如环无端。

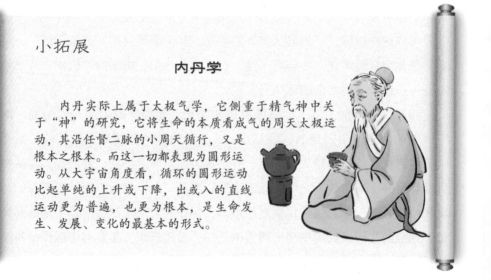

小拓展

内丹学

内丹实际上属于太极气学，它侧重于精气神中关于"神"的研究，它将生命的本质看成气的周天太极运动，其沿任督二脉的小周天循行，又是根本之根本。而这一切都表现为圆形运动。从大宇宙角度看，循环的圆形运动比起单纯的上升或下降，出或入的直线运动更为普遍，也更为根本，是生命发生、发展、变化的最基本的形式。

练功家重"经"，针灸家重"穴"

中医的经络理论实际上跟古代导引有关，这两者有着密不可分的关联。没有十二经脉理论和奇经八脉理论，就不能解释导引，而不练习导引，我们也无法感知经脉。由此，我一直强调，学中医的人，必须会两套功法：易筋经和六字诀，因为易筋经明经络，六字诀明脏腑，习医者不可不学。

用现代的话说，十二经脉属于后天系统，奇经八脉属于先天系统，吃药对应后天、对应脏腑；练功对应先天，所以，练功应该比吃药更有意义。但现在，一是好的练功师父少，二是患者自身缺乏耐心，所以很少有人从中受益。但如果能坚持每天练习易筋经、八段锦，是一定能预防疾病的。古人，强调"手到病除"，针不过是手指的延伸，在没有医院，又缺少针药的时候，只能以按摩导引为其首选，用手而不是用药。在疫情期间，大家不方便去医院，这也是我今年一定要讲《灵枢·经脉》的原因，即在一般情况下，我们如何自救。

我们知道，经络学说有经有穴，那么经络的发现到底是从"穴"到"经"（先点后线），还是从"经"到"穴"（先线后点）呢？这一问题的解读，也许会帮助我们认清中医医道的许多特色。

● "先点后线说"

"先点后线说"的理论支持如下：

（1）符合现代人认识客观世界的逻辑，即先简后繁、先浅后深。

（2）有实验依据，在手、砭、灸、针的作用下，约千分之二的人确实有经络传感现象发生。

"先点后线说"的问题如下：

（1）先发现"穴"的说法，对于研究无生命或简单生命现象是成功的，但对于研究人体生命这样的复杂系统，其结果往往会产生误差。直到今天我们都难以用现代科学方法证实像经络系统这样复杂的生命规律。

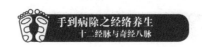
（2）从实践的角度看，"先点后线说"强调外环境对人体生命的作用，甚至错误地认为外界的作用是产生经络传感现象的唯一方式，从而忽视人体内在心、身相互作用下敏锐化了的人体感官的作用。

● **"先线后点说"**

"先线后点说"也就是先发现经络，后发现穴位的说法，李时珍《奇经八脉考》说"内景隧道，唯返观者能照察之"，他说的是隧道，而不是穴位。这句话的意义在于，他指出了关于经络运行规律的认识是古代气功训练有素者借助于敏锐化的高级感觉能力而认识到的，即经络现象是气功态下自主意识对生命活动的体验与领悟。

与"先点后线说"不同的是，训练有素的练功家的内景返观，其要点在于经络的走向和运行规律，因此其认识规律为先经络、后腧穴。我们可以用历史文献和气功实践来证明这一点。

比如，马王堆汉墓出土帛书《阴阳十一脉灸经》《足臂十一脉灸经》均记载了十一经脉的运行路线，但未记载穴位。《黄帝内经》对腧穴的记载虽少而简，但非常明确。丹道家与针灸家的区别在于：丹道家注重认识自我的经络走向，但不太在意穴位的内涵，《黄帝内经》与帛书的记载都证明了这点。

再者，《黄帝内经》对经络走向有精确的说法，但《阴阳十一脉灸经》和《足臂十一脉灸经》所载经脉走向有的与《黄帝内经》恰恰相反，比如手太阳小肠经，《黄帝内经》说**"起于小指之端……至目内眦"**，而《阴阳十一脉灸经》则说小肠经**"起于耳后，下肩……乘手背"**，二者方向、路径都有不同。

另外，细察《黄帝内经》与帛书，二者在经络走向上虽有不同，但它们的起始和终止部位都在躯体的头、胸、腹三部，即气功文献所载三丹田的部位。这种辐射状的经脉走向正是练功者进入气功态的描述。对于气功训练有素的人来说，真气充盈于血脉，并可随呼吸在人体中作潮汐般聚散响应——"一吸则天地之气归我（向心型走向），一呼则我之气还天地（离心型走向）"。即古代练功家关心的是真气的聚、散、往、返，而不是经气"如环无端"的运行。

奇经八脉的实证是丹道（气功）家的一大贡献。关于奇经八脉，首先是扁鹊的《难经》对奇经八脉的论述弥补了《黄帝内经》的不足，其次，是宋代丹道名家张紫阳写的《八脉经》，然后就是李时珍的《奇经八脉考》。李时珍说："**正经犹夫沟渠，奇经犹夫湖泽，正经之脉隆盛，则溢于奇经。**"这句话是说十二经脉好比沟渠，奇经八脉好比湖泽，十二正经的气血隆盛了，就会溢出存留于奇经八脉。而且，奇经八脉中，任、督、冲三脉始终是丹道家的关注要点，其理论建树也多于医家。

因此，我们可以这样推论，经络学说中"线"结构的最初发现应归功于古代丹道家；而经络学说中的"点"结构的早期发现则更多是针灸家的贡献。所以，对经络的研究可以有两种方法：一是针灸家的方法，一是丹道家的方法。

针灸家凭借外界对人体特定部位的选择性刺激，通过经络传感使人体受损的自我调控系统得以恢复；而丹道家则更重视内源性自我意识的锻炼，通过经络达到一种气的聚合状态。针灸家通过腧穴的"点"来实现控制；丹道家则通过经络的"线"的形式来认知身体。随着对人体系统点、线结构认识的不断深入，最终熔为一炉，形成了了不起的经络学宝库。

事实上，经络是生命活动现象，就像情感一样，很难定量、定性。离开了生命活动，经络是不存在的。所谓经络现象，只是生命之气传递的一个无形网络，正如鲁迅所言：走的人多了，也便成了路。气血充足，形成能量和场，便形成气血通路；生命活动停止了，这些现象就不存在了。因此这么多年来，人们花了大量的精力去寻找经络的物质基础，犹如西绪弗斯的痛苦，永远不会有结果。

总之，奇经八脉是根本能量，不遇生死大事，不动、不用。因为药物基本不入奇经八脉，所以奇经八脉只能靠自身锻炼来修正。十二经脉有脉络之终始，有穴位之作用，有药物之归经，所以十二经脉是养生、治病的基础，不仅可用，而且要常用。

经脉循行，如环无端

十二经脉怎么用呢？按摩、刮痧、针刺、药物、导引等，都可以作用于十二经脉。

前面我们说奇经八脉是根本能量，不遇生死大事，不动、不用。那我们平时用的是哪些生命的能量呢？它们又是怎样影响十二经脉的呢？

首先，是情绪。比如爱与恨、恐惧与无畏等，都是日常生活中随时波动的能量。情绪一波动，比如生气时，经脉首先受影响，变得不畅通，然后才是伤脏器（伤胃、伤肝）。长久的怨怒也伤肺、伤心、伤肝。所以说快乐就是一种养生方法，因为快乐可以通经脉。

再者，好环境、坏环境也影响生命能量。好山好水，定然对生命有益，人们之所以喜欢旅游，无非是旅游不仅可以开阔眼界，还可以滋补身心。这里的环境不仅是指居住环境与风水，更大的环境是时代，在一个人人都能够实现人生目标、激发人生动力的好时代里，人的生命价值会更有意义，也会更健康。否则，一个压抑困苦的时代，只会让生命枯萎。

经络，还涉及一个药物的性味归经问题。中药归经不归脏，即使入脏，也是因为经脉入脏。学中医中药，药物的性味归经特别重要，因为经络是人体气血的通道，也是药性的通道。但现在中医院校都不讲药性归经，因为没人知道古人所谓的药性归经是怎么来的，现在有内观体验的人特别少，或者说经络敏感型的人也不多见，所以这种事说不清楚。说不清楚没关系，那就老老实实地按照古人说的去做。比如当归入肝经，肝血虚用了当归，必然有效。但若没有白芍的酸收之性，肝血也养不起来，这就是中药配伍的意义。

关于吃药，特别是吃中药，大家有个心理误区，觉得某种药物可以直接击中病灶点，就像靶向药，可以指哪打哪，这怎么可能呢？例如，中国人都说腰子补肾，一纵欲一肾虚，就嚷嚷着吃腰子，还得吃两腰子，好像吃完腰子，那两腰子就能糊在自己左右两肾上了，这就是想当然。其实，腰子吃下去，有多少变成营养，有多少变成垃圾，只有身体知道。中药，也同样，中药经过煎煮，其性味已经发生了变化，它要怎么发挥作用，也是大脑无法预知的，所以最高级的中药方，不是治病，而是调理气机、通经脉，经脉一通，病邪就有了去路。并且同样的中药方，每个人用后都会有不同的反应。张仲景之所以喜欢用干姜，是因为干姜可以通气脉。按摩、针刺是从外面通经脉，而练易筋经是从里面通经脉。因此，练功要比吃药安全。

现在有人花很多钱让别人给自己正骨，就喜欢听那"嘎巴"一声响，可是回到家中，又听到"嘎巴"一声，错位的地方又回来了，为什么？那地方的筋早就紧了，不先揉开筋，是固定不住骨骼的。其实易筋经的姿势做对了，先调筋，然后正骨最快、最安全。好的正骨师是一定要练功的，不练功就不知骨架、经筋、气血的问题。天天练抻筋拔骨，自然不会得腰椎间盘突出。所以，后文会涉及一些导引功法，并具体解释一下它的治病原理。比如，为什么说易筋经也是一味大药，为什么它能治强直性脊柱炎。

《灵枢·经脉》有一条经脉循行的路线，从肺经开始，到大肠经、胃经、脾经、心经、小肠经、膀胱经、肾经、心包经、三焦经、胆经、肝经。也就是从肺经一直通到肝经，如环无端，中间是没有断线的。这个顺序不需要背，只要弄明白了其中的相互关系，一下就记住了。比如，肺与大肠相表里，肺经连缀大肠经，大肠经又属于阳明，所以大肠经连缀的是阳明胃经，胃经又与脾经相表里，所以胃经又连缀脾经，**"脾足太阴之脉，起于大指之端（隐白）……连舌本，散舌下；其支者，复从胃别上膈，注心中"**。即脾经截止于"心中"，与脾经相连的心经就从此处起，心经经脉**"起于心中"**，这也是脾经、心经相连，所以脾经的"心下急痛"，就是心脏病的一个突出表现。大家记住，挂在墙上的经脉图，是画不出这个连线的，因为它只是浮支，只是体表路线图，而真正、关键的大经脉都在里支，在我们的身体里，是画不出来的。永远要记住，经脉是我们肉身的生命线，而不是一张图。

气，在人体的表现，就是经脉。可以打个比喻：经脉就像中国铁路线，京广线类似于人体的膀胱经、胃经，跑的车越多，聚集的能量就越强，人气就越旺，这就是气血。如果这条铁路线废了，它就杂草丛生，不显现了，类比于人体，就是经脉的堵塞和荒芜。所以说，经脉是气道，气血多，则发挥的作用大；气血少，就堵塞生病。人活着，经脉就存在；人死了，经脉就不存在了，

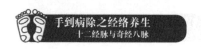

再解剖，也找不到。

经络即是能量通道，那这个通道是靠什么来通的？心神通之。所以"心主血脉"。心神，就是生命轨道的神经中枢。如果你30多岁手脚就冰凉了，那就叫"病"；如果你60多岁，手不凉，但脚凉了，那就叫"老"。有人说家里的爷爷手脚滚烫，每天都要从冰箱里拿点儿冰来握着。还有人手心脚心发热，晚上手脚不能放在被窝里，那就叫"虚阳外越"。归根到底，还是心神出了问题，不能很好地统摄全身血脉和气脉。那怎么把飘出去的阳气收回来呢？就得回阳救逆，使用四逆汤、白通汤。为什么救垂死的人会用到参附汤，因为人参能补五脏之虚，尤其是心神之虚，而炮附子能调动肾阳。所以救垂死的人，最好的药不是安宫牛黄丸，而是参附汤。但服用参附汤有一个问题，就是有可能病人反应强烈，家属可能接受不了，所以不签知情同意书，医生也不愿轻易使用。

经络养生，方便省钱费工夫

身体包括头、颈、胸腹腔、四肢，胸腹腔部位的中医学说有藏象学说和三焦学说，其余的就要用经络学说连缀了。其中，经脉和络脉，还不太一样，经脉是指一个大条，虽然经脉如环无端，但每一条经脉还是有起点和终点的。更复杂的是络脉，细细密密地，成了一个气血的网。经络之所以能治病，根本原因在于其**"内属藏府，外络肢节"**。

现在大家有个误区，好像按摩就能按摩到经络似的，怎么可能呢？经络并不是经络图上画的那样，比如经络图上说肺经起于云门、中府，但实际上肺经起于中焦，没有中焦之土，是生不了肺金的。所以大家学习中医还得明白一个概念：浮支与里支。现在中医教材里不讲浮支和里支，而道家医学里会讲。

所谓浮支，是由穴位点连缀在体表而形成经络线，其中穴位点才是要点。但每个人的气血不同，穴位又是气血的表现，所以每个人的穴位点都会略有差异。身体按摩中，"阿是穴"有时比穴位还重要，所谓"阿是穴"，就是当你被按压到某一点时，你会产生疼痛感，从而不由自主发出"啊"的声音，这个让你产生疼痛感的点就是"阿是穴"，把这个痛点按揉开了，气血会通畅很多。这是浮支的问题。而里支，就是指身体内部的经与络，那是按摩不到，甚至是难以理解、不可思议的东西。

在经络图上，一般虚线都表示里支，实线表示浮支。浮支只能解决体表经络不通的问题，浮支虽然与里支相连，但是它对于解决脏腑大病则很难。所谓大病，就是在里支的病，里支是按摩不到的，里支的病，就只能用中药，因为中药走脏腑。

浮支可以靠按摩，但里支必须靠导引和药物。按摩不到的地方，导引可以锻炼到。也就是说，按摩作用于浮支，即体表的经络。而对于身体里支，只有靠自我锻炼。比如云门穴和中府穴，不能扎针，按摩又隔着肋骨碰不到，但靠练功就可以。八段锦中的"左右开弓似射雕"这个动作，能很好地作用于这两个穴位，而且做这个动作的时候需要屏息，屏息也等于按摩了这两个穴位。

还有一点，跟大人相比，孩子的浮支系统比较完整，所以孩子若病了，推拿效果就比较好，而大人的浮支系统已经在漫长的生活中遭到了严重的破坏，多处筋结都被堵塞了，按摩的效果就赶不上孩子，需要的时间也长。甚至需要针刺筋结或吃药，因为只有吃药，才可以作用到里支和脏腑。如果你没有什么大病，一周做一两次按摩和艾灸，也是可以的，至少可以舒筋活络。

可以这样说：经络养生，方便省钱费工夫。

方便，是经络就在自己身上，随时按摩、随时练功即可。省钱，甚至可以不花钱。费工夫，就是你每天必须要抽出时间来揉搓自己的身体，哪怕早晚各一遍，久之也有良效。

面对人体这个小宇宙，我们要以顺应自然的态度来对待它。假设我们的身体就是一间需要修缮的房屋，那么，在整修这间房屋之前，我们都要做什么呢？

首先，需要了解房屋的结构，即要先了解人体的脏腑结构、奇经八脉的分布，以及经脉和气血循行的方向等。比如，脸上的经脉，以鼻子为中心这部分，主要走胃经，所以鼻翼两旁毛孔粗大等，都跟胃气不足有关，而每天按摩**中脘穴**，就是补胃气的一个好办法。中脘穴在脐上 4 寸＊，虽然属于任脉，但

＊寸：指中医手指同身寸。

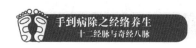

它又是足阳明胃经的募穴，所谓"募"，就是聚集的意思，所以中脘穴就是足阳明胃经经气汇聚处。而且"腑会中脘"，即指六腑的病，中脘都管。于是，我们就抓住了一个身体要穴，人体的穴位太多了，能抓住这个又管胃、又管任脉、又管六腑的"中脘穴"，就是"四两拨千斤"，无论是艾灸还是按摩，我们都会受益无穷。

学完本书后，我们就知道，人体有几个大地方是至关重要的，比如缺盆、腋下、大腿根的气街，都是经脉聚集处，这些重要之处应该如何养护呢？缺盆，我们每天睡觉时，可以用右手的劳宫穴搭在左肩上，捂着缺盆，这是"大养"，同时手指还护着了肩井。腋下，就要靠按揉了，其中三个穴位对腋下有益，一个是肩胛上的**天宗穴**，一个是腋下的**大包穴**，还有一个就是腋下的**极泉穴**。很多妇女，这三个穴位按揉起来都特别疼，这就是常年的气郁、血瘀引起的，揉开了，就好了。大腿根的气街，就要靠拍打了，拍打气街对女性生殖系统和男子前列腺都有益处。就这三种养护方法，每天得花 15 分钟，所以说经脉养生费工夫，可这功夫都费在自己身上。放下手机 15 分钟，做做眼保健操，拍拍大腿根，眼不花、身不疼，越到老越受益无穷。

其次，了解了房屋的结构之后，就要开始查明房屋的问题所在，还可以有针对性地进行锻炼，运用传统健身方法和医学原理来疏导气血，调养身心，最终达到修葺房屋，使之焕然一新的目的。

小拓展

任何疾病的初始，都应该是免疫力被干扰，而不是物质脏器层面被破坏，任何破坏都是一个积累的过程，积累到一定程度，就是"病来如山倒"。所以，大家一定要关注最初的这种能量干扰。在中医，这种能量干扰指五行生克造成生命的被抑制或阻碍，或经脉阻塞造成的癥瘕或疼痛。如果以纯物质的想法来看待疾病，只能说明病已成型，成型就难治。而在疾病未成型时，能调整能量的不均衡，就好治，这就是预防医学对生命的意义所在。

刚刚开始练功时常会有些不舒服的感觉，比如练八段锦中的"两手托天理三焦"，掌根上撑时，有的人背部会出现肌肉痉挛等情况，其实这正是身体病灶所在的地方，这就像打扫房屋必先扬起尘埃一样，但如果能坚持每天打扫，就渐渐地窗明几净了。所以坚持练下去，这种不舒服的感觉就会消失。这也能说明吃中药治病过程中的一些反应，有些病灶好像加重了，其实是病灶被赶出来的反应，再继续坚持服药，身体就会明显见好。但很多人，此时有可能就放弃治疗了。

经脉的三个要点

《黄帝内经》分《素问》《灵枢》两部分，而《灵枢·经脉》又是《灵枢》的精魂所在，是经络理论的奠基之作。中医说，学医不明经脉，开口动手便错。为什么这么说呢？

我们看《灵枢·经脉》的开篇。《灵枢·经脉》可以说是黄帝本人给我们上的最重要的一门课。在别的篇目中，大多是黄帝提问，岐伯回答，而《灵枢·经脉》，则是雷公提问，黄帝回答。

雷公问于黄帝曰：禁服之言，凡刺之理，经脉为始，营其所行，制其度量，内次五藏，外别六府，愿尽闻其道。

雷公问黄帝：在《禁服》中，您曾说过，要掌握针刺治病的原理，必须以通调经脉为开始，了解经脉循行的部位和起止所在，知道正气的强弱以及邪气的盛衰，明了经脉在内循行与五脏相属关联，以及在表分别与六腑相通的关系。而后就可以根据患者不同的症状，分析出疾病的所在位置，我希望听听这方面所有的理论。

黄帝曰：人始生，先成精，精成而脑髓生，骨为干，脉为营，筋为刚，肉为墙，皮肤坚而毛发长，谷入于胃，脉道以通，血气乃行。

黄帝回答说：人刚开始孕育的时候，首先是源于父精母血的阴阳和合而形成精，元精积累充足以后，产生脑髓凝聚和生发的功能。肾主骨，骨骼敛藏精髓而成为人体的支柱；心主脉，脉道生发脏气营血；肝主筋，筋的刚劲可以约束和强固骨骼；脾主肉，肌肉是保护内在脏腑和筋骨血脉的墙壁；肺主皮毛，肺气强大，则皮毛生。如此，人的形体就长成了。人出生以后，五谷入于胃，化生精微而营养全身，就会使全身的脉道得以贯通，从此气血才能在脉道中运行不息，濡养全身，而使生命维持不息。

雷公曰：愿卒闻经脉之始生。

雷公说：我希望能够全面地了解经脉的起始所在及其在周身循行分布的情况。

黄帝曰：经脉者，所以能决死生、处百病、调虚实，不可不通。

黄帝说：经脉，可以用来决断死生，诊断百病，调和虚实，治疗疾病，所以绝对不能使它不通畅啊！

黄帝的这句话至关重要，他并没有马上回答雷公的要求，而是先讲了经脉的意义。把经脉于我们人生之意义，全部说了出来。

第一，经脉可以判决生死。

比如《黄帝内经》说见到真脏脉，指胃气已经衰败的象征，败象已见，就可以断其必死。

具体到用十二经脉断生死，在《素问·诊要经终论》第十六的结尾处专门写了一段。

黄帝曰：愿闻十二经脉之终奈何？

黄帝问：请您告诉我十二经脉气绝的情况是怎样的？

岐伯曰：太阳之脉，其终也，戴眼，反折，瘈疭，其色白，绝汗乃出，出则死矣。

岐伯说：太阳经脉（足太阳膀胱和手太阳小肠）气绝的时候，患者两目上视，身背反弓，手足抽掣，面色发白，出绝汗。绝汗，意为出汗如珠不止，指病情危重，正气衰弱、阳气欲脱时，汗淋漓不止，多伴有呼吸急促，四肢厥逆，脉象微弱、时有时无等危症，是阳气将绝之象，多见于心衰、虚脱的患者。

关于绝汗，《灵枢·经脉》说："六阳气绝，则阴与阳相离，离则腠理发泄，绝汗乃出。"常见以下几种类型：冷汗淋漓如水，又称亡阳之汗；热汗黏而如油，又称亡阴之汗。绝汗一出，人便要死亡了。

少阳终者，耳聋，百节皆纵，目圜绝系，绝系一日半死，其死也，色先青白，乃死矣。

少阳经脉（足少阳胆经和手少阳三焦经）气绝的时候，患者耳聋，遍体骨节松懈，两目直视如惊，直到眼珠不转，一日半便要死了；临死的时候，面色先见青，再由青色变为白色，就要死亡了。

阳明终者，口目动作，善惊，妄言，色黄，其上下经盛，不仁，则终矣。

阳明经脉（足阳明胃经和手阳明大肠经）气绝的时候，患者口眼牵引歪斜而眴动，时发惊惕，言语胡乱失常，面色发黄，其经脉上下所过的部分，都表现出盛躁的症状，由盛躁而渐至肌肉麻木不仁，便死亡了。

少阴终者，面黑，齿长而垢，腹胀闭，上下不通而终矣。

少阴经脉（足少阴肾经和手少阴心经）气绝的时候，患者面色发黑，牙龈萎缩而牙齿似乎变长，并积满污垢，腹部胀闭，上下不相通，便死亡了。

太阴终者，腹胀闭不得息，善噫，善呕，呕则逆，逆则面赤，不逆则上下不通，不通则面黑，皮毛焦而终矣。

太阴经脉（足太阴脾经和手太阴肺经）气绝的时候，腹胀闭塞，呼吸不利，常欲嗳气，并且呕吐，呕则气上逆，气上逆则面赤，假如气不上逆，又变为上下不通，不通则面色发黑，皮毛枯焦而死。

厥阴终者，中热嗌干，善溺，心烦，甚则舌卷，卵上缩而终矣。此十二经之所败也。

厥阴经脉（足厥阴肝经和手厥阴心包经）气绝的时候，病人胸中发热，咽喉干燥，时时小便，心胸烦躁，渐至舌卷，睾丸上缩，便要死了。

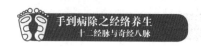

以上就是从十二经脉判断生死。

第二，经脉可以诊断百病。

比如胃经循行脸部，左右迎香穴连及山根，还有耳前、上关、环唇、发际、额颅等处的一些异象，都是胃经的病，额头、脸颊长痘也是胃经的问题。颜黑，即额颅发黑，且循行部位有黑斑，重则"口歪唇胗"，也是胃经的问题。

眼袋肿胀、下巴颏肿和长痤疮、两颧红或有蝴蝶斑，是小肠经、三焦经的问题。

眼睛发直，不灵活，是手少阴心经的问题。

目黄泪出，属阳气收敛不足，是足太阳膀胱经的问题。

腰痛，是膀胱经和肝经的病变。膀胱经是**"腰似折"**，腰酸痛，就得在膀胱俞、八髎等处下功夫；而肝经是**"腰痛不可以俯仰"**，腰痛得动不了，就是肝主筋的问题。

诊断准确后，才能正确治疗。

第三，经脉可以调虚实。

邪气伤人是有路径的。辨别虚实是中医诊断里重要的一项。

用《黄帝内经》的话说：**风雨之伤人也，先客于皮肤，传入于孙脉，孙脉满则传入于络脉，络脉满则输于大经脉。血气与邪并客于分腠之间，其脉坚大，故曰实。实者，外坚充满，不可按之，按之则痛。**

即风雨之邪伤人，先侵入皮肤，由皮肤而传入于孙脉（最细小的血脉），孙脉满则传入于络脉，络脉满则输注于大经脉。血气与邪气聚于分肉腠理之间，其脉必坚实而大，所以叫作实证。实证，指受邪部位表面多坚实充满，不可触按，按之则痛。

而寒湿伤人就会出现虚证，《黄帝内经》说："**寒湿之中人也，皮肤不收，肌肉坚紧，荣血泣，卫气去，故曰虚。虚者，聂辟气不足，按之则气足以温之，故快然而不痛。**"

即寒湿之邪气伤人，使人皮肤失去收缩功能，筋脉抽搐，营血凝滞，阳气虚衰，所以叫作虚证。虚证多见皮肤松弛而有皱褶，气不足的，按摩可以使气运行起来，气足则能温煦营血，人就觉得舒服而不疼痛了。

关于虚实，《黄帝内经》说"**邪气盛则实，精气夺则虚**"。所谓实证，即是病邪盛而正气未虚，正邪斗争激烈所表现的证候；虚证，即是正气虚衰，精血不足，功能减退，抵抗力低下所表现的证候。有人将"经络调虚实"理解为对实证用针刺泻法，对虚证用针刺补法。关于针法，因为只是医生要掌握的，这里就不赘述。

总之，补法不是真用什么灵丹妙药去补，也不是扎针时按住穴位毛孔之类，而是要用针刺来通行血脉，用药物来使中焦气化充足，内部足了，就会先关闭邪气侵入的外门，再壮大中气，才是"补"，中气壮大，才能破瘀和消除病邪。

关于补泻，《难经·七十六难》有一段说得更为清楚：

当补之时，从卫取气。——"卫"就是阳气。阳气主封固，卫就是"藏"的意思，所以，补法就是固摄法，就是发挥卫气收藏的作用。

当泻之时，从荣置气。——荣，就是指营血，精血尚可时，才可以用疏泄法。所以泻法，指疏通法。

其阳气不足，阴气有余，当先补其阳，而后泻其阴。——是说当正气不足，阴邪有余之时，要先培补正气，而后用阳气来推动邪气外出。

阴气不足，阳气有余，当先补其阴，而后泻其阳。营卫通行，此其要也。——当阴血不足，阳邪有余之时，要先培补阴血，而后泻其阳邪。让营血卫气都通畅无阻，才是治病的要点。

具体到生活当中的补泻，我们先说神补。心情愉悦、法喜充满就是"神补"。人，不怕形劳，就怕心倦。看清风明月、高山大川，在阳光下伺候花草，和心爱的人在一起，人的心就不会倦。愉快，心就不倦。心不倦，气就顺，经脉就通畅。

再说形补。保持适量的运动，就是"补"，过度运动，就是损。以按揉肚子为例，总有人问：先逆时针揉还是顺时针揉？别那么纠结，多按几遍，逆时针、顺时针都可以，只要按揉就是补，不按就可能会慢慢瘀堵。

最后说食补。五谷、五畜、五菜、五果搭配均衡，同时节制冷、热、苦、酸、辛、甘、咸，五味不过度，就是补。如果你非要说吃维生素是补，吃营养品是补，那就是没有真正明白，能从自然的食物中得到营养才是真补，哪怕是输血，也得靠自己气化才能得到滋补。唯有经脉通畅，自己的气化能力才能强

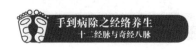

大，才能得天地之精华。

所以，任何事都别较劲，明白生命之理才最重要。

五脏经脉主强身，六腑经脉主治病

"经脉……内次五藏，外别六府。" 五脏是心、肝、脾、肺、肾，六腑是小肠、胆、胃、大肠、膀胱和三焦。其中的要点在于：五脏经脉主强身，六腑经脉主治病。

五脏好不好，全看六腑的传化功能好不好。我们生命有没有力量的表现，就在于六腑能不能及时排空。

胃排空了，肠就"实"了。小肠把营养都吸收走了，大肠把垃圾都排泄走了。胃排空了，人就饿，于是就吃，然后食物继续往下走、往外排，如若不排，滞留在胃就是胃胀；滞留在大小肠，就是腹胀。腹胀就是六腑"泻而不藏"的功能出了问题，不能泻。所以六腑以通为用，六腑要常通。胃、大肠、小肠、三焦、膀胱，此五腑"受五藏浊气"，既然是浊气，就一定要排空。所以此五腑专门叫作"传化之腑"。这里两个概念，一个"传"，一个"化"。传，是传递；化，是变化。这是五腑的两个功能，传要好，化也要

小拓展

现代中医按西医的方式分了男科、妇科、心血管科，而在古代，中医并不分科，但分经。科，现在大多从病名上论，如此便割裂了生命的完整。经，则是对生命不同层次的描述，里和表、上和下、左和右，以及生命气机的相互扭转流变。

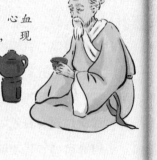

好，身体才能好。

身体好，不单纯是五脏吸收了精。身体好还有一个指征，就是六腑的传化功能要好，传化功能好的一个看得见的标志，就是大小便，小便要痛快，大便要成形、完整、软硬适度。如果你吃什么拉什么，就是没"化"。我们的生命所做的一切努力，都是把粗糙变成精华，生命的可贵之处就在于此。可以说人生失败之一就是把精华变成了粗糙，而把粗糙变成精华也算是成功吧。

为什么说阳经主治病呢？第一，因为阳本身就是通窜。把六腑阳经调理好了，人体十二经脉都能带动起来。第二，阳经道路长、穴位多，从头到脚贯穿，可上病下治，也可下病上治。第三，全身的病，阳经都治。所以，了解六腑经脉，对我们自救有重大意义。

治病用六腑。《素问·灵兰秘典论》开篇就说了，五脏是上层建筑，不干活儿，还净拿人体精华。五脏是哪些？心为"君主"、肺为"宰相"，脾为"监察"、肝为"将军"等，这些人不干具体的活，都是劳心的，负责管理天下。它们食其"租税"。"租税"，就是人体精华。比如小肠，其液要给心脏；胆精，要供给肝脏；胃之精华，要供给脾脏……这些供给还得心甘情愿。六腑创造价值，五脏不创造价值，但统摄价值。

首先，身体要健康，全靠六腑运化。人光吃饭不行，吃饭只是相当于"东西入库"，生命需要的不是"东西"，而是"精华"。所以胃，盛纳了食物，得化；小肠吸收了营养，得化为液，给出去；大肠存储了垃圾，得排出去……六腑成天就做一件事，装满自己，然后再放空自己，好东西都要给五脏，坏东西还要自己排出去。所以说六腑特别忙，忙什么呀？因为五脏的本性就是贪，是我要、我要、我要。而六腑，总是我给、我给、我给。所以，"贵贱"是五脏六腑之本性。贵要靠贱来养，贵还得管着贱。

其次，六腑不放空，就生病。胃不放空，就容易发胀；大肠内的东西排不出来，就容易生病；胆不疏泄，就容易患结石……只要你想"私留"，想"偷税、漏税"，早晚要逼你一笔笔算账，一算账，就生病。

最后，六腑一生病，全身就生病，因为没有营养来源了。六腑不转，全身就停摆。胃要不空，则没有食欲；肠要满实不泄，人就腹胀。六腑运化的动力源于"实"，在于有劲儿；"满"指堵塞，六腑满，则病。

有人说，我可以直接给五脏输血补充营养啊！是，可大家都见过输血，为什么要点滴输血，快了还不行呢？因为别人的血，也得经过自己的气化才能

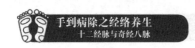
被自己吸收，如果输血太快，患者不仅来不及吸收，还可能因为大夺阳气而命绝。而气化，就得靠六腑慢慢气化一点儿，五脏吸收一点儿。生命的玄机让人看不见、摸不着，但就这一点特别重要。如果这一点气化不能正常发挥，身体就垮了。

有人总问身体怎么补，不知道六腑通利就是"补"。原理上讲"虚者宜补"，但中医又讲"虚不受补"，有越补越虚的人。所以补法最需要医生的理性判断。

好，从下一章开始，我们进入十二经脉的具体讲解。

小拓展

补法有四：补气，可以生阳，但要知道脏腑的差别，腑不通，则补不进去。补血，可以生阴，但要知晓老少的差别，老人可用肉补精血，孩子用饭补精血；妇女产前、产后，所补也有差异。补味，可以生精，五味有温凉寒热的差别，有不同炮制法的差别。补食，可以生形，但食物也有南北的不同、五谷的不同、禽与兽的不同。

第二章
肺经经脉循行及病证

肺经经脉循行

《灵枢·经脉》起于肺经，终止于肝经。人之出生，开始于肺气的启动，大哭而来；也终止于肝气的灭绝，撒手而去。

我们看一下《灵枢·经脉》中关于肺脉的说法。

肺手太阴之脉，起于中焦，下络大肠，还循胃口，上膈属肺，从肺系横出腋下，下循臑内，行少阴、心主之前，下肘中，循臂内上骨下廉，入寸口，上鱼，循鱼际，出大指之端；其支者，从腕后直出次指内廉，出其端（见图1肺经经脉图）。

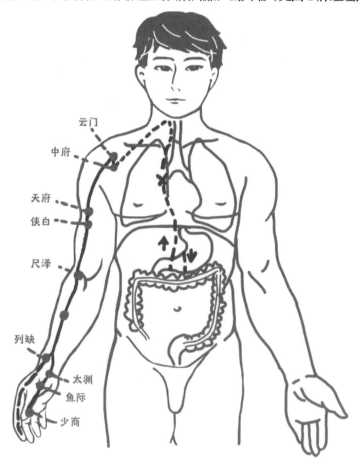

图1 肺经经脉图

注：本书经脉图有省略穴位，有兴趣者请参考有关专业书籍，本书不一一标出。

肺手太阴之脉　这句话有两层意思。第一是定位在手，其中的规律是："手之三阴，从藏走手；手之三阳，从手走头；足之三阳，从头走足；足之三阴，从足走腹。"（《灵枢·逆顺肥瘦》）这是十二经脉总体规律，一定要牢记。

凡手之三条阴经，都是从胸走手：

肺手太阴之脉，起于中焦……出大指之端。

心手少阴之脉，起于心中……循小指之内出其端。

心主手厥阴心包络之脉，起于胸中……循中指出其端。

凡手之阳经，都是从手指到脸：

大肠手阳明之脉，起于大指次指之端……上挟鼻孔。

小肠手太阳之脉，起于小指之端……至目内眦，斜络于颧。

三焦手少阳之脉，起于小指次指之端……至目锐眦。

这就是六条手脉的规律。胸中的问题归三条手阴经管，脸上的问题归三条手阳经管。

第二是定性，肺经属于太阴。谁是太阴？手太阴肺，足太阴脾。太阴是阴气最多的地方。肺气足，才能够肃降全身，肺气不足，则全身无力。

肺经之循行是怎样的呢？

起于中焦　这句话的意思就是脾土生肺金，肺病的根儿在中焦。目前，经络图中肺经都是从云门、中府开始，这只是经脉浮支，是肺经在体表的表现，而真正肺经的起源在里支，在中焦。里支对治病来说更重要，现在按摩馆按的都是浮支，唯有习练易筋经，才是在练里支。所以练习易筋经比按摩有效。

易筋经的第一个动作"韦驮献杵第一势"，一定要用大拇指向上带，大拇指上有肺经之井穴，所以说练易筋经能明经脉。经脉之始起于肺经，肺经之动，起于大拇指。大家可以体会一下，先两脚分开与肩同宽，然后有意识地用大拇指往上带手臂，大拇指有气感，全身气机就开始动了，这时整个手臂都有充气感，尤其是手指尖，然后再合掌收于胸前。第一势对人的要求是："立身期正直，环拱手当胸，气定神皆敛，心澄貌亦恭。"练功，不是只练身子骨架，气定神皆敛，心澄貌亦恭，这也是在练神与气，所有的功法，只有易筋经涉及神态的问题，这就是易筋经的高级之处。没有内心的澄净和神态的恭敬，功法就是不全面的。即使每天只练这一个动作，对心神也

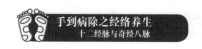

是大补益。

大拇指之动，涉及肺经，所以八段锦之"五劳七伤往后瞧"这个动作里面，也强调用大拇指往外带五指。具体做法：先站好，两臂自然下垂，然后有意识地关注大拇指，你会感到大拇指有充气感，然后用大拇指一点一点地往外带手臂，此时你会发现五指都有充气感，最后小指的充气感是最强烈的，同时转头。然后用小拇指一点一点往回收，一定要收于大拇指，这就叫导引。

肺脉，起于中焦，明白了这句话，就明白了肺病的治法。所谓补肺，不过是从其源头补，中焦为土，就是脾土生肺金。要想治愈咳嗽、荨麻疹、皮肤病等，当从脾胃入手。肺金一足，必然把邪气往外赶，这时症状就有可能大发作，发作就是在驱赶病邪，病邪赶出去后，病就好了。

治疗湿疹就更简单了。湿疹是典型的经脉病，一般先起于肺经与大肠经的交会处——虎口，然后是拇指和示指（也称食指），最后才发散于手背。最重的湿疹，按摩手心包经的劳宫穴也有会效果。

明白了肺经起于中焦，就知道了按摩中脘穴的好处。中焦，不单指脾胃，凡是接收五谷、运化五谷的地方都是中焦，所以大小肠也属于中焦。上有上焦雾露之灌溉，下有下焦元气之熏蒸，中焦腐熟水谷并将其变为精微物质，以宣发输布供养全身。

人体，上焦为气，下焦的核心也是气海、关元。中焦，既是变有形（食物）为无形（气）的地界，又是可以变无形为有形的地界，所以是变化的根源。东、南、西、北四方之功能无不围绕中焦而各有其位，没有此中焦，东方生发什么呢？南方生长什么呢？西方收敛什么呢？北方收藏什么呢？四方皆落在空处，有了此中焦后，四方都有事做，皆大欢喜。

下络大肠　这说明肺与大肠相表里。肺气不足，则大肠有大便拉不尽的感觉。而大便时用力过猛，也会导致中气下陷，老人甚至会有危险。所以老人若发生便秘，宁可用麻仁润肠丸，或者开塞露等，也不要使用蛮劲，让自己处于危险状态。

还循胃口　是说肺经下络大肠以后，又回到胃了。所以，无论如何，脾胃是肺的根。

目前，皮肤瘙痒、过敏症、湿疹、紫癜、银屑病这类疾病较多，怎么办？有人说我天天吃补肺丸行不？不行。补肺在于强脾，就像《红楼梦》里的林黛玉患了肺痨，每天吃的是人参养荣丸而不是补肺丸，可见曹雪芹比现在的"医生"懂医理。现在的很多药物，只是药物的堆积，全无医理，比如有一种养生酒，号称选了数十味中药，不把人喝坏了才怪呢。《伤寒论》里治疗大病的方子也就十一二味，而且越救命的方子可能用药越少，比如四逆汤、独参汤等。

真正的补肺大法是靠脾胃补，土生金，肺金要不足，全靠脾土来生。土生金，土又克水。治中焦脾胃，可以救肾，可以补肺，此之谓"上上法"。例如，附子理中丸既能宣肺镇咳，又能去除尿蛋白，把中焦治疗好了，全身都舒服。

再如，治疗鼻炎时，懂得了土生金，就知道养脾胃比治疗鼻炎重要。把中焦脾土养好，才能土生金，精气足了，肺的问题就解决了，肺的气血足了以后，肾才能强壮。有人说肺病、肾病为什么不直接从肺和肾开始治？中医直接补肺、补肾不就可以了吗？这种说法是不对的，中焦的运化能力没恢复，不能把好东西（精）上输于肺，下输于肾，再补也是没有用的。

小拓展

学任何东西要掌握它的思维方式，而不是只掌握方法。什么叫方法？方法就是三万四千法门，佛都说多了去了，想学招数也没问题，一个法门、一个法门讲就是了。可归根到底你要知道它的思维方法是什么、思路是什么，掌握了佛是怎么想事的，道是怎么想事的，明白了《黄帝内经》是怎么想事的，《伤寒论》是怎么想事的，你就是《黄帝内经》，就是《伤寒论》，你就会用《黄帝内经》理论，你就会造出伤寒方。比如，你看到一个病人，先用《内经》《伤寒论》之理分析完了，然后开个方子，再到《伤寒论》里一看，果然有这样的方子，你就学成了。

上膈属肺 此处提到"膈"，肺经是从胃上膈，归属于肺系。心经是"**下膈络小肠**"，而肺经是"**上膈属肺**"。这就是心肺在"膈"的气机表现，心经下膈，肺经上膈，一上一下，膈肌运行。除了心、肺与膈肌相关外，胃经"**下膈，属胃络脾**"、脾经"**上膈**"、小肠经"**下膈，抵胃**"、肾经"**从肾上贯肝膈**"、心包经"**下膈，历络三焦**"、三焦经"**下膈，循属三焦**"、胆经"**贯膈**"、肝经"**上贯膈，布胁肋**"。如此看来，十二经脉只有膀胱经没有言"膈"，其余都与膈肌相关，可见任何一个脏器的病变都会引发膈肌对人体的影响。因此，身体上第一个要害处——膈肌出现了。

第一，膈肌介于胸腔和腹腔之间，即五脏与六腑之间的间隔，是阴阳交通的中坚力量。第二，膈肌直接影响呼吸。胸闷气短的人平时可以自己练功，吸气时意守命门、两肾，则气息绵长；呼气时意守心肺，则心肾相交。第三，膈肌与腹肌同时收缩，能增加腹压，协助排便、分娩等活动。所以膈肌无力，排便、生产也费劲。第四，膈肌直接作用于胸骨部、肋部和腰部，三者的挤压和混乱会造成人的精神不稳定，胸闷气短久了，人会有窒息感。

呃逆、呕逆都是膈肌运行不利。如果膈肌运行不利，人则胸闷气短。如果膈肌不下，中下焦的东西就会往上涌，人就会反酸呕吐。如果膈肌无力，人就只呕不吐。所以，张仲景说：病在膈上一定会吐，病在膈下一定会腹泻。长期膈肌痉挛、呃逆不止，胸闷、心慌，就要用药治疗。

最锻炼膈肌的动作，就是八段锦的"两手托天理三焦"，这个动作有几个要点：

（1）当两手掌向上托起并上举时，最关键的一点是：掌根一定要上撑，这样才能打开手臂上的阴经，也才能抻拉整个后背。

（2）手臂上举时，注意要用两臂夹紧耳朵，因为三焦也是走耳部的。年纪大的人手臂上举时可慢一些，根据自己身体的情况调整上举的高度。

（3）两手掌向上托起并上举，举到最高点的时候，要稍微定住，屏息一会儿。屏息可让我们的气机在五脏六腑之中鼓荡一圈，即"内按摩"，用气机按摩我们的五脏六腑。

（4）两臂上举并屏息，除了按摩内脏外，还锻炼了人体的膈肌。膈肌的力量越大，全身的气机越足。经常锻炼膈肌，可延缓衰老。

（5）双臂上举时还要有一个夹脊的动作，对活动背后的膏肓穴很有好处，可舒缓背部的疲劳感。

如果锻炼和按摩都没有效果，就需要吃药了。胸闷，就是喜欢长出气，好叹息；膈肌不畅、膈肌无力的话，人也没有力气。人到老时，气血无力，膈肌就更无力，人就容易出现胸闷。在《伤寒论》中有"旋覆代赭汤"，可以解决这个问题。其实"白通汤"也好用，因为白通汤就是整治三焦通道的秘方，三焦通道是生命之道，所以"白通"，也有百通之意。

从肺系横出腋下 指肺经从肺系两边横出腋下。腋下，是身体上的一个关键点。心经"**出腋下**"，肺经"**从肺系横出腋下**"，心包经"**下腋三寸，上抵腋**"，胆经"**腋下肿**""**脾之大络，名曰大包。出渊腋下三寸**"，足太阳膀胱经筋"**入腋下**"，手太阳小肠经筋"**结于腋下**""**手阳明之下，血气盛则腋下毛美**"。可见，腋下是诸多经脉所行之地，所以这是人体的第二个要害处。

西医认为腋窝有淋巴结，淋巴结是淋巴系统的组成部分。淋巴系统是人体内具有重要的防御功能的系统，它遍布全身各处，表浅的淋巴结肿大也可为原发或继发的恶性疾病引起，例如锁骨上窝及腋窝淋巴结肿大时，应给予重视，并应从两个方面加以考虑：①有无结核的可能，据有关文献报道，近年来淋巴结结核的发病率有上升趋势。②是否为恶性肿瘤转移所致，如乳腺恶性肿瘤可转移至腋窝、锁骨上淋巴结，肺癌可转移到锁骨上淋巴结，胃癌可转移至左锁骨上淋巴结，食管癌可转移至锁骨上淋巴结。

腋下疾患与心情有密切关联，和压力大有关，和不高兴有关，和胆气被憋有关。如女子乳腺的问题、淋巴的问题从某种意义上讲其实都是心情的问题，保持情绪的稳定其实就是保护淋巴系统。

关于腋下的养护，可以弹拨心经之极泉穴，按揉脾经之大包穴，按摩肩胛上小肠经的天宗穴。

这里主讲大包穴。大包穴，在腋下6寸。本穴为脾之大络，统络阴阳诸经，故名大包。此处严禁针灸深刺，以防刺伤肺脏。可以按揉和艾灸5～10分钟。主治气喘、哮喘、胸闷、全身疼痛、四肢无力、食多身瘦等。每天坚持按摩该穴位，具有宽胸理气、丰胸美容的效果。

具体按摩方法如下：首先，双手按住两边大包穴后，从胸外侧向内推压胸部36次；其次，手掌按住大包穴，再旋转推压36次；最后，用手指搓揉大包穴36次。对乳腺结节等也有疗效。可见，治乳腺病，不是按揉乳房，而是

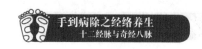
重点在腋下。归根到底，乳腺疾患和脾有关，脾主思，过度思虑或凡事往坏处想，就会伤脾。

下循臑内，行少阴、心主之前　下循臑内，臑指臂上的三角肌，臑内则指手握住三角肌时大拇指停留的地方，也就是胳膊。这里有两个穴位。一个是**天府穴**：在腋前纹头下3寸，肱二头肌桡侧缘（靠大拇指侧），此穴可治疗鼻血不止、头部充血、眩晕、突然受寒、气喘、前臂桡侧疼痛或麻木。另一个是**侠白穴**：在臂前区，腋前纹头下4寸，主治咳嗽、气喘、心痛、干呕、上臂痛、心动过速等。可以艾条灸5～10分钟。**行少阴、心主之前**，是说肺经走在心经的上面。大家把胳膊伸直，手心这面为内、为阴，走三条阴经，太阴肺经这条线走大拇指，厥阴心包经走中指，少阴心经走小指。你可以在手臂上画三条线，写上字，反复看，就容易记住了。

下肘中，循臂内上骨下廉，入寸口，上鱼，循鱼际，出大指之端　这句话的意思是肺经走手臂上骨的下缘，入寸口，再上鱼际（大拇指所在区域为大鱼际，小指所在手掌区域为小鱼际，大鱼际应该是白中带红，如果带青就是肺寒，小鱼际因为走心经，一定是有点红，但大、小鱼际如果是深赭红则不好，这叫"肝掌"，一般与饮酒过度有关）。最后，出大指之端少商穴。

其支者，从腕后直出次指内廉，出其端　最后，肺经还有一条支脉，从手腕后直接出到食指内侧（商阳穴），在此与大肠经相连。这就是肺经的循行路线。

在这里呢，有大肠经的合谷穴（也就是虎口）与肺经的络脉直接相通，虎口处长湿疹，则与肺有关，因为肺主焦虑，而焦虑深入则直入肠道；肺主皮毛，肠道主水道，水湿泛滥，则为湿疹。故此穴可以宣肺理气、疏风解表、调汗泄热，是治疗表证的要穴。

肺经怎么记呢？就记大拇指，从大拇指沿赤白肉际画条线，一直走内侧，记住阴经走手臂内侧，阳经走手臂外侧。其实，学经脉是最简单的一件事。手臂内有三条阴经——从上至下为肺经、心包经、心经。手臂外有三条阳经——大肠经、三焦经、小肠经。用手指记：大指，肺经；中指，心包经；小指，心经。手背：食指，大肠经，肺与大肠相表里，在胳膊上就有表里，肺是里，大肠是表；中指，三焦经；小指，小肠经。

经脉都有五输穴

肺经本经一侧 11 穴，分别为中府、云门、天府、侠白、尺泽、孔最、列缺、经渠、太渊、鱼际、少商。两边加起来是 22 个穴位。

肺经输穴主要治疗喉、胸、肺及经脉循行部位的其他病证。治疗咳喘常用中府、太渊、鱼际；治疗咯血常用孔最、太渊；治疗咽喉痛常用少商、鱼际；治疗热病常用尺泽；治疗头项痛常用列缺。

首先是肺经的井穴**少商**。主治咽喉肿痛、发热、咳嗽、失音、鼻衄，以及昏迷、癫狂，还有手指肿、麻木等。少商穴，是特别好的急救穴，只要咽喉痛，特别是小儿扁桃体有问题，可以用一根三棱针浅刺少商 0.1 ~ 0.2 寸，点刺挤出黑血，咽喉部立刻清爽。还有一个就是耳尖放血，或者是耳后青筋放血，对高热也有效验。

人，尽管学习了一些急救法，但对自己和家人是不敢用的，因为下不去手，所以最好是身边有个"狠"一点的人，让他去下手，自己甚至都不在旁边看，看了都心疼。但若因为这点小病，就去医院，花钱不说，事后要找补很多精力，所以，对懂经脉穴位的人来说，家里备三棱针是有必要的，中风后的十宣（十个指尖）放血也用得着，但对于普通人而言，最好还是去医院就诊。

列缺穴是雷电之神，通上彻下。列缺穴，是八脉交会穴，通任脉。主治外感头痛、项强、咳嗽、气喘、咽喉肿痛以及口㖞、齿痛。以左右两手虎口交叉，一手食指压在另一手的桡骨茎突上，有一个小缝，就是列缺穴。

肺经不上头面，但利用列缺穴能治疗头项、颜面疾患，是因为此穴为肺经络穴，直接联络手阳明大肠经，可通调两经经气，治疗肺经和大肠经两经病变。大肠经上颜面，其支脉通项后大椎，故列缺穴具有清热散风、通络止痛之功，既可治疗外感风邪之头痛项强，又可治疗经气阻滞、气血运行不畅的头痛项强，还可通过疏解面齿风邪，治疗口眼歪斜、齿痛等。

列缺穴还能治疗膀胱疾患，其机制一是肺为水之上源，肺气可通调水道，下输膀胱；二是此穴是八脉交会穴之一，通任脉，所以具有调理任脉经气，治疗任脉病变的作用。任脉通行阴部联系膀胱，故此穴就具有清热利湿、调理膀胱功能的作用，可用于治疗遗尿、小便热、尿血、阴茎痛等膀胱与阴部疾患。

每天坚持用食指指腹揉按列缺穴，每次 1 ~ 3 分钟，对于三叉神经痛、健忘、惊悸等病证，可以起到显著的保健调理效果。

有人说，记不住穴位怎么办？那就只记每条经脉的五输穴，也就是记五个最重要的穴位。最关键的是：手五输穴都在肘以下，足五输穴都在膝盖以下，针刺、按摩，不仅疗效好，而且安全。

五输穴，指十二经脉肘、膝关节以下的井、荥、输、经、合五个特定穴位。《灵枢·九针十二原》说："**所出为井，所溜为荥，所注为输，所行为经，所入为合，二十七气所行，皆在五输也。**"用水的源流来比喻各经脉运行从小到大，由浅入深，自远而近的特点。

井穴，五输穴的一种，穴位均位于手指或足趾的末端处。"所出为井"，也就是把经脉比喻为一条河，井穴就是经脉流注的细小的泉源，泉眼虽小，但源源不断，是其特性。井穴所在之处肉少、气血薄，所以针刺很疼，但有奇效。

全身十二经脉各有一个井穴，故又称"十二井穴"。比如，肺经的井穴是少商，大肠经的井穴是商阳，心包经的井穴是中冲，三焦经的井穴是关冲，心经的井穴是少冲，小肠经的井穴是少泽，这些都在手指之端。脾经的井穴是隐白，胃经的井穴是厉兑，肝经的井穴是大敦，胆经的井穴是足窍阴，肾经的井穴是涌泉，膀胱经的井穴是至阴，这些都在足趾上。

关于五输穴的临床应用，《难经·六十八难》说："**井主心下满，荥主身热，输主体重节痛，经主喘咳寒热，合主逆气而泄。**"只记住五输穴是没有用的，一定要知道五输穴都是干什么的。

咱们以肺经的五输穴为例逐个解释一下。首先记住，手太阴肺经五输穴是：少商、鱼际、太渊、经渠、尺泽。

●少商

　　肺经井穴在哪？**少商**，在大拇指末端桡侧，指甲根角侧上方0.1寸，小孩发热或扁桃体发炎时可针刺放血。为什么井穴可以治疗这些病呢？因为井穴是天与地交通的地方，即阴阳交界处，所以可以调气血阴阳之逆乱、开窍启闭、醒脑宁神，用于治疗经络闭阻、气血逆乱、阴阳失调的中风昏迷、小儿惊风、癫狂等神志病变。

　　而扁鹊说"**井主心下满**"，是指井穴连接脏与腑，脏与腑的连接出了问题，就会两胁胀满，即心下满。全身憋胀，就是因为脏和腑的交通出了问题，也就是阴阳经气血交会贯通之处出了问题，这时治的就是脏与腑的交通点——井穴。此穴可治疗热邪内郁，气机阻滞的发热、中暑、呕吐、心下满。也有活血通络之效，可治疗气血运行不畅所致的手指麻木，所以平时多按揉手指尖是非常重要的养生大法。总之，针刺少商，或少商放血，是在转枢，用针对厥阴经的当归四逆汤也是在转枢，用针对少阳经的小柴胡汤也是在转枢，所以只要懂了原理，用什么去解决问题，就只是手段的不同了。井穴，虽然细小，但生发力强，属于"四两拨千斤"的地方。

小拓展

　　中医治病有药、有针、有灸、有按、有刮、有按摩等，但这些都是方法，大家一定要牢记，无论怎么学，都要先学医理。医理不通，纵使学一辈子方法，也是个匠人。而大师，就是医理的出神入化，也是方法的出神入化。没有神境、没有化境，终归没入道。比如针法里有井、荥、输、经、合，但光知道穴位没有用，只有参透了《灵枢·九针十二原》和《难经·六十八难》，才可能进入针灸之化境。

●鱼际

下面讲一下肺经的荥穴**鱼际**。鱼际就在掌上，大拇指下方。其处肌肉丰隆，形如鱼腹，又为赤白肉相合之处，故谓之鱼际。主治咳嗽、咯血、咽干、咽喉肿痛、失音、掌中热、小儿疳积。

鱼际为肺经荥穴，《灵枢·本输》说："溜于鱼际。" 这个"溜"字用得好，为什么呢？《灵枢·九针十二原》言："所出为井，所流为荥，所注为输，所行为经，所入为合。"即一条经脉，好比黄河，黄河发源于青藏高原巴颜喀拉山北麓的约古宗列盆地，经脉的发源地就是井穴。从河水源头再往前走，散漫在山丘的各路小溪，就像荥穴，散漫的样子即为"溜"，荥穴多位于掌指或跖趾关节之前。再往前走，就会凝聚一些，所以叫作"注"，"注"就是灌注的意思。几条溪流汇聚到一起的那个交叉点叫"输穴"，输穴多位于掌指或跖趾关节之后，经气由浅注深。再往前呢，很多小溪流汇聚到一起，共同向前运行，就成河水、河滩了，力量就更大一些了，这种贯通的流量叫作"经穴"，经穴多位于腕、踝关节以上，是经气正盛运行经过的部位。再往前，走到肘关节、膝关节处，经水就如同湖泊了，属于力量更大的地方，叫作"合穴"，合穴位于肘、膝关节附近，是经气由此深入，进而会合于脏腑的部位。

虽说肺经"溜于鱼际"形成荥穴，但不要小瞧鱼际，因为此处也可以反映肺部的许多问题，如果大鱼际纹理粗糙、干瘪、苍白，肺一定有病；如果大鱼际纹理青寒、色黑，表示肺部寒邪很重。

《难经·六十八难》说："**荥主身热**。"只要身体发热，就针刺荥穴，用的就是荥穴的功能。"荥主身热"中，"身热"是因为经脉被堵住了、被憋住了，而产生了热，因寒邪凝聚而发热，荥穴有去热、泄热的功能，注意，这里不是灭热、消除热和清热的概念，而是疏通的意思，热是因为不通，把堵住的地方疏通了，人就不热了。

懂得了荥穴的功能，就知道桂枝汤、麻黄汤等也是疏通法的药，麻黄就好像是"揭盖子"，全身憋闷、骨头酸痛，所以用麻黄汤疏通。但如果体内特别弱，脉象反而特别沉的时候，就得用麻黄附子细辛汤从内往外攻了。但如今人们一旦有发热，就用金银花、连翘等灭火，渐渐地，就无法理解为什么桂枝汤、麻黄汤等方中没有清热祛火药，却能退热的原理了。

● **太渊**

太渊，太，大也。渊，深也。太渊是肺经的输穴，位于腕部，在赤白肉际处凹陷中，仰掌，在掌后第一横纹上，用手摸有脉搏跳动处，也是把脉时寸脉之所在。之所以在此处把脉，是因为太渊穴可以通达十二经络，于此，肺朝百脉，言其脉气所大会，即脉气开大会的地方。

每天早晨醒来第一件事，按揉太渊穴，可以为肺部源源不断地输送元气，也可以保证对心脏的能量和元气供应。此穴又别名鬼心、太泉、大泉、天泉、大渊。鬼心之名，着实有趣，由此，亦可观最深邃的心灵吧。

此穴主治咳嗽、气喘、无脉症、腕臂痛。此处对血液运行失常及出血等疾患有较好的疗效。针刺太渊穴对咯血有显著效应，对血压的调整也有较好作用。

太渊是肺经的输穴，《难经·六十八难》说**"输主体重节痛"**，是说输穴可以解决身体沉重和身体疼痛的问题。"体重"就是湿气重，太阴不足以运化，阳气也虚弱不能化湿。很多人胖，以为自己只是湿重，而不知根底在于自己阳气虚，化不了湿，这也是为什么人越累、体越胖的原因。元气不足，则不能阴阳交通，就会湿气重，而湿气重，又造成阴阳更不交通。而"节痛"呢，大家一般会认为是关节痛，但《灵枢·九针十二原》说**"所言节者，神气之所游行出入也，非皮肉筋骨也"**，所以这个节，当指穴位。因为神气游行出入的就是穴位。而输穴、原穴都是元气汇聚的枢纽，元气能走的，也都是这些地界。凡是身体疼痛、沉重的毛病，也得通过这些输穴、原穴治，因为好调元气，也好让气机变化。

有人会说，不是不能调元气吗？谁说的？活着，就要用元气；治病，就更得用元气了；而应用激素，属于快速调取元气。中医治病，只是想办法如何多用经气，少调元气而已，一点不用，是治不了病的。

● **经渠**

肺经的经穴是**经渠**。经渠，位于腕横纹上 1 寸，桡动脉桡侧凹陷中，其脉气流行不止，如沟渠之水，所以叫经渠。主治气管炎、支气管炎、气喘、肺炎、扁桃体炎等呼吸系统疾病以及神经系统疾病。在呼吸不顺畅时，可用中指指腹揉经渠 4 ~ 5 分钟，有降逆平喘的作用，能使呼吸轻松顺畅。

"经主喘咳寒热" 指经穴有治疗喘咳寒热的效验。经，原本指经脉。经脉有病就是本经病，和其他经脉无关。这条经脉的正气与邪气相争，就会出现喘咳寒热。此处的喘是实证的喘，不是虚证的哮喘；此处的咳，是指有力量的咳，很响亮的咳，是肺经的**"膨膨而喘咳"**。阳经当令就热，阴经当令就寒，所以这种喘咳有定时。因为正气能驱赶邪气往外走，正气足，邪气也盛，所以呢，症状特别明显，属于实证，人的元气尚未虚时，就从经穴来治。

●尺泽

肺经的合穴是**尺泽**。在肘横纹中，肱二头肌腱桡侧凹陷处，微屈肘取穴。主治咳嗽、气喘、咯血、胸部烦满、咽喉肿痛、肘臂挛痛等。

"合主逆气而泄" 指合穴主管逆气，逆气就是不顺，往相反方向走。肺气逆，就会咳嗽、咯血，这时就要针刺尺泽穴。再比如胃主降，胃气上逆，就会引起呕吐。这时针刺胃经的合穴足三里，人就不呕吐了，即"逆气而泄"。解决这个问题，靠的就是合穴的力量，合穴的实力如同江河湖海，能运化，能枢转，能把逆上去的降下来。咳嗽、气喘、咯血、胸部烦满、咽喉肿痛，这些病候，都有可能是逆气造成的，所以肺经的合穴尺泽可以把这些问题解决掉。

好，我们总结一下。

十二经脉都有五输穴，都有井、荥、输、经、合，它们分别代表经脉的所出、所溜、所注、所行和所入，可以利用它们的不同属性和功用来治疗疾病。井、荥、输、经、合穴，它们都在肘关节与膝关节以下，扎针也在肘关节、膝关节以下治病有效，扎到胸腹后背反而有危险，若懂井、荥、输、经、合之原理，则治病有奇效。

井、荥、输、经、合就像是我们手臂与腿部上的春夏秋冬。井穴在手指尖和足趾尖，就是春天，是经脉之生机；荥穴就像散漫活泼的夏天；输穴就是滋养我们生命的长夏；经穴就是收敛的秋天；合穴就是有深厚收藏的冬天……所以我们生命的"春夏秋冬"理解了，用好了，最起码可以延缓衰老。俗话说，人老腿先老，为什么呢？手，我们可以掐指尖以动"井穴"，十指交叉拉动关节，再揉搓荥穴、按揉经穴与合穴等，但我们在腿上和足趾间的活动就不多，所以，我们可以想一些办法，让足趾、踝部、膝关节动起来。

在这里，又出现了一本书——《难经》，《难经》就是问难，实际上就是问了 81 个问题，是扁鹊的名著，主要讲脉学，以后我们会经常提到。他在讲井、荥、输、经、合时，说："**所出为井，井者，东方春也，万物之始生，故言所出为井也。所入为合，合者，北方冬也，阳气入藏，故言所入为合也。**"大家看，中国的古书都要讲春夏秋冬。在汉代以前，甭管《难经》，甭管《素问》，甭管《灵枢》，甚至《诗经》《吕氏春秋》等，天下的道理都是一样的，都在讲生长化收藏。几乎所有的经典，都是从春夏秋冬讲起，这是他们认识世间万物的一个出发点，是那时思维方式的一个要点。

所以，怎么能说《黄帝内经》就只是一本医书呢？《黄帝内经》之广大、之深厚，不读，怎么能了解呢？

西医可以笑话中医，但西医不能笑话《黄帝内经》。一切对话，都应该以相互尊重为前提。从文化的角度说，保持中西文化的差异性比追求它们的共性更有意义。医学，也当如是。大家学好《黄帝内经》后，就不会跟抹黑中医的人争论了，若一定要争论，也是要拿《黄帝内经》原文来说话，不可信口开河。

肺经经证：膨膨而喘咳

《灵枢·经脉》的写作手法是：先说经脉循行，然后说"**是动则病**"，讲经脉的经证，然后是"**是主……病**"，讲经脉的经证和里证。

下面我们看一下肺经的经证和里证。

是动则病，肺胀满，膨膨而喘咳，缺盆中痛，甚则交两手而瞀，此为

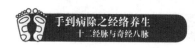
臂厥。

"**是动则病**",指经证,指浅表之证。

首先是"**肺胀满,膨膨而喘咳,缺盆中痛**"。肺病经证包含三个病象,一是"**肺胀满**",即经脉不通使肺气不降而胀满,有点像肺气肿。但这时还有劲,所以是"**膨膨而喘咳**",就是能大声咳嗽,此为其二。三是"**缺盆中痛**"。

经常有人问:肺气肿、肺大疱(又称肺大泡)、间质性肺炎等疾病怎么治?这些都是西医病名,中医是一定要见到患者,进行八纲辨证的。讲完《伤寒论》后,我最大的困扰是,大家只说西医病名,只求药,不求医理。而且学习不细致,很多问题我都讲过了,就是不认真听。说句实在话,有些病,哪怕到了医生那里,都有可能一时半会儿辨不清楚,给不出最准确的方子,患者自己如果乱用药就更麻烦了。我在讲解《伤寒论》一书中,最后还是给出了每个方子的基础剂量,但那都是《中华人民共和国药典》上的规定剂量,真正治病时可能会没有效验,而且也破坏了张仲景关于大枣等的剂量配属,所以,要想真正治病,还是要找真正的中医,而不是自己瞎鼓捣。

同样是肺气肿,阴阳虚实不同,用药则不同。有这类病的患者都有呼吸运动减弱、乏力、体重下降、食欲减退、上腹胀满,伴有咳嗽、咳痰等症状。在《黄帝内经》中又有肺痿和肺胀两种,比如"**肺热叶焦**",为肺痿;**肺胀者,虚满而喘咳**。如果肌肉极为消瘦,热甚灼津,则身体津液枯竭,腠理开泄,汗大出,恶风,而脚弱无力的,可以用越婢加术汤。而寒饮凝肺的证型,如果咳痰稀薄或者伴有胸腔积液、下肢水肿的患者,可以用小青龙汤进行治疗。

怎么通过闻诊辨别声音呢?肺咳是"**膨膨而喘咳**",咳声响亮,气虚则"**少气不足以息**",则是喘咳。小肠手太阳之脉"**循颈上颊……抵鼻**",病则有鼽衄,属肺气上壅,发音有鼻炎的嗡嗡声,就是鼻音重;脾足太阳之脉"**络胃,上膈挟咽**",病则"**腹胀,善噫**",就是有腹胀和膈逆;肾足少阴之脉"**咳唾则有血,喝喝而喘……气不足则善恐**";胆足少阳之脉"**口苦,善太息**",喜欢长出气。

"**缺盆中痛**",肺经不走缺盆,手阳明大肠经"**下入缺盆,络肺**",肺经与大肠经经脉不通时,就会出现缺盆内疼痛。

缺盆，是人体的又一个要点，凡是跟心肺相关的病都会在缺盆这里有反应。缺盆就是锁骨围着的这个部位。实际上缺盆是死穴，直通心肺。该部位日常怎么保养呢？很简单，把手搓热了，搭在缺盆处，手掌心正对缺盆，用劳宫穴慢慢地滋养它，然后手指按摩肩井即可。肩井，是第一大强身穴，按揉肩井可强身。其实，平时只要肩膀不舒服了，人会下意识地这样做。

"**甚则交两手而瞀，此为臂厥**"，指肺经所循行手臂肌肉经气不足时，人就会交叉双臂捂住胸口，并且表情痛苦、悲愁，这就叫作"**臂厥**"。

肺病，最常见的症状应该就是咳嗽和全身肿胀了。我们要就此好好讲一下。

"**膨膨而喘咳**"，实际上是一种自保，是一种"宣"的表现。如果原来只是虚咳，吃过药以后开始狂咳，至少说明有劲儿了。把肺寒彻底咳出去，把它彻底"宣"出去，咳嗽就戛然而止，肺里面全部都干净了，病就好了。这在中医里叫"发病反应"。

治病，就怕碰上有点"发病反应"就大呼小叫的，患者一情绪化，就影响医生的心态，患者有点反应就要求医生祛除症状。医生呢，若不能坚持"正行勿问"，或者不愿担风险，这病就没办法治了。这也是很多人的病去不了根儿的原因。

关于咳嗽，这里主要讲一下"**五脏六腑皆令人咳**"。

《素问·咳论》专门论述了肺咳与其他咳嗽的区别。

黄帝曰：肺之令人咳，何也？

岐伯曰：五藏六府皆令人咳，非独肺也。
意思是说五脏六腑有病，都能使人咳嗽，不单是肺病才让人咳嗽。
岐伯先解释肺咳。

皮毛者，肺之合也；皮毛先受邪气，邪气以从其合也。其寒饮食入胃，从肺脉上至于肺，则肺寒，肺寒则外内合邪，因而客之，则为肺咳。
皮毛与肺相合，皮毛先感受了外邪，邪气就会影响到肺脏。再由于吃了寒

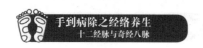

冷的饮食，寒气在胃循着肺脉上于肺，则肺寒，这样就使内外寒邪相合，停留于肺脏，从而成为肺咳。

这里指出肺咳原因有二，一是外部寒邪伤皮毛，则伤肺；二是冷饮先伤胃，然后伤肺。内外寒邪交集，则是肺咳的根源。由此可见，寒是肺咳的根源。常有人说自己是肺热，那也是肺寒逼出的热，根源还是寒。就好比肺寒先流清鼻涕，寒化热后，就流脓鼻涕，有了热，就说明病快好了。

然后，再分析五脏咳的原因。

五脏各以其时受病，非其时各传以与之。

五脏之咳，是五脏各在其所主的时令受病，比如春天咳嗽因为风邪，夏天咳嗽是暑湿太过，今人可能是因为吃冷饮和吹空调，秋天咳嗽因为燥邪，冬天咳嗽因为寒邪。如果不是在其所主时令致病，那就是因为各脏之病相传而成。

人与天地相参，故五脏各以治时，感于寒则受病，微则为咳，甚则为泄、为痛。

人与天地自然界相应，所以五脏各在其所主时令时，受了寒邪，就得病，轻症是咳嗽，重症就是寒气入里的腹泻和腹痛。

乘秋则肺先受邪，乘春则肝先受之，乘夏则心先受之，乘至阴则脾先受之，乘冬则肾先受之。

这句话很重要，是说秋天的时候，肺先受邪；春天的时候，肝先受邪；夏天的时候，心先受邪；长夏太阴主时，脾先受邪；冬天的时候，肾先受邪。

五脏咳的具体鉴别如下：

肺咳之状，咳而喘息有音，甚则唾血。

肺咳的症状，是咳而气喘，呼吸有声，甚至唾血。

心咳之状，咳则心痛，喉中介介如梗状，甚则咽肿喉痹。

心咳的症状，咳则心痛，喉中好像有东西梗塞一样，甚至咽喉肿痛闭塞。

肝咳之状，咳则两胁下痛，甚则不可以转，转则两胠下满。

肝咳的症状，咳则两侧胁肋下疼痛，甚至痛得不能转侧，转侧则两胁下胀满。

脾咳之状，咳则右胁下痛，阴阴引肩背，甚则不可以动，动则咳剧。

脾咳的症状，咳则右胁下疼痛，并隐隐疼痛牵引肩背，甚至身体不能活动，一动就会使咳嗽加剧。

肾咳之状，咳则腰背相引而痛，甚则咳涎。

肾咳的症状，咳则腰背互相牵引作痛，甚至咳吐痰涎。

以上是五脏咳的表现。

黄帝曰：六府之咳奈何？安所受病？

岐伯曰：五藏之久咳，乃移于六府。

五脏咳嗽日久不愈，就要传移于六腑。所以六腑咳都是由传变而来，并且是加重的。

脾咳不已，则胃受之，胃咳之状，咳而呕，呕甚则长虫出。

脾咳不愈，则胃就受病；胃咳的症状，咳而呕吐，甚至有人呕出蛔虫。

肝咳不已，则胆受之，胆咳之状，咳呕胆汁。

肝咳不愈，则胆就受病，胆咳的症状是咳而呕吐胆汁。

肺咳不已，则大肠受之，大肠咳状，咳而遗失。

肺咳不愈，则大肠受病，大肠咳的症状，咳而大便失禁。

心咳不已，则小肠受之，小肠咳状，咳而失气，气与咳俱失。

心咳不愈，则小肠受病，小肠咳的症状是咳而放屁，而且往往是咳嗽与矢气同时出现。

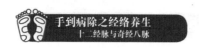

肾咳不已，则膀胱受之，膀胱咳状，咳而遗溺。

肾咳不愈，则膀胱受病；膀胱咳的症状，咳而遗尿。这种现象现在很多，就是一咳嗽，尿就出来了。

久咳不已，则三焦受之，三焦咳状，咳而腹满，不欲食饮。

以上各种咳嗽，如经久不愈，则使三焦受病，三焦咳的症状，咳而腹满，不想饮食。

此皆聚于胃，关于肺，使人多涕唾而面浮肿气逆也。

凡此咳嗽，不论由于哪一脏腑的病变，其邪必聚于胃，并循着肺的经脉而影响肺，才使人出现多痰涕，面部浮肿，咳嗽气逆。

黄帝曰：治之奈何？

岐伯曰：治藏者，治其俞；治府者，治其合；浮肿者，治其经。

治五脏的咳，取其输穴，比如肺经咳，取太渊；肝经咳，取太冲；心经咳，取神门；脾经咳，取太白；肾经咳，取太溪，这些都是输穴。六腑咳，就是病深入了，要取六腑的合穴，比如大肠经咳，取合穴曲池；小肠经咳，取合穴小海；胃经咳，取足三里；膀胱经咳，取委中；胆经咳，取阳陵泉，这些都是六腑的合穴。凡咳而浮肿的，可取有关脏腑的经穴而分治之，比如肺经的经穴经渠、胃经的经穴解溪、膀胱经的经穴昆仑等。

如果五脏六腑皆令人咳的话，咳嗽的根源在哪里？靠什么判断？有一个判断方法，即靠味道。比如咳出的痰是臊腐味，就跟肝肾有关；如果是焦苦之味，就跟心脏有关；腥味就跟肺有关。因为五脏各有其味。五脏与五味的对应：肝酸、心苦、脾甘、肺辛、肾咸。五脏与五臭的对应：肝臊、心焦、脾香、肺腥、肾腐。如果没有嗅觉、味觉了，就是五脏之气皆衰败了，而不单是某个脏器的问题。

《金匮要略》说水病

那么，该怎么用药治疗咳嗽呢？　张仲景的《金匮要略》中有"痰饮咳嗽病脉证并治"一节，专门论痰饮咳嗽，我们看一下。

问曰：夫饮有四，何谓也？

师曰：有痰饮，有悬饮，有溢饮，有支饮。

问曰：四饮何以为异？

四种痰湿如何分辨呢？

师曰：其人素盛今瘦，水走肠间，沥沥有声，谓之痰饮。

先说痰饮。仲景师说"其人素盛今瘦"，是说这人以前胖，突然瘦，"素盛"就是一向很胖，突然就变消瘦，只要这件事发生，就是虚火太壮，元气大虚。人是不可以突然瘦下来的，突然瘦下来，对人的身体是有大影响的。"水走肠间，沥沥有声，谓之痰饮"，原来走肠间的湿浊才叫痰饮。

大家不要以为"痰饮"是咳嗽出来的东西。湿浊凝结、湿与寒的凝结谓之痰，痰一旦糊在心包，叫痰蒙心包，如果吃药能使其吐出涎痰，就能心下明白。

"病痰饮者，当以温药和之"，所以治疗此证多用温阳的药物。

饮后水流在胁下，咳唾引痛，谓之悬饮。

悬饮，有一个最大的特点就是水流在两胁下，只要一咳嗽就两胁下引痛。

而两胁下都属于肝胆，所以"悬饮"其实是肝病。中医讲，五脏六腑皆令人咳，我们现在所有的治咳都是从肺治，这是不对的，一定要区分痰饮停积的部位。《金匮要略》说："心下有痰饮，胸胁支满，目眩，苓桂术甘汤主之。"

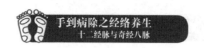

饮水流行，归于四肢，当汗出而不汗出，身体疼重，谓之溢饮。

"溢饮"，是指散漫于四肢，都在四肢上肿，腿肿、手肿、手臂肿，应当出汗而又出不来汗，这就是阴阳交通出问题了。皮，可以固摄；毛，就是宣通出汗的，凡是四肢肿胀就是阴阳的沟通能力出问题了。现在人们空调使用过度，就会造成这个问题，表现为身体疼痛、沉重。

《金匮要略》说："**病溢饮者，当发其汗，大青龙汤主之；小青龙汤亦主之。**"

"**太阳中风，脉浮紧，发热恶寒，身疼痛，不汗出而烦躁者，大青龙汤主之。**"

附：**伤寒名方——大青龙汤**

麻黄六两*（去节）　桂枝二两（去皮）　甘草二两（炙）　杏仁四十个（去皮尖）　生姜三两（切）　大枣十二枚　石膏如鸡子大（碎）

上七味，以水九升，先煮麻黄，减二升，去上沫，内诸药，煮取三升，去滓，温服一升，取微似汗，汗多者，温粉粉之。

所谓"青龙"，不过是行云布水。靠什么行云布水呢？麻黄揭盖子；桂枝、生姜兴阳通腠理，解肌以开阳郁；甘草、大枣护津液；石膏解其内热，除其烦躁，但只可少用。出汗太多时，用炒米粉（温粉）扑身以收汗。此处用于"溢饮"，是发汗以解水毒。

但此方万万不可过用，如果用错了，会出现大汗亡阳，一旦液脱，就不能濡养筋肉，会出现抽筋等坏病。

有大青龙汤，就有小青龙汤。

附：**伤寒名方——小青龙汤**

麻黄三两（去节）　芍药三两　五味子半升　干姜三两　甘草三两（炙）　细辛三两　桂枝三两（去皮）　半夏半升（洗）

上八味，以水一斗，先煮麻黄，减二升，去上沫，内诸药，煮取三升，去滓，温服一升。

小青龙汤，此不赘述。

---

* 本书引用古书方剂的剂量为保持原貌，不作换算，仅作参考，如两、升、斗。

从名称和内在药物配伍上看，大青龙豪横，大龙嘛，角硬、爪利，可以内藏白虎（石膏），重在"风云际会、翻云布雨"。小青龙，则角尚小，爪尚弱，所以就得用芍药、五味子等收着，只能"弄个小阴天，刮个小凉风"，麻黄都得少用。

咳逆倚息，短气不得卧，其形如肿，谓之支饮。

"支饮"，应该是病情表现最重的了。支饮的表现是咳嗽气喘，无法平躺，必须坐着、靠着，一躺下就得坐起来，因为水液都壅在肺部，短气不得卧。因此，只要平时我们听不见自己的呼吸声就没毛病，如果晚上睡觉嘴能闭上就没毛病，如果晚上睡觉嘴老张开着，并且总打呼噜，这样下去，人能不累、不耗气吗？人不能躺下，"其形如肿"，身上全都肿了，这就叫作"支饮"。其实在《黄帝内经》里，这就是坏病，不好治了。西医可以抽取胸腔积液，会让患者舒服一点，但去不了"支饮"的根源，胸腔积液还会再次出现。

《金匮要略》说："心下有支饮，其人苦冒眩，泽泻汤主之。"

> 附：**伤寒名方——泽泻汤**
>
> 泽泻五两　白术二两
>
> 上二味，以水二升，煮取一升，分温再服。

因心下有支饮，则心阳不振，所以见头晕目眩，一般还见脉弦软，舌大水滑，这时可以用泽泻汤。其中泽泻引水下行，白术甘温健脾制水，方子虽然只有两味药，但有良效。

有人说：不是讲经脉吗，怎么又讲起方子来了？有些病，到了一定程度，不是按揉经脉就可以解决的了，比如水肿、水胀之病，必须用药从内治疗了。

如果太阴湿土司天，太阳寒水在泉，所以水肿病就容易暴发，在此就多讲一下水肿病。

人体正常的水液，经气化而疏布水之精华给肺，借呼吸而润泽全身，下行之水归于肾，清者再上归于肺，浊者下输膀胱，气化而出。邪水为有形之寒邪，最伤阳气，如果寒水不得制约，必沿三焦而依次为害。人体气化失调，则气寒水凝，在上表现为咳，在下表现为肿。

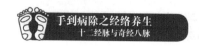
水肿、水胀之病，要看哪几条经脉呢？

首先，正常水液分布看胃、肺、脾、膀胱、肾这几条经脉，水液代谢还要看三焦。

《素问·经脉别论》说："**饮入于胃，游溢精气，上输于脾，脾气散精，上归于肺，通调水道，下输膀胱，水精四布，五经并行。**"由此可见，水先入于胃，然后上输精华于脾，土生金，脾归于肺，肺气肃降水液，滋养全身，而归于肾，就是金生水。所以人体水液代谢由胃、脾、肺、肾、肠、膀胱等脏腑共同协作而完成。

但人体水液的升降出入，周身环流，则必须以三焦为通道才能实现。因此，三焦水道的通利与否，不仅影响到水液运行的迟速，而且也必然影响到有关脏腑对水液的输布与排泄功能。也可以说，三焦运行水液，是对脾、肺、肾等脏腑主管水液代谢作用的综合概括。如果三焦水道不利，则脾、肺、肾等脏腑调节水液的功能将难以实现，引起水液代谢的失常，水液输布与排泄障碍，产生痰饮、水肿等病变。正如《类经·藏象类》所说："**上焦不治，则水泛高原；中焦不治，则水留中脘；下焦不治，则水乱二便。**"

气虚则生肿胀，发展到四肢轮流肿胀的时候，就说明阳气已经衰竭了。再者，只要是肿，就是阳气大伤。阳气不足，水湿无法代谢，运化无力，湿气泛滥，则引起肿胀。水湿初起，上眼皮肿；发展途中，则咳嗽，咳嗽是想把湿邪宣出；等到出现面色苍黄，阴股间寒冷，脚踝肿，腹大时，水湿已成气候，则难治矣。湿邪滞留于肠外，则是息肉；在子宫，则为囊肿、肌瘤。

《灵枢·经脉》中出现"肿"字共 13 次，比如颈肿、大腹水肿、膝膑肿痛等，可见水肿是十二经脉的一个大问题。

具体治疗原则，张仲景说：**诸有水者，腰以下肿，当利小便；腰以上肿，当发汗乃愈。**一般而言，腰以上肿，发汗当用越婢加术汤；腰以下肿，属阳虚气寒，小便不利，可以用真武汤。但具体，还要医生细细辨证。

总之，发汗、利小便是治水肿的两大法宝，要让邪有出处。

首先，要辨识各种水肿。

心水肿的表现：**其身重而少气，不得卧，烦而躁，其人阴肿。**其中，烦躁和阴肿是其要点。

肝水肿的表现：**其腹大，不能自转侧，胁下腹痛，时时津液微生，小便续通。**

肝水肿可以出现腹部肿大，身体不能自由转动，胁下、腹部疼痛，口中常常产生少许的津液，小便时通时不通等症状。此处有点类似肝腹水。

肺水肿的表现：**其身肿，小便难，时时鸭溏。**

可出现身体浮肿，小便困难，大便时常水粪混杂如鸭粪样等症状。

脾水肿的表现：**其腹大，四肢苦重，津液不生，但苦少气，小便难。**

可出现腹部肿大，四肢沉重，口中没有津液，少气，小便困难等症状。

肾水肿的表现：**其腹大，脐肿腰痛，不得溺**（尿，肾司二便），**阴下湿如牛鼻上汗，其足逆冷，面反瘦。**

可出现腹部肿大，肚脐肿，腰痛，小便不通畅，阴囊部潮湿如牛鼻子上的汗一样（据说牛鼻子上的汗很多），两脚冷，面部反而消瘦等症状。

更具体的，就要看脉象和虚实。

比如风水，**其脉自浮**（风水，重在风，风邪侵犯肌肤表面，因此脉浮），**外证骨节疼痛，恶风。**

如果脉浮而洪（首先在脉象上是浮脉和洪脉），**浮则为风**（浮脉代表风邪入侵），**洪则为气**（来盛去衰是洪脉，主阳邪盛阴气虚）。**风气相搏，风强则为瘾疹，身体为痒**（这个有点像荨麻疹），**痒为泄风，久为痂癞**（这个像湿疹），**气强则为水，难以俯仰。风气相击，身体洪肿，汗出乃愈，恶风则虚，此为风水。**

这时，虚则用防己黄芪汤，实则用越婢汤。

风水，脉浮身重，汗出恶风者，防己黄芪汤主之。腹痛者加芍药。

附：**伤寒名方——防己黄芪汤**

防己一两　黄芪一两一分　白术三分　甘草半两（炙）

上锉（把以上打成粉），每服五钱匕，生姜四片，枣一枚，水盏半，煎取八分，去滓，温服，良久再服。喘者加麻黄半两；胃中不和者加芍药三分；气上冲者加桂枝三分；下有陈寒者加细辛三分。

服后当如虫行皮中，从腰下如冰，后坐被上，又以一被绕腰以下，温令微汗。

此方服法和服后法都精妙，要按步骤一步一步去做。适用于小便不利，气虚水肿，气短心悸，食少便清者。现代临床常用于治疗慢性肾小球肾炎、心源

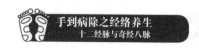

性水肿、风湿性关节炎等属风水和风湿而兼表虚证者。

一般来说，舌淡苔白、脉浮，就是正虚湿停，邪在肌表之象。风湿在表，理当汗解，但卫气已虚，若强汗之，必重伤其表，反招风邪。表虚当固，但单纯固表，则病邪不去。所以，此时是益气与祛邪合法，益气健脾，祛风行水。方用防己苦泄辛散，能入肾以逐湿，腰以下至足湿热、足痛脚气皆除，利大小二便，退膀胱积热，消痈散肿，除中风挛急，风寒湿疟热邪。似乎防己乃祛湿热行经之圣药也，然其性只能下行，不能上达。凡湿肿在上焦者，断不可用，用则真气大耗，而且防己剂量过大会使尿量减少。黄芪补气健脾补肺、固表行水。二药相伍，补气祛湿利水、祛风散邪固表，共为君药。白术补脾燥湿，既助黄芪补气固表，又助防己祛湿利水，为臣药。炙甘草，强心健脾。

现代用量：防己12g，黄芪15g，白术9g，甘草6g，生姜3g，大枣2枚。

现代用法：以上六味，以水800 ml，煎取300 ml，温服，服后用一床被子绕腰以下，取微汗。

水肿，除风水外，还有皮水。

皮水，其脉亦浮，外证胕肿，按之没指（俗称按下去就一个坑，且不容易回弹），**不恶风，其腹如鼓**（大肚子），**不渴，当发其汗。**

皮水主要是由于脾虚，水湿阻塞中焦，造成下肢踝部水肿，但跟风水汗出恶风不同的是，皮水无恶风身痛。

皮水为病，四肢肿，水气在皮肤中，四肢聂聂动者，防己茯苓汤主之。

附：**伤寒名方——防己茯苓汤**

防己三两　黄芪三两　桂枝三两　茯苓六两　甘草二两

上五味，以水六升，煮取二升，分温三服。

此方以四肢水肿而沉重、手足不温、体倦、四肢肌肉微微跳动，甚则面目水肿、舌淡、苔白滑、脉沉为辨证要点。其中，茯苓入心、肺、脾经，具有渗湿利水、健脾和胃、宁心安神的功效，可治小便不利、水肿胀满、痰饮咳逆、呕逆、恶阻、泄泻、惊悸、健忘等。需注意的是，茯苓与其他直接利水的中药不同，主要是健运脾肺。防己利水消肿、祛风止痛，主治水肿脚气、小便不利、风湿痹痛。黄芪具有补气固表、利水退肿等功效。桂枝发汗解肌、温经通脉、助阳化气、散寒止痛。甘草调和诸药药性。

说说"黄芪"这味药

我们发现《伤寒论》里，张仲景没用过黄芪，到了《金匮要略》里却七次用到黄芪，如防己黄芪汤、黄芪芍桂苦酒汤、桂枝加黄芪汤、黄芪桂枝五物汤、黄芪建中汤等，乌头汤、防己茯苓汤中也含有黄芪。这实在是一个奇怪的现象，难道六经病证不可用黄芪？

而今人太爱用黄芪了，就是不懂医学的人，也天天保温瓶里泡着黄芪，号称补气。到底对不对呢？

关于《伤寒论》不用黄芪，个人浅见：伤寒以寒邪侵入六经次第为主旨，治疗诸证采取的是"甘温固元"法。用方首选桂枝汤、四逆汤或附子理中汤等，以调和营卫、祛除寒邪、回阳救逆、固摄真元为主要方法。而不先使用黄芪、地黄、麦冬、知母之类滋补药物。如果有自汗、盗汗的症状，可用参附汤治疗。若一开始便以大剂滋阴药物进行治疗，就会滋黏难去，更耗真阳。先祛寒邪、通经脉，经脉畅通后，才可以服用甘温滋阴复脉的药物，如炙甘草汤等。有人认

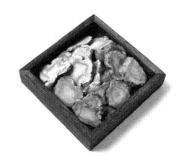

为黄芪补气补阳，不属于滋补类药物，但因为六经患者大多有虚火上炎之证，黄芪入上焦，吃黄芪则会助长上焦虚火，一加黄芪会使虚火更旺。因此，黄芪就成了助阳邪的药物，与滋阴药物能助阴邪的性质是一样的，都是助邪。所以《伤寒论》中不用黄芪。

总之，如果五脏脉已绝于内，则脉象浮溢，已无收敛之力，而医者反补充上焦经气，如黄芪、桂枝之类，就难救了。如果五脏脉已绝于外，则脉象沉覆，已无运化之力，而医者反补充下焦经气，如地黄、人参之类，也属难救，即下焦寒邪没去，再重用地黄，就是雪上加霜了。

黄芪的禁忌也说明黄芪在阴虚火旺时要禁用。比如阴虚身热者勿用。表实有热、积滞痞满者忌用。上焦热甚、下焦虚寒，以及患者多怒、肝气不和、痘

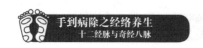
疹血分热甚者，均忌用。

那《金匮要略》用黄芪的主旨何在呢？看用了黄芪的七个方子，都有黄芪以气逐肌表之水的意思。这便是用黄芪的目的所在，即黄芪最主要的作用是补中益气、利水消肿，对虚胖虚肿症最为适宜；对表虚自汗、气虚内伤、精神萎靡、四肢无力、脾虚泄泻、体虚多汗、气虚脱肛、子宫脱垂、浮肿及痈疽等病证疗效显著。

在郑寿全的《医法圆通》中，有人问郑寿全：予观先生之方，鲜用参、芪、归、地。夫参、芪、归、地，补气补血之药也，先生为什么不太用呢？郑寿全回答："**夫人身受生以来，本父母真气，浑合化育，成象成形，五官百骸具备，全赖这一团真气育周。真气无伤，外邪不入，内邪不作，何待于药，何待于补。况这团真气，也非草木灵根所能补得出来。**"这段说得真好，人天生一团真气，无须补、无须药，再说这团真气，也非草木灵根所能补得出来。

他接着说：**医圣仲景，立言立法，揭出三阳三阴，是明真气育周运行之道。如邪伤太阳，则以及阳之方治之，太阳邪去，则太阳之气复。邪伤阳明、少阳及三阴，即从阳明、少阳、三阴之方治之，邪立法，则正立复。正复神安，其病立去，即是平人。予故曰，一百一十三方，皆补药也。**

妙乎哉！再次申明仲景之法是先祛邪，邪去则正气恢复，人就正常了，由此而言，仲景之甘温固元法，一百一十三方，都可以称之为补药。

（今人）全不思仲景为医林之孔子，所立之方，所垂之法，所用之药，专意在祛邪以辅正，不闻邪去之后，另有补药。此皆后人之不明，姑惜己身之太过，日月积累，酿出别证，以致死亡，尚不觉悟，良可衰也。

这句话是说，今人没有能力辨别仲景立法、立方之深意，在于**祛邪以辅正，邪去，经脉自然通畅，无须另外再用补药，这时吃饭、睡觉、养神就是大补！**

所以，治病的关键在于通经脉！这也是本书主讲经脉的原因。

关于肿胀的另外一些问题，我们讲到三焦经经脉和肾经经脉时再讲。

肺经里证：是主肺所生病者

《灵枢·经脉》说：**是主肺所生病者，咳，上气喘喝，烦心胸满，臑臂内前廉痛厥，掌中热。气盛有余，则肩背痛，风寒，汗出中风，小便数而欠。气虚则肩背痛寒，少气不足以息，溺色变。**

"是主肺所生病者，咳，上气喘喝"。是说肺经经脉病都与肺有关。从这里开始，指肺病之里证，也就是深里之证。一旦深入到脏腑，它的第一表现就是"咳"，而且表现严重，是"上气喘喝"。上气喘喝是什么？是虚咳兼喘，喘就是肾不纳气，真正的喘是肾病所致，不是肺病。我们老说肺的问题，为什么有"名医不治喘"的说法？因为这种病很难治，元气已大伤者，一定不好治。

什么叫呼吸？"至人之呼吸以踵"，就是有功夫的人的呼吸，一定要深长、绵长，一直到肾。踵指脚后跟，此处走肾经，呼吸到脚后跟是指呼吸到肾。

大家可以有意识地注意一下自己的呼吸，看自己吸气可以沉降到哪里。吸气是用鼻子吸清气，在身体里面憋一小会儿后，从嘴里慢慢吐浊气，这一吸一呼，就叫作"息"，这个字，上面"自"是指鼻子，下面"心"。那么，呼吸跟心的关系是怎样的呢？

我们经常说自然、自在，那自然、自在是什么意思呢？其实，它们不只是词汇，而是我们身体里的"实在"，是我们生命里的一种实相。自然即天然，非人为。而"自在"，就是守住呼吸本来的样子。

呼吸状态，一定是不被自己，也不被别人察觉的，才是自然。如果喘气粗，就是有病了；如果感觉憋气了，也是有病了。一切不自在、不自然、费劲拧巴，都是病态。

生命有一丝一毫的障碍，就是不自在。可人生求自在太难了，没有丝毫的障碍，全然的通透，谁能做到？

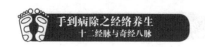

对于孩子轻微的咳嗽，刮一刮痧也许就好了。20 世纪 60 年代的孩子天天流鼻涕也没人管，但发展成哮喘的却很少。现在从咳嗽发展为哮喘的病例反而增多了，真的是"按下葫芦起了瓢"。

什么叫"按下葫芦起了瓢"呢？

曾有一个故事，说某患者忽然觉得左耳一阵微痒。医生让他服用 6 粒青霉素片。两天后，痒没有了，但腹部起了红斑，奇痒无比，专家说："这是服青霉素后的过敏反应，应该服用 12 粒金霉素药丸。"金霉素取得预期效果：斑点消失。可是，患者开始膝盖浮肿，还伴有高热。另一位医生说："我们对这些现象并不陌生，它们往往与金霉素的疗效相关。"于是患者又服了 32 粒土霉素药片。高热不见了，膝盖的浮肿也消失。但是，他的肾出现了致命的疼痛。专家断定，致命疼痛是服用土霉素的结果，于是，又打了 64 针链霉素，将他体内的细菌通通消灭了。最后他的肌肉和神经束又出了问题，服下大剂量氯霉素后，患者去世了。到了阴间他才在无意中知道，他左耳的痒是由一只蚊子的叮咬引起的。

这个故事把误治以及药物的副作用写得淋漓尽致，所谓副作用就是"按下葫芦起了瓢"，治疗不等于治愈，反而可能是更大的伤害。该故事虽是一个笑话，但反映了过度治疗的问题。

中国人的福报恰恰是既有西医，又有中医，犹如双翼，为我们的生命保驾护航。而真正的福报，是看你能不能真正安享文明的自律、节制和安宁，是否能感受到生命被安抚，心灵得到升华。

其实，"喘"不是可怕的，"喘"带来生命的恐慌感才是可怕的，那种濒死的恐慌感对人来说才是致命的。元气藏于肾，咳嗽久治不愈的话，人们就用激素去调肾精，肾精大伤后，就会引发哮喘。孩子天癸未至时，下焦只完成自己该做的事儿，元精、元气这个门不太开，如果你强行打开后，再试图强行关闭是很难的。生命是有机窍和秘道的，我们必须让它自行运转，少干预。所以如果从小就患了哮喘，就很难治，有些人只好一生用喷雾剂来平喘，而喷雾剂中也有激素。

"烦心胸满"，喘，是生命脏腑的病。然后就是**"烦心胸满"**，只要涉及"烦"字就涉及心病和肾病。肾精不足，虚火就上，人就烦。**"胸满"**，就是胸中满闷，肺气不张，同时压迫心脏。

"**臑臂内前廉痛厥，掌中热**"，是说有心肺问题的人，胳膊肌肉不仅痛，而且会冰凉。"掌中热"，掌中就是劳宫，劳宫走的是心包经，是说肺病会导致心包经的病。

"**气盛有余，则肩背痛**"，就是邪气盛，并且邪气引掣肩背疼痛。这种肩背疼痛可以常做易筋经的"九鬼拔马刀"这个动作，其中，后面手指甲顶的这个地方就是肺俞的中间。你只要保证这个动作姿势的准确性，你就在治肩背痛。

肩背痛，通常跟我们的心理压力有关。有个女患者，主诉肩背疼痛，且左胳膊抬不起来。原本认为她是五十肩（肩周炎），但她说：您快治好我，我还想治国呢！嗯？看出我脸上的疑惑后，她又重申了一遍：我是真的想治国！再者，我发现您是真有文化，我准备让您当文化部长呢！这时才知她精神不正常，思虑过重，承担了她不该承担的事。

"**风寒，汗出中风，小便数而欠**"。如果邪气有余的话，就会形成恶风证和畏寒证。

恶风和畏寒的区别是什么？　恶风的人，是见风就怕，而畏寒的人，不见风也畏寒。恶风，属于卫气虚。卫气虚就固摄不住体表，人就特别爱出汗，皮毛不固、毛孔开泄，人就容易受风，如果汗出中风，桂枝汤就很管用，因为它主要治营气、卫气的问题。而畏寒的人，兼发热、头项强痛、无汗，仲景先师认为是太阳寒伤营证，麻黄汤主之。能用桂枝汤和麻黄汤的，都是病之初起，在太阳证。若久病之人，则属于三阴证，无身热、头痛等症而恶风的，属于卫外之阳不足，且中气不足，此时可以用**黄芪建中汤**，本方系由桂枝汤加黄芪、饴糖组成，桂汤枝以调和阴阳，黄芪、饴糖以卫外而守中，中气卫气均固，自然不会畏风了。而畏寒者，属于元阳衰于内，可予**附子甘草汤**，以附子辛热补先天真阳，甘草味甘补后天脾土，火生土，则中气得以恢复；土覆盖住火，火就不会虚阳外越，而且火得久存，故久病之恶寒可以痊愈。所以，新病与旧病，畏寒与恶风，处理方法截然不同。

这是人体上半身的病，如果肺气虚、邪气盛，人体下半身是什么病证呢？如果上半身寒气凝结，气就要上攻，人体下半身就会虚，下半身虚的表现，就是"**小便数而欠**"，即小便次数多，而量又少。比如听一堂课，有人出出进进总上厕所，就可能是有这个毛病，就是肺气虚。

肺气虚在二阴有三个表现：一是小便数而欠；二是大便没劲儿，总有拉不净的感觉；三是大便细。而大便硬、便秘，则是阳明燥火盛，是胃和大肠的问题，不是肺的问题。小婴儿运化快，肺气足，所以大便成形快，且粗。

"**气虚则肩背痛寒，少气不足以息，溺色变**"。这句是说肩背痛寒的原因在于肺气虚。肺气虚，则"**少气不足以息**"，老在那叹气，气也不够，呼吸急促，不足以息，就是呼吸节奏太快。"**溺色变**"，是湿气太重，小便变浑浊。

为此诸病，盛则泻之，虚则补之，热则疾之，寒则留之，陷下则灸之，不盛不虚，以经取之。盛者寸口大三倍于人迎，虚者则寸口反小于人迎也。

在《灵枢·经脉》中，每条经脉下都有这一句，可见这一句的重要。这一句说的就是治病原则：**为此诸病，盛则泻之，虚则补之，热则疾之，寒则留之，陷下则灸之，不盛不虚，以经取之。**

"**为此诸病**"，为，翻译成"治疗"，这句意为治疗以上所列举的疾病。**盛则泻之**，凡盛指邪气盛，此句指邪气亢盛就必须用疏导的方法承接邪气，并将其疏导出来。**虚则补之**，凡虚指元气虚，此句指元气虚弱就必须先疏通经脉，然后再循其变化而补之。**热则疾之**，热证就用速刺法，让热邪快速疏解。**寒则留之**，寒则虚，真阳不足，则不易激发，必须留针以治之。其实就是说，久虚之人，正气衰少，不能下猛药，只能用微弱少量的刺激，使生命正气慢慢生发，缓慢将寒邪裹挟严密，由量变转为质变，待真阳的实力超过病邪的实力后，邪气就会消散。消除症状后，还须慢慢恢复真阳元气。

"**陷下则灸之**"，指脉搏微弱，搏动无力，经脉不通畅，但又虚弱，针药所不能及，这时只能对"出入之会"的穴位施以灸法，才能达到"通其经脉，调其血气，营其逆顺"的目的，从而最终恢复元气。

"**不盛不虚，以经取之**"，这句话非常重要，说的是，只有在患者总体邪气不盛、元气不虚的情况下，方可用循经取穴针刺的方法治疗。

最后这句实际上在说，针刺法只是一种在"不盛不虚"的情况下的一种治疗手段，在解读《素问·阴阳应象大论》时我讲过：针刺原理借助的是人体排斥反应，属于"拆东墙补西墙"法，比如在足三里扎了一针，这一针也属于异物，气血要把此针排出，就会暂时汇聚在胃经，无形中就增加了这一经脉的运化而发生作用，由此而治愈了本经病。这就是为什么《黄帝内经》常言"不盛不虚，以经取之"。虚证，如果过度针刺，不仅无作用，反而伤气血。高手针刺取穴一般少且精当，病去即止。

读《黄帝内经》，有个误区，认为《灵枢》就是讲针法的，其实《灵枢》中的刺法指的是治疗法，而不一定是针刺法。

"**盛者寸口大三倍于人迎，虚者则寸口反小于人迎也。**"在每一条经脉的结尾都有类似的一句，一般而言，阴经为"寸口大于人迎"，阳经为"人迎大于寸口"。这是古人把脉得出的规律。我们现在已经很少有人把人迎脉了，也有人说，左右手寸口脉，当左为人迎，右为寸口，但这些都不足以为凭，所以此处就不多言了。

关于肺的几个问题

关于肺，再补充说一下《黄帝内经》关于肺的一些见解。

●肺为娇脏

此意即肺是我们人体最虚弱的一个脏器。因为肺是婴儿从母腹出来后首先要启动的脏器，也就是五脏当中最后一个启动的脏器。新生儿出生第一件事就是要把肺叶打开，肺叶打开没打开这件事，通过哭来表现。所以新生儿一出生就得哭。如果新生儿不哭怎么办？拍屁股，屁股是肾的"底座"，金水相生，就能鼓荡肺气。再就是拍脚心，脚心也走肾经，把新生儿倒立过来，拍脚心，属于金水相生，鼓荡肺气。

肺，作为五脏最上源，是感受外界戕害的第一个脏器，也是第一个被药物影响的脏器。所以孩子从小别乱服药就成了一件大事，孩子感冒无非是受寒或者积食，喝点姜汤，按摩一下腹部一般也就没事了，最怕家长急于消除症状，一会儿用退热药，一会儿用感冒药。有人学了一点中医，则一会儿用小柴胡颗粒，一会儿用理中丸，把孩子的气血都吃乱了。生命总得慢慢运化，要给气血运化的时间。平时呢，让孩子多晒太阳、多锻炼，肺气才能强大。

另外，治小儿诸热惊风、心经热盛、口渴咽干、高热不退等症，也可以用推天河水的方法，尤其对那些夜里手脚心发热、汗出热不退、烦躁难眠、夜咳不止等热性病证，最为有效。但若是畏冷怕风、神倦易困的虚寒性体质，则万万不可用。推天河水，指从手心劳宫穴推到肘窝曲泽穴，主要在心包经上。用大拇指从手心推到肘窝，先涂一点润滑油，防止搓伤皮肤，然后推三分钟。

再者，两次疫情都表现为肺炎，也说明了肺脏的脆弱性。癌症又属于老年病，当我们老到一定程度的时候，病一定从最虚弱的地方起。

●肺司呼吸

司，就是主管，主管呼吸、司清浊之运化。呼吸这件事情是肺、肾的事，肺司呼吸，但真正能化气的是肾，所有呼吸系统的疾病基本要从两个脏器——肺和肾入手。所以吸气的时候，能够吸到底、吸到肾，才叫"绵绵若存"。庄子说"至人之呼吸以踵"，无非是在说修行到一定境界的人，可以在呼吸上也有境界，呼吸可以极为深沉有力。

关于人体的气，还得重申一遍，人体后天之气主要源于水谷，而不是空气。《灵枢·营卫生会》说："**人受气于谷。谷入于胃，以传于肺，五藏六府，皆以受气。**"即清浊（营卫）之气都是来源于水谷，经脾胃运化而成，并未说来源于空气。人如果不吃不喝，只在那儿捯气儿，捯得越快，可能死得越快，慢慢捯气儿呢，还能完成气的运化，还能吸收点自己气化后的气。如果自己的气化能力没了，此时就是用呼吸机也没用。

有人会说，元气再足的人，如果不让他呼吸，他也会死啊！是，没错，呼吸至关重要，阻止呼吸，必然会阻止肺的宣发肃降功能，也就是停止了人体与天地自然之神气的沟通，从而造成气机的停滞，并由此造成脏腑功能的窒息，而不单纯是缺氧造成的窒息。

●肺主肃降

经气归于肺后，肺还要宣发、肃降十二经气给全身。这种重新分配是严苛的，不是哪个脏器想多要就可以多要的。肺气不肃降的话，人的睡眠质量就不好，阳不入于阴，人就睡不沉。而每天分配能量的时间是夜里 3~5 点，所以那时人一定要深睡。

●肺主皮毛

皮肤病，湿疹、牛皮癣等首先是肺病。皮肤病刚开始发作一定在关节处，这就是肺病的特征。第二个特征是，发出的癣疹一定是对称的，因为经脉是对称的。比如湿疹最容易发生在虎口，还有手心、手背，这些地方也属于关节处。正治呢，就是把病往外赶；乱治呢，就是把病往里憋，全憋在五脏六腑，就会出大问题。

●肺主忧伤

这里的忧伤指焦虑，所以皮肤症状跟重症焦虑也有关。焦虑的人一般都喜欢追求完美，所以年轻人的皮肤问题大多跟过于要强有关。有人会说：要强不好吗？处处争强好胜当然不好，强中自有强中手，过分要强就不是跟别人较劲，而是跟自己较劲了。据统计，一般学习队伍中排在第 10 名左右的人，未来成功率最高，总排在第 1 名的基本会得病，因为精神压力太大了。别人考试得了 100 分，你得了 98 分，我看就挺好的。

任何人太要求完美的话，就要小心皮肤方面的病证。在这世上，不必太要求完美，这世界上真正几近于完美的，只有灵魂。不是有那么一句话吗，不完美才美。

很多人有伟大的理想，要干大事业。我倒觉得，理想不必太大，做好一件件小事挺好。这样不煎熬气血，想放手时就放手了，拖累的人也少，总之，别

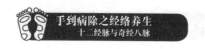
焦虑。

●肺与大肠相表里

一定要记住，中医的"五藏"不是西医所说的五脏，中医的"五藏"，更像是一个系统，比如肺，除了肺脏外，还包括肺经经脉、肺与大肠的关联、肺与肌肤的关联等。也就是说，哪怕切除了肺叶，肺经与其他经脉的关联还在，还会发生作用。

皮肤，有强大的卫气，也就是阳气保护。皮肤是最大的呼吸系统，也就是说从头到脚无处不是肺，如果不乱治的话，皮肤病不会发生癌变。皮肤病是肺病的轻症，是普通疾患里最常见的。现在越来越多的人有皮肤过敏症，动不动脸就红了，身上就痒了，通通都属于肺病。如果乱治，用激素反复涂抹，病邪就往里走，往里走就长在五脏六腑上，这就是"按下葫芦起了瓢"。

现在的人，动不动就节食，动不动就减肥，天天折腾脾胃，就把后天脾胃伤了，伤了脾胃就伤肺。有一个人前几天来看我，说辟谷了，说现在都不发脾气了，也不那么渴望爱情了。我说那是你没劲了，你看谁脾气最大，年轻人；你看谁对爱情最有渴望，年轻人。一切都是气血啊，年老时，在性爱上多用一分力，在其他事情上就少了几分力，这是一个气血分配的问题。人到老了，就要知道如何分配资源了，什么是老，老就是重新分配资源，不能在某些事上玩命了。

●形寒冷饮伤肺

关于冷饮，中国人和西方人的态度很不同。中国在东方，东方是木，西方是金，金克木。木一蓬勃，金就要上来压一压。总体说，西方是外阴内阳，东方是外阳内阴，所以，东方人真的很怕寒邪，本来就内敛，遇寒则更内收。而西方的内阳可以中和寒邪，所以，他们不怕吃冰的食物。其实西方人有很多老年病跟他们一生吃冰的食物的习惯有关，但他们并不清楚，因为在他们的思维里很少有这种关联。他们认为病就是病，跟生活习惯没有关联。

关于冷饮、热饮的问题，《灵枢·师传》中有一段。

黄帝问：胃欲寒饮（因为胃为阳明，为热，喜凉），**肠欲热饮**（小肠为太阳，太阳之上，寒气制之，所以喜热），**两者相逆，便之奈何？且夫王公大人、血食之君，骄恣从欲轻人，而无能禁之，禁之则逆其志，顺之则加其病，便之奈何？治之何先？**

这段是说：胃热想吃寒凉的饮食，肠寒却想吃热的饮食，寒热两者性质忤逆，怎样治疗此证呢？特别是王公大人和一向喜欢肉食的君主，他们都骄恣纵欲，看不起任何人，就无法使他们禁食一些食物，让他们忌口就会拂逆其意愿，顺从他们的欲望则加重其病情，这可怎么办呢？治疗应该先治哪一方面呢？

看来古今并没有太大差异，现代社会喜欢冷饮、烤串的孩子也是这样，骄恣纵欲，不听人劝，家长说也不是，不说，更担心他们的身体。

岐伯曰：人之情，莫不恶死而乐生，告之以其败，语之以其善，导之以其所便，开之以其所苦，虽有无道之人，恶有不听者乎？

岐伯回答说：人之常情，没有不怕死、不乐生的。必须告诉他们哪些是对身体有害的，哪些是对他们有利的，引导他们做适宜的事情，并且用得病者的痛苦来劝诫他们，即使有不通情理的人，也会听从劝告的。

岐伯是真不了解现代人啊，这些要告诉孩子，也得从小教育，部分年轻人不听劝的，冷饮照喝、奶茶照饮、烤串照吃，最后卵巢囊肿、睾丸湿肿、停经、痛经、前列腺毛病一大堆。

黄帝曰：这些人怎么治呢？

岐伯曰：食饮衣服，亦欲适寒温，寒无凄怆，暑无出汗。食饮者，热无灼灼，寒无沧沧。寒温中适，故气将持，乃不致邪僻也。

就是先得建立良好的生活习惯：冬天天冷了穿秋裤，夏天也别出大汗（**寒无凄怆，暑无出汗**）。热食不要太烫，冷食不要太冰，现代人再加上别熬夜，如此就不得大病。可越简单的，人越做不到啊！光熬夜、吃冷饮这两项，就会

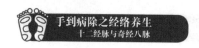

危害很多年轻人的健康。

幸好，现在有些"90后"也参加到学习中医的队伍里了，他们越早地关注这些，他们的孩子就越能受益。日常良好习惯的建立，必须从小做起。比如现在在海外学习的很多孩子，非常用功，经常熬夜，父母瞎唠叨没有用，不如轻描淡写地说一句：经常熬夜伤精子哦！这话真能让熬夜的孩子有点收敛。其实呢，熬夜更伤女子之卵巢，有些女子就会出现落发严重，甚至经期不准或停经。西医说松果体分泌的褪黑素主要分布于松果腺、皮肤、心脏和生殖腺，所以一个好的睡眠至少会养脑、养皮肤、养心脏和养生殖腺。

●肺者，相傅之官，治节出焉

这句出于《素问·灵兰秘典论》，《素问·灵兰秘典论》是《黄帝内经》当中非常短的一篇，虽短内涵却很丰富。

"治节出焉。"什么叫"治"，治就是正常，不是治疗。什么叫正常？有一句名言"天下大乱，方能天下大治"，所以，乱与"治"相对。"治"就是正常，正常的"节"到底是什么？《灵枢·九针十二原》说："**所言节者，神气之所游行出入也，非皮肉筋骨也。**"也就是说，"节"是神与气游行出入的地方，不是指皮肉和筋骨。所以，"节"不是指关节，那么，哪里是神与气游行出入的地方呢？

中国古代丹道有"修真图"，非常有意思，它把人体脊柱从尾闾开始标注为冬至，然后小寒、大寒一节节上去，一直到颈椎大雪节气终止，所以说，神气游行出入的地方指督脉，也指椎间隙，"节"指二十四节气。而椎间盘，由骨胶原组成的软骨组织，不是通过血管来吸取能量，而是像海绵那样吸收气血。即没有管道也能吸收气血！就好比凡人还通过吃饭吸取气血，可有种神人从旁边一过，就把粮食的精华吸走啦。讲到今天，我们又明白了一点，即椎间盘吸走的不是一般的气血，而是"神气"，这个神气就是二十四节气，是天地自然中最神奇的力量！督脉之所以叫"奇经"，就在于督脉是人之精气神的总源头，而真正的精气神，不是人体里生出的，而是天地自然给的！人老了，吸取天地自然神气的能力弱了，脊柱就佝偻了，人脑骨髓也不足了，就脑鸣了……修真图就是古代修炼人的秘籍，修真，就是修任督二脉之神气所游行出入，而具体的操作却要取决于肺部对呼吸的调控，这才是"肺主治节"的真正含义。

古代有肺部除五脏积聚法：正坐，两手撑地，缩身屈脊上下五次。或反拳捶脊。原先一直搞不清楚，为什么肺部的动作跟脊柱相关，讲到这一节时就懂了。

> **附：导引去五脏积聚法**
>
> 肺：正坐，两手撑地，缩身曲脊上下五次。或反拳捶脊。
>
> 心：两手相交，以脚踏手心。脚心走肾、手心走心包，脚心、手心相交，就是心肾相交。
>
> 脾：跪坐，两手着地，用力回头虎视。虎视就是睁大眼睛。跪坐，舒张脾胃，左右回头，就是运化中焦。
>
> 肝：两手抱项，左右旋转。或两手相重，按左膝，左扭身；按右膝，右扭身。锻炼肝的动作都有左右旋转，比如易筋经的"青龙探爪"，这是在梳理肝气。
>
> 肾：拳抵两肋，摆动两肩，两足前后迈步。这个动作有点像舞蹈，摆动两肩，即扭腰；两足前后迈步，动肾经。所以说，走路也动肾经，但走得太多，也耗肾精。

古人认为，宇宙大气，交节气之时，必先郁而后通。所以久病之人，交节气前三日多死。大气郁，人身亦郁。久病之人，腠理阻塞，交节气不能通过，是以死也。天是有规律的，天的规律是二十四节气，地的规律是七十二物候，人之肺气也要跟天走，否则就得病。所以古代有"陈希夷二十四节气导引养生功"，就是在节气的时节，尤其是节气当天要依据这一节气的特点修炼，以使气机顺畅通过。

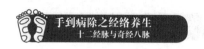
肺结节、肺结核的防治

中医认为：伤极损肺、怒极损肝、哀极损肠、惧极损胆、饱极损胃、饿极损脾、情极损肾、动极损阴、静极损阳。什么到极致都不好，都会致病。而情志的极致，则会致大病。比如极致要强的人，容易有肺部疾患。

●肺结节

每到年末体检高峰期，就有人问肺部结节（或磨玻璃结节）的问题。有人说：我一不吸烟，二不喝酒，三不下厨房，平时好像也挺愉快的，怎么会长肺部结节？所以说抽烟、喝酒并不是肺部问题的绝对因素，那问题出在哪里呢？

按中医理论讲，原因有以下几点：

（1）过分要强。过分要强的人心气高，气就容易郁在心肺，心不受邪，自然肺要担得多。得肺部疾患的以"白骨精"（白领、骨干、精英）居多。

（2）肺在志为忧，忧乃焦虑，现今几人不焦虑？现代人焦虑时也会假装高兴，暗地里却较着劲儿。

（3）曾有感冒咳嗽用了消炎药，又拖延很久，旧疾郁滞而致。

以上是3个主要原因。治疗方面，中医很有效，但要找对医生。一旦吃错药，又加上癌变恐吓，人一慌，"神明"一乱，就难治了。

●肺结核

患肺结核病的人，一定是元气虚弱或免疫力差的人。元气虚弱，不能气化津液，真阳不能输精于脾胃，脾土不能生肺金，才会导致肺阴损伤，这是导致肺结核的根本原因。正气尚足的人，是能够抵御病菌的，哪怕曾经在不知情的情况下患上了此病，也会自行痊愈。

肺结核病在古代被称为"肺痨"。

中医有五痨之说，所谓五痨，也就是五脏病变到深重时的表现：

肺痨，令人气短，面肿，不闻香臭。

肝痨，令人面目干黑，口苦，精神不守，恐惧不能独卧，目视不明。

心痨，令人忽忽喜忘，大便苦难，时或溏泄，口中生疮。

脾痨，令人舌本僵直，不能吞咽唾液。

肾痨，令人后背难以俯仰，小便黄赤，时有余沥，阴茎内痛，阴湿囊生疮，小腹满急。

此五者，痨气在五脏也。

现代《中医内科学》对肺结核的病机是这样分析的：

肺结核病由结核分枝杆菌侵入人体肺部而致。一是肺阴直接损伤，肺失清肃，故咳嗽、短气；肺络伤则咯血；瘀血或水饮阻络则胸痛；肺阴既虚，内热即起，故潮热不休；肺合皮毛，肺虚则皮毛不固；内热蒸腾，则见盗汗。肺病日久，脾肾兼受其累，脾虚则食少、消瘦；肾阴不足，则内热益盛，热愈盛，阴精愈亏，气亦随之不足，遂致全身虚弱之证。

现用《黄帝内经》之理分别解释一下肺痨患者咳嗽、盗汗、潮热、消瘦等症状。

为什么肺痨患者会咳嗽？

首先是大量的外感咳嗽因为误治而转变为内伤咳嗽，内伤咳嗽导致肺阴虚损，人体免疫力下降，从而更加容易感受外邪结核分枝杆菌的侵袭。

其次，我们生活、情感的不节制，造成了五脏皆伤。我们的五脏六腑是怎样被邪气伤害的呢？《灵枢·邪气脏腑病形》有一段写得特别好，咱们看一下。

黄帝曰：邪之中人藏奈何？

岐伯曰：愁忧恐惧则伤心。形寒寒饮则伤肺，以其两寒相感，中外皆伤，故气逆而上行。有所堕坠，恶血留内，若有所大怒，气上而不下，积于胁下，则伤肝。有所击仆，若醉入房，汗出当风，则伤脾。有所用力举重，若入房过度，汗出浴水，则伤肾。

这段话的意思是：愁忧恐惧，就会伤心。形寒，指身体不注意保暖；寒饮，指总吃冷饮，就会伤肺。因为形寒、寒饮，两寒相感，内外皆伤，因此气逆而上行，就会引起咳嗽气喘。如果有摔伤，恶血留在体内，或者再有大怒，气上而不下，瘀血积于两胁下，则伤肝。如果有人体冲突，或者再大醉入房，汗出当风，就会伤脾。如果用力举重物，或入房过度，大汗后马上洗澡，则伤肾。

其中"形寒寒饮则伤肺"，这句说明了肺病的根基。现代人年轻时不注意保暖，又大喝冰茶冷饮，不仅患过敏症的概率会增加，而且易患内伤咳嗽。其中，慢性支气管炎和咽炎往往又是由长期误服清热化痰以及消炎退热的药物所导致的。所以，治疗现代人的咳嗽，只好用四逆汤、白通汤等。若想快速止咳，也可先灸肺俞各 5 ～ 10 壮，不可过多，否则热甚伤肺。也可以重灸关元穴或中脘穴。

为什么肺痨患者会盗汗、潮热？

首先，盗汗实际都属于阳虚证，真阳一衰，阴邪蜂起，阴邪盛，逼阳气浮越于外，因此汗出不止。子午二时，乃阴阳相交之时，阳不得下交于阴，则阳气浮而不藏，所以，发生盗汗；阴不得上交于阳，则虚热发越，真阳虚则无以镇纳，就会发生潮热。若医生不明其中之理，一见潮热就说是阴虚，便用滋阴养阴的药物，往往会酿成"阴盛格阳"的危候。

为什么肺痨患者会消瘦、全身虚弱？

这是因为阴邪闭塞，阳气微弱，不能运化，所以腹满不实；真火衰微，则脾土无生机，土气发泄外亡，所以面黄；脾主肌肉，土衰，则肌肉消，所以消瘦。阳衰则寒，寒湿内部阻隔，气机运行不畅，邪正相拒，所以腹中时痛时止。胃阳不足，脾湿太甚，所以大便溏泄。真元衰弱，所以困倦嗜卧，少气懒言。真元衰弱，导致肺气不足，肺气虚弱，患者就会周身虚弱无力。

治疗，可以重灸关元穴，或重灸膏肓穴，并辅以**四逆汤、理中汤、炙甘草汤**巩固疗效，是可以治愈的。在每年秋天肺结核将要复发时，可以灸**厥阴俞**各 5 壮，以生发阳气，也可以遏制肺病复发，若能再辅以数剂**四逆**

汤、参附汤巩固疗效，可保无忧。其中，脉沉弦用四逆汤，脉微细用参附汤。

因为肺经是十二经脉最初始的一条经脉，所以讲得全面些，肺经经脉就告一段落。

小拓展

保护肺部的最佳方法：①因其为"娇脏"，所以先要爱护；它怕形寒，所以要保暖；它怕冷饮，所以要少吃冷饮。②肺金生肾水，肺和肾相关，所以要少色情、少淫欲，养肾即是养肺。③锻炼肺部的最佳方法是游泳、推肺经经脉。八段锦的"双手托天理三焦""左右开弓似射雕"、易筋经的"出爪亮翅"等都是锻炼肺部的好方法，此外还有静坐深呼吸法、反拳捶脊法等。④慎服各类药物。

如何练深呼吸呢？吸气时，腹部要鼓起来，呼气时，腹部要瘪下去，同时吸气呼气要缓慢、深长、匀速。练习的时候千万别着急。每次锻炼 5 ~ 10 分钟，不仅对上火症状有好处，当躁郁症出现胸闷气短、有濒死恐惧时，也大有好处。同时，可以使注意力集中，强肺、健脾、宁心。

第三章
大肠经经脉循行及病证

大肠手阳明之脉

肺经终止于"大指之端"，其支者，从腕后直出次指内廉，出其端，到达食指，由此连缀着大肠经，这一章我们就讲大肠经。

先说其经脉循行。

大肠手阳明之脉，起于大指次指之端，循指上廉，出合谷两骨之间，上入两筋之中，循臂上廉，入肘外廉，上臑外前廉，上肩，出髃骨之前廉，上出于柱骨之会上，下入缺盆，络肺，下膈属大肠；其支者，从缺盆上颈贯颊，入下齿中，还出挟口，交人中，左之右，右之左，上挟鼻孔（见图2大肠经经脉图）。

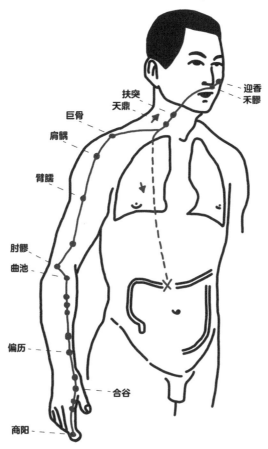

图2 大肠经经脉图

大肠手阳明之脉　定位于手，从手沿手臂上行，然后到脸部迎香穴。定性于阳明，两阳合明谓之阳明，因此大肠经也是阳气非常足的一条经脉，阳明燥火盛，则便秘。而腹泻，就是阳明燥火衰，所以腹泻比便秘更伤身体。

起于大指次指之端　就是食指，肺经"**出大指之端；其支者，从腕后直出次指内廉，出其端**"。也就是说，肺经与大肠经都走食指商阳穴，二者在此处相连。大肠经首穴是商阳，末穴是迎香，与胃经相连，本经一侧 20 穴，14穴分布于手部背面桡侧，6 穴在肩、颈和面部。

商阳穴是手阳明大肠经的井穴，主要治疗耳聋、齿痛、咽喉肿痛、颌肿、青盲、手指麻木、热病、昏迷等病证，尤其小儿扁桃体发炎或发热时，可少商穴、商阳穴同时点刺出血。如果便秘，可以用砭石分别刮拭食指、小指，从指根部刮至指尖，重点刮拭商阳穴，可以促进肠道蠕动。商阳穴还是男性性功能保健的重要穴位，**常用拇指指腹按摩该穴具有明显的强精壮阳之效，可延缓性衰老**。

循指上廉，出合谷两骨之间，上入两筋之中　此处有两个穴位，一是合谷穴，二是阳溪穴（在手腕上缘，据说按压阳溪穴 3 分钟，可以减少吸烟的欲望）。

这里主要说一下合谷穴。**合谷穴**又名虎口，是手阳明大肠经的原穴。关于原穴，有两点大家要记住：

（1）原，指来源于脐下肾间，原气通过三焦输布于全身脏腑、十二经脉，其在四肢部驻留的部位就是原穴。

（2）十二经脉在腕、踝关节附近各有一个原穴，合为十二原穴。阴经的原穴即本经五输穴的输穴，比如太渊是肺经的输穴，也是肺经的原穴。而阳经则于输穴之外另有原穴。比如大肠经的输穴是三间，而原穴是合谷。

《黄帝内经》说"**五藏有疾，当取之十二原……五藏有疾，应出十二原**"。因此通过原穴的各种异常变化，又可反推知脏腑的盛衰。这就是原穴的重要性，所以大家要经常观察十二原穴。比如肺经的太渊、大肠经的合谷、脾经的太白、肝经的太冲等，没事常按揉，每次 3 分钟。

古代有《四总穴歌》，曰："**肚腹三里留，腰背委中求，头项寻列缺，面口合谷收**。"意思是：胃肠不好，可按摩足三里穴；腰酸背痛，可按摩委中穴；头痛、项强可按摩列缺穴；面部、口部有病，可按摩合谷穴。现代还有一个口诀：**心胸取内关，小腹三阴谋，酸痛阿是穴，急救刺水沟。**意思是胸闷气短可以按揉内关穴，小腹疼痛按揉三阴交，身体酸痛找阿是穴，急救用人中穴。口诀的特点是好记，大家可以一下子记住八个穴位。

咱们说一下**"面口合谷收"**，合谷总治头、面各症，用之得法，针到病除，是齿、眼、喉咙（咽喉）等症的特效穴。此穴为大关，通经活络、舒筋利节之力甚强，可治疗大肠经循经部位的疼痛、麻木、冰冷、发热、瘫痪等。但有人说，牙痛、面肌痉挛等针刺合谷穴也没有大用，为什么呢？《灵枢·经脉》的一句名言就是"不盛不虚，以经取之"，如果人体久虚，扎针是不管用的，这时就要吃药了。

另外，湿疹初起，可以在合谷周围刮痧 5 分钟。一般痧一出，湿疹就会减轻，再连续刮 2 次，不太严重的湿疹就会基本痊愈。同时刮曲池穴出痧，可以止皮肤瘙痒。合谷穴为全身反应的最大刺激点，可以降低血压、镇静神经，常用拇指指腹垂直按压此穴，每次 1 ~ 3 分钟。强刺激合谷穴，可以治大拇指、食指不能屈伸。合谷穴还有健脾胃的作用，对头痛、耳聋、视物模糊、失眠、神经衰弱等症都有很好的调理保健功能。

循臂上廉，入肘外廉　此处有**曲池穴**，在肘横纹外侧端，是手阳明大肠经之合穴，临床上主要用于配合治疗手臂痹痛、上肢不遂、热病、高血压、癫狂、腹痛、吐泻、咽喉肿痛、齿痛、目赤肿痛、瘾疹、湿疹、瘰疬等病证。发热感冒及咳嗽、哮喘时，可用砭石板刮拭，如有痧排出，可以迅速解表、退热。可艾灸 10 分钟。

上臑外前廉，上肩，出髃骨之前廉　臑（nào），指手臂上部外侧，手臂外侧，有**臂臑穴**，在胳膊三角肌下端，主治肩臂疼痛、颈项强急、瘰疬及肩关节周围炎，可灸。然后上肩膀头，有**肩髃穴**，是治疗上肢痛、麻、凉、瘫等的要穴。还可以治疗头不可回顾、肩臂疼痛、臂无力、手不能向头、手挛急、风热瘾疹等。

上出于柱骨之会上，下入缺盆，络肺，下膈属大肠　上出于柱骨之会上，柱骨，就是大椎，即大肠经从肩上向后与督脉在大椎穴处相会，然后向前进入锁骨上窝（缺盆），联络肺脏，向下贯穿膈肌，入属大肠。下入缺盆络肺，这就是肺与大肠相表里。

别小瞧大肠经，这句说大肠经与督脉相交，入缺盆，下膈肌，这些都是生命的要点，所以，没事按揉大肠经，能解决很多问题。

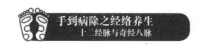

其支者，从缺盆上颈贯颊，入下齿中　它的支脉，从锁骨上窝缺盆走向颈部（颈部长东西，如甲状腺结节等，都跟大肠经有关），通过面颊，进入下齿中，所以，下牙痛是大肠经的问题，可以针刺合谷穴。

还出挟口，交人中，左之右，右之左，上挟鼻孔　回过来大肠经又挟着口唇两旁，**左之右，右之左**，之是"到……去"之意，就是大肠经在人中处左右交叉，上挟鼻孔两旁迎香穴，至此，大肠经脉气与足阳明胃经相接。

迎香穴，属于大肠经，此穴在鼻旁，因能主治"鼻鼽不利，窒洞气塞"，主鼻塞不闻香臭，故名迎香穴，是治疗各种鼻部疾患的要穴。此穴为手、足阳明经的交会穴，可通调两经经气，疏泄两经风热，故通利鼻窍、疏通面齿风邪的作用较强，是治疗各种颜面疾患的要穴。伤风引起的流鼻涕、鼻塞，或者过敏性鼻炎，按摩迎香穴至发热，能立即缓解症状。从鼻翼到下巴，此为危险三角区，禁灸。

大肠经，左右交叉于人中，但人中不是大肠经穴位，而属于督脉。中国古代看面相要看"一凸起，一凹进"，一凸起指看鼻子，一凹进指看人中。人中这个地方有很多的名称，比如"急救刺水沟"，水沟即指人中，又叫寿宫、子庭。即一个人的气血怎么样、子嗣多不多、月经好不好、男性生殖功能行不行，都可以通过人中有所反映。

人中是任脉和督脉在人脸上交汇的沟渠。由于任脉主血，督脉主气，所以人中就是气血交通的沟渠。任、督、冲三条经脉从会阴上行，然后在人中汇聚，因此人中汇聚了人体气、血、性三要素，该处越长、越宽、越深越好。长，代表气血交通的路途长。宽和深，代表气血的量大，人就寿命长、子嗣多。

该处为什么称为人中呢？若论人身之中，人之中当在脐腹间。但中医文化是以气血论人身，人中处有一个妙象，其上之耳目鼻，皆双窍，卦象上对应三根阴爻，人中以下，口及二便，皆单窍，对应卦象是三根阳爻。如此，便是阴阳和合之泰卦，阴气下降，阳气上升，人之气机由此立，任督从此交，故此处才是真人中。

针刺人中穴具有醒神开窍、调和阴阳、镇静安神、解痉通脉等功用，历来被作为急救首选之要穴，但一定要看扎针者的技能。针刺人中穴，首先是休克救急，升压作用快、复苏时间短，然后是可以治疗小儿高热所致的惊厥，最后是治疗急性腰扭痛，留针的同时，令患者活动腰部，效果明显。

大肠主津所生病

下面看大肠经的经证和里证。

●经证

是动则病，齿痛颈肿。其经证就两条：齿痛和颈肿。

齿痛，主要是下牙痛，因为大肠经入下齿中，所以下齿疼痛，会取大肠经之"合谷穴"，牙痛一般用飞经走气法：①针尖向上斜刺，强捻转使针感到头部；②提针至皮下，针尖向下斜刺，使针感到指头，如此反复3次，留针30分钟，痊愈。

颈肿，大肠经"从缺盆上颈贯颊"，所以，颈肿、脸颊肿。《灵枢·经筋》说"颈不可左右视"，均是大肠经的问题，这时用砭石刮两手臂大肠经，很有效。

其实甲状腺疾患最初发病也有颈肿的问题，一般跟以往感冒吃消炎药没能治愈有关，再加上大发汗后，导致人体正气不足，由此，在患甲状腺疾病之前，有的人常年有类似感冒的状态。由于颈部肌肉越来越紧张，就会导致甲状腺肿胀，这时，可以用砭石从下颌沿颈部一直刮到肩部，再刮到大肠经的井穴，再疼也得坚持，直到颈肿消失才好。

●里证

是主津液所生病者，目黄，口干，鼽衄，喉痹，肩前臑痛，大指次指痛不用。气有余则当脉所过者热肿，虚则寒栗不复。

先说"是主津液所生病者"。这里应该是"是主津所生病者"，而小肠是"**是主液所生病者**"，津和液是不同的概念。具体定义是：**三焦出气以温肌**

肉、充皮肤，为其津——即从三焦输出的气，可以温养肌肉，充实皮肤的，叫作"津"。津，做动词，有渗出意。**其流而不行者为液**——那些能够流动，但又不乱行的精华营养，叫作"液"。

大肠主"津"所生病。津，在这里有动词的意味。津，是渗透之意，腌咸菜时，咸菜缸外面渗出的盐，就叫"津"，即向外渗出或排出液体的意思。所以《灵枢·决气》说：**腠理发泄，汗出溱溱，是谓津**。意思是在经脉通畅的前提下，体液像汗液那样从里向外渗出的，就是"津"。

液，其实也应该是动词，即营养液是有其内在变化的，指由脾胃运化得水谷精微，但水谷精微还不是液，因为必须经过汇聚、收藏，也就是再次凝练而产生的东西。打个比方，滋补药吃进去后能直接补肾精吗？当然不能，一定要经过人体气化、收藏，才能够被人体吸收，所以关键还要看个人的气化能力。就连大补的"血液"都不能直接补益身体，都要经过自身气化，更何况滋补药了！

而"气化"的真正含义是：只有真阳充足，才能发挥封固的作用，以使津液不至于妄泄漫流，才能津液藏焉；只有真阳充足，才能发挥温煦作用，以使脏腑产生液，津的功能才能正常发挥出来。所以，治疗"津液"功能不足或过盛造成的新陈代谢过于强盛而出现燥热的症状，必须使用"祛寒邪、温真阳"的方法，而不能单纯使用滋阴清热的方法。

关于中医里的基本概念，最好还是看《黄帝内经》里的解释。比如《灵枢·决气》第三十篇，就对很多基本概念有精到的定义。比如什么叫精、气、津、液、血、脉，这些中医里经常用到的概念，我们必须有所了解。

黄帝曰：余闻人有精、气、津、液、血、脉，余意以为一气耳，今乃辨为六名，余不知其所以然。

黄帝问：我听说人有精、气、津、液、血、脉，我认为只是一气罢了，如果一定要分辨成六个名称，我不知道它们为什么要如此命名。

岐伯曰：两神相搏，合而成形，常先身生，是谓精。

岐伯的回答是：精，是两神相搏，所谓两神，指阴阳两种相互运动与纠缠，并由此而成身形。即阴阳相互运动在前，身体形成在后，先于脏腑组织而生的，叫作"精"。

什么是精呢？打比方来说，精就像"钱"，什么都可以买，什么都可以变现。人体细胞组织哪里出问题了，"精"就会马上过去变成它或帮助它；人体哪种细胞出问题了，精就能够把自己转化成这种细胞。所以，精是我们人体当中最具有创造力的一个原始能量。

何谓气？岐伯曰：上焦开发，宣五谷味，熏肤，充身，泽毛，若雾露之溉，是谓气。

什么是"气"呢？岐伯回答：阳气（肺气）从上焦开发，能宣散五谷之精微，并且能熏蒸皮肤，充盈身体，润泽毛孔，就像雾露一样浇灌身体的事物，叫作"气"。

也就是说，只有先天肾气，没有呼吸之气、水谷之气，是不行的，只有三者的共同气化，才有生命之气。其中，天气为呼吸之气，地气为水谷之气，人气为元气肾气，天地人三气和合，才叫阴阳之气。

何谓津？岐伯曰：腠理发泄，汗出溱溱，是谓津。

什么是"津"呢？岐伯回答：能够从腠理发泄，可以像"汗"那样渗出的功能，而不能返回的东西，叫作"津"。比如汗水、眼泪等。

何谓液？岐伯曰：谷入气满，淖泽注于骨，骨属屈伸，泄泽补益脑髓，皮肤润泽，是谓液。

什么是"液"呢？岐伯回答：五谷入于胃，产生的精气充满全身，有余之精气汇聚渗灌流注于骨中，也就是入肾中储存，肾主藏，气化五谷精微为种子，叫作"屈"；再输布这些种子滋润全身，叫作"伸"。输泄、恩泽的这些精华，可以补益脑髓，使皮肤润泽，这就叫作"液"。

何谓血？岐伯曰：中焦受气，取汁变化而赤，是谓血。

什么是"血"呢？岐伯回答：中焦（泛指肝、脾、胃、大肠、小肠等）接受真阳元气，取五谷精微汁液，上有上焦雾露之灌溉，下有下焦元气之熏蒸，腐熟水谷并将其变为精微物质，即取汁，奉心神变化而赤，以宣发输布供养全身，叫作"血"。

我们都知道人体有血，但血从何而来，我们却知之甚少。上面这段，就告诉我们，血是从中焦五谷精微变化而来的。一般来说，岁数大的人"厥阴证"多，属于阴阳俱虚，自己生血的力量已然不足，所以会先直接用当归等补血。而年轻人和中年人，少阴证、太阴证多。"太阴证"多用理中汤，"少阴证"多用通脉汤，主要是靠疏通经脉、恢复中焦的力量来使自己有生气、生血的能力，如此，生命才能长久，而不能靠一味进补。即自强比任何外在输入都重要！求人不如求己。

总之，理中汤、通脉汤等是自强法；而当归四逆汤等，是输入法。即便这样，当归四逆汤里还是有温经通脉的药物，也就是说"哪怕我帮你，你也要自己努努力，不能总指望别人帮忙！"这就是高明的医生要用气机治病，要以通经脉为主。经脉一通，身体就能自己调节气血、生气生血了。

例如，高脂血症，西医认为是胆固醇、三酰甘油高，即血黏度高、血流缓慢。从中医的角度看，当然是气不足，精也不精粹了。正常的精一定是活泼的、自由的、完美的、有力的。多有力呢？有个身体棒棒的小伙子去献血时，医生说：你的血液好棒，能让人死而复生！这，就是新鲜精血的力量。血脂高就是人体的精和气都被抑制了。中医解决这个问题，不在于消脂，而在于通经脉，让精和气重新活跃起来。

何谓脉？岐伯曰：壅遏营气，令无所避，是谓脉。

什么是"脉"呢？岐伯回答：壅遏营气。壅，有堵塞，或培助意；遏，有遏制意。用来壅遏营血卫气的，即培补卫气在脉外，遏制营血在脉内，让它们昼夜环转，无所违逆的，叫作"脉"。

因此，脉指一种约束能力。在外，它约束并鼓励阳气的卫外功能；在内，它约束并鼓励阴血的养护功能。有它在，生命就鲜活而有力，没有它，生命就混沌而涣散。

总之，这六种事物：精、气、津、液、血、脉，从某种意义上说，都是动词，而非名词。黄帝说它们"一气耳"，指它们都是让生命真实而鲜活的东西，它们只是"气"推动或完善生命的不同方式，就像六个小童子，它们鲜活，生命就鲜活；它们衰老，生命就衰老；它们死亡，生命就死亡。

其实，《黄帝内经》在任何基本概念上，都不遗余力地解释、再解释，只是我们太浮躁，气血不足，则不能完整地看一本书，于是，只好任凭别人带我们四处飞，再也落不了地。

那么，这六种能量的不足，人会患什么病呢？

黄帝曰：六气者，有余不足，气之多少，脑髓之虚实，血脉之清浊，何以知之？

黄帝问：这六气，其中的有余和不足，以及气的多少、脑髓的虚实、血脉的清与浊，我们怎样知晓呢？

岐伯曰：精脱者，耳聋。

岐伯回答说：要想辨别其有余不足等，看下面这些证候。比如精不足的，会耳聋。

此处的精，不单指肾精。记住，人体从来都不会只是一脏空虚，若不足，就是五脏六腑皆不足。

气脱者，目不明。

气外脱的，也就是虚阳外越的，会眼花不明。

五脏六腑之精气都灌注于目，眼睛的问题，是全身的问题，本来人眼睛出问题，应该是衰老的原因，可现在大家过度用眼，熬夜失眠，所以年纪轻轻，眼睛就出问题了。

津脱者，腠理开，汗大泄。

津外泄不固的，会造成腠理开泄，大汗淋漓。

这种人现在特别多，汗液，是血的变现，汗液不止，则伤心血，严重的，会发生心肌梗死。

液脱者，骨属屈伸不利，色夭，脑髓消，胫痠，耳数鸣。

液不足的，骨的生发收藏功能就不利，人就脸色难看、苍白，脑髓消，小腿酸痛，总是耳鸣。

这里的耳鸣就是脑鸣。

血脱者，色白，夭然不泽，其脉空虚。

血不足的，脸色㿠白，憔悴没有光泽，其脉空虚。

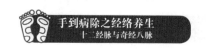
总之阳气虚弱，六气皆不足，而且基本在头面上就可以发现问题。

黄帝曰：六气者，贵贱何如？

黄帝又问：这六气当中，分贵贱吗？

岐伯曰：六气者，各有部主也。其贵贱善恶，可为常主，然五谷与胃为大海也。

岐伯回答：六气，各有其主持、主管的地方，它们不分主次、不分好坏，一切依据它们自主的那部分，来看待其功能，但五谷和胃是六气生成的大海源泉。

于是，这又回到前面所讲的中焦是生命变化的根源的问题。脾胃运化五谷，根据身体的需要，变化精微为精、气、津、液、血、脉六气。所以，人还是要好好吃饭。麦子的"麦"字，甲骨文从"来"，古人认为小麦是上天恩赐来的东西，不好好吃五谷，不仅辜负上天的恩赐，也辜负了大地的生长。

胃肠型感冒怎么治？

而"大肠主津所生病"，基本上会有两个表现，在下，津太过，是便秘；津不足，是腹泻。在上，则是"**目黄，口干，鼽衄，喉痹**"等。

先说"大便"这事，每天观察大便，是一件重要的事。孩子发热了，别只观察头部，只要孩子大便通畅，就说明内在的运化还是正常的，热就能渐渐退下。

在中医里，胃和大肠都属于阳明燥气。什么是阳明？在身体里，足阳明胃经、手阳明大肠经，都属于阳明。就如同一个腔体的两端，一端管"进"，一端管"出"，没有"进""出"，生命就停滞了。生命，仿佛就是一场腔体运动，而腔体运动的核心就是阳明。阳明的特点就是火力要够，阳明胃的火力不够，则不能腐熟食物；阳明大肠的燥火不够，则不能使大便成形。中医总把肠胃相连，绝对是有一定道理的，二者同气相求，阳明燥火盛，胃就消谷善饥，饿得快；大肠呢，就发生便秘。

永远要记住：少阴与太阳是一对表里；太阴与阳明是一对表里；厥阴和少阳是一对表里。也就是说，治疗阳明病，不能忽视太阴的问题，治疗太阴病，也不能忽视阳明，时刻把握住"阴阳"，才能看到生命的真相。

从治疗学上讲，太阴肺与阳明大肠为表里，太阴之本为湿，阳明之本为燥，燥气对治湿气，湿气对治燥气。也就是说，阳明要想安，一定要用太阴气制约，以纾解其燥、其亢，所以要用太阴之湿化对治燥气。更何况，阳明恶燥而喜湿，所以能得太阴湿气，则安。

举个例子，阳明病的一个突出特点是发热而渴、大便燥结。同时，阳明病也可见大量寒湿病证，比如胃中虚冷、水谷不别、食谷欲呕等与太阴湿化之症，这就是二者互为表里的表现。

当里气不和、升降失常，出现下利或呕吐时，会用到阳明经主方葛根汤。

太阳与阳明合病者，必自下利，葛根汤主之。

所谓"合病"，是指两经或两经以上病证同时发生。如果太阳病证偏多，可以用麻黄汤；如果阳明经邪气偏重，已经出现下利和呕吐的，就要用葛根升阳明之气，用葛根汤。

葛根，是阳明经证的一个主药。当出现阳明病下利不止时，会用到葛根汤系列。

所谓胃肠型感冒，又称"呕吐性上感"，它的发病症状主要是：胃胀、腹痛、呕吐、腹泻，一天排便多次，身体感觉乏力，严重时会导致机体脱水、体内电解质紊乱、免疫系统遭到破坏。这时如果以止泻药物进行治疗，不但不会缓解病情，还会延误病情。

胃肠型感冒，西医认为是病毒的感染及饮食的过敏反应。病毒在喉部侵入发炎后，顺着唾液被吞入胃肠中引起胃肠的不适。其表现症状如下：

●呕吐

西医认为，这是胃部因感冒病毒或其他毒性物质进入，导致胃体肌肉受刺激而收缩，将胃内容物排出体外。

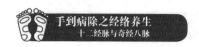
在中医看来，呕吐属于胃的自保反应，或胃气上逆所致。

●腹泻

西医认为，这是胃肠受到刺激而分泌物大量增加，影响吸收功能，造成肠腔内的水分过多，外加肠蠕动也增加，所以排出的大便都是稀便。

中医认为，下利通常是三阴经证的表现，主方是通脉汤、真武汤或白通汤。比如"自下利者，此为有水气。其人或咳，或小便利，或下利，或呕者，真武汤主之。""少阴病，下利，脉微者，与白通汤。利不止，厥逆无脉，干呕烦者，白通加猪胆汁汤主之。"

●腹痛

西医认为，这是因肠蠕动较正常时加倍增快而感觉到疼痛，或是肠壁上的黏膜因发炎而红、肿、痛。

中医认为，太阴指脾，脾主腹，脾阳不运化，就腹部胀满，湿寒凝于中焦，就会有腹痛。脾阳不升、胃气呆滞，就食不下；水谷不化，就会下利腹泻，胃气上逆，则呕吐。这时，要根据阳气虚衰、阴寒内盛的程度不同，选用不同温阳力量的方子，如理中汤、四逆汤、通脉四逆汤、茯苓四逆汤等。

而对付三阳经的胃肠型感冒，中医一般会用下列方子。

附：**伤寒名方——葛根加半夏汤**

太阳与阳明合病，不下利，但呕者，葛根加半夏汤主之。

葛根四两　麻黄三两（去节）　甘草二两（炙）　芍药二两
桂枝二两（去皮）　生姜二两（切）　半夏半升（洗）　大枣十二
枚（擘）。

上八味，以水一斗，先煮葛根、麻黄，减二升，去白沫，内诸药，煮取三升，去滓。温服一升，复取微似汗。

这是胃肠型感冒经常用到的一个方子，一旦外邪得解，里气自和，其中，

半夏可以降逆止呕、和胃。

此外，还有医生错用了泻下法导致的腹泻不止，要用葛根黄芩黄连汤。

> **附：伤寒名方——葛根黄芩黄连汤**
>
> 太阳病，桂枝证，医反下之，利遂不止，脉促者，表未解也，喘而汗出者，葛根黄芩黄连汤主之。
>
> 葛根半斤　甘草二两（炙）　黄芩三两　黄连三两
>
> 上四味，以水八升，先煮葛根减二升，纳诸药，煮取二升，去滓，分温再服。

这是由于医生误用了泻下法导致"**利遂不止**"，脉促，表示有里热，就要用黄芩、黄连清里热，葛根解表，升肠胃津气，但还是要用炙甘草扶中护正。

再说下大肠经其他里证。

"**目黄，口干，鼽衄，喉痹。**"大肠为阳明，火邪盛，则津出太过，就会出现目黄、口干、流鼻血、喉痹诸症。因为"津"的一个特点叫作"只出不入"，所以不仅会造成口干，也会造成便秘。小肠的功能就是分清泌浊，一方面收"天下"之营养，就是分清，要把好东西留住给"上面"，首先要把营养给心脏；另一方面要把浊的东西下输给大肠。但这种"给"不能只给"干货"，而是"连汤带水"地给大肠，大肠是个"憨厚的家伙"，要把小肠之"津"返还给小肠，若阳明燥火太盛，"津"的力量过猛，就会便秘，越便秘，大肠就越处在一个反复"津"的状态。如此一来，就把所谓的毒素反复运化，人就会得大病。而"津"的力量不强，就是腹泻，营养液也随之流失，人就虚弱。这就是便秘和腹泻带给人的后果。

所以，保持大肠"津"的功能正常，人的生命就在正轨上，再者，大肠、小肠在人体中占的面积极大，它们运行正常，人体就能吸收好东西，也能排出坏东西，如此，生命就有"得道"的快乐。

所以治便秘和腹泻，都是在治大肠"津"的功能，治阳明燥火的力度。人体的这个力度把握好了，人就快乐。有趣的是，《伤寒论》在阳明篇和少阴篇里多次谈到这个问题，便秘多在阳明篇，此时主方是大、小承气汤。下利多在少阴篇，主方是通脉汤或白通汤。可见：①便秘与下利是看人体病态的一个要点。②下利比便秘更严重些。

大家千万不要小瞧，身体里面的垃圾能成为粪便，并以黄软条状痛快地排泄出来不是一件简单的事情。这是我们生命里最精细的一份工作，如果粪便毛细，属于心肺虚；如果夹杂食物，是脾虚；如果便秘，是大肠燥气过重，或中焦气滞；如果不成形，是大肠火不足；如果有排不尽的感觉，是肺气虚……但你到医院检查，是检查不出什么"虚"的。

虚，一定先在"无形"上虚，让人看不见，然后慢慢才进入"有形"。就好比在生活中，有人总在无形中伤害你，无形的东西积累多了，就成了有形，总有一天，你的生活就面目全非了。

干燥症的病因及治法

在大肠经经脉里证里，有口干燥症状。口干燥和口渴不同，口渴是想喝水，口干燥，不意味着"渴"，但嘴巴干，此时喝水只是想润润口舌，并不是因为"渴"。这种嘴中无唾液的毛病，现在叫作"干燥症"，发展严重时，会眼干燥、鼻干燥、阴部干燥。但因为人们很少能认识到口干燥、眼干燥也是一种病，所以刚开始时经常被忽视。

西医认为，干燥症是一种自身免疫性疾病，可发生在各个年龄层，好发于40～50岁的女性，致病机制至今尚未完全了解。临床表现早期以干眼症、干口症、外分泌腺肿、疖腮、关节炎等为主，晚期则可能侵犯内脏器官，包括肺、肾、肝等，表现有肌肉无力、全身酸痛、干咳、胸闷、癫痫、软瘫、原因不明的肝炎、肝硬化、慢性腹泻等。亦有少数患者可能罹患恶性肿瘤，尤其是淋巴瘤。西医因为不知此病该如何下手，所以也叫作"不治的癌症"。

中医是怎么看待该病的呢？首先，肾液为唾。嘴里有没有唾液、湿润不湿润，肯定跟肾有关。那么，是跟肾阴有关，还是跟肾阳有关呢？有人说，肯定跟肾阴有关，因为唾液就是肾阴的表现。所以大多数医生采取的都是滋阴法，甚至有些医生也有这种病，自己也是用滋阴清热法，有没有效果呢？不仅没有，反而更干燥了。问题出在哪里呢？我再问你，肾液为唾，要在人体口中产生唾液，唾液要怎么从肾升上来呢？

肾在五脏之最下，其五行为水，水往低处流，这是水的本性，但生命就是奇妙，肾水恰恰可以逆向而行，气化后的肾水就是唾液。如果肾水按其本性下行，就是腿肿、脚肿，就是病。到底是什么力量让肾水上行的呢？打个比方，如果有一盆水，我们用什么办法让水汽蒸腾呢？大家都知道，需要加热或蒸发，而且升上去的不是水，而是水汽。所以，让肾水上行的根本在于阳气，阳气足，则云雾精，上应白露则下。所以，要想治愈干燥症，就要解决两个问题：一是加强上下交通的能力，也就是心肾相交的能力，加强心火对肾水的照射和温熏，这就像蒸发；二是加强人体阳气，肾阳足，肾水方可蒸腾、上行，而不是滋阴。有的医生之所以治不好干燥症，是其认为没有唾液是肾水不足，用了大量的滋阴清热药物，而不明肾水上行的动力在哪里。所谓滋阴，就好比一味地往盆里加水，本来阳气就不足，越加水，就越耗散阳气的气化能力，就越难蒸腾向上，嘴巴就越干。肾水要动起来，靠的是肾阳，即坎卦里的真阳。归根到底，真阳足，心肾交通好，则嘴里有唾液如甘露。所以，用药当以四逆辈为主。

《黄帝内经》关于口干燥有三处说法：

（1）大肠经里证有"**口干，喉痹**"。因为大肠主津所生病，津的力量不足，五脏精华不能上输于口，则口干燥，喉部堵塞。

（2）肾经里证有"**口热舌干，咽肿**"。心肾不交，则心火上炎，则口热、咽肿；肾水下行，不能生成唾液，则舌干。

（3）《灵枢·热病》说："**肤胀、口干、寒汗出，索脉于心，不得，索之水，水者，肾也。**"此句就是在谈口干燥的治法，是说口干燥之症，要从心肾相交治，而不能从水治，不是肾水足不足的问题，而是心肾不相交的问题。最起码你现在要明白治疗此症不应该补肾水，而是应该补肾阳，即应该用附子，而不是用地黄。因为附子专门调动坎卦里的真阳。

具体治疗方法和用药方法，一定要因人而异。总有人求医时只报病名，但其实人体是一个整体，或有人只说一个症状，比如心脏干疼紧抽怎么办？总得讲有没有汗出、有没有腹泻吧，所以要详细地填一下问诊单。

干燥症的症状表现有：

（1）口鼻干燥，吞咽馒头之类的食物困难，舌面干燥、溃疡或光滑如镜面，无苔。溃疡，则说明已经阴阳俱虚，而舌面光滑如镜面，无苔，一般认为是肝肾真阴亏损，津液耗伤所致。但要小心的是，大凡阳虚之人，阴气自然必盛，阴气盛必上腾，即表现出牙疼、龈肿、口疮、舌烂、齿血、喉痛、大小便不利之病，所以不可妄以滋阴降火之法施治。辨证一定要先分阴阳，如果用三阳之方治三阳病，出现误治，不会太离谱；但要是用三阳之方治疗三阴病，就会出很大的问题！

（2）眼干泪少，眼中有异物感，眼睑反复化脓性感染，甚至视力下降。

（3）有多个不易控制的龋齿，牙齿变黑、小片脱落。

（4）腮腺、颌下腺反复肿大、疼痛。此证要看少阳。

（5）全身乏力、低热、肌肉关节痛、肌无力。这已经全然是三阴病了。

（6）阴道、皮肤干燥和瘙痒，紫癜样皮疹，结节性红斑。

一定要记住中医看病的两个原则：

第一，中医没有广谱药，所谓广谱药，就是像西医那样，不管是哪里疼痛，都用镇痛药，不是治病，而是在抑制患者对疼痛的感觉。大多数百姓不明此理，认为中医应该像西医那样，只要报上病名，中医就应该有现成的方子。

第二，中医有"异病同治"和"同病异治"，"异病同治"是指不同的病，因为在一个证里，所以可能开相同的方子；而"同病异治"可以这样理解，比如有两个发热患者，一个是太阳发热，可能开桂枝汤或麻黄汤的方子，另一个若是少阴发热，就可能开麻黄附子细辛汤的方子。貌似相同的病证，可能开不同的方子。这就是中医的奇妙，也是它人性化的表现。同样是干燥症，可能用不同的方子，但大方向，是治阳虚。

在生活当中，要想加强心肾相交，让唾液多起来的方法还是有的。比如，卷舌功，老师或销售人员都属于"开口神气散"，所以歇着的时候，自己要卷着舌头待着，而且嘴里的唾液要细细地体会，唾液分上、中、下三等，最上等的一定是甘味的，叫甘露，甘和甜可不太一样，过甜也是病。

手指功

咱们接着讲大肠经经脉里证。

肩前臑痛，大指次指痛不用。臑，指胳膊三角肌区域。**肩前臑痛**，指从食指画条线上至胳膊三角肌的位置，经脉堵塞的话，会出现疼痛。**大指次指痛不用**，大指次指就是食指，大肠经"起于大指次指之端"，即食指的商阳穴，经脉不通的话，食指会僵硬或麻木不仁。

说一下练习手指和手腕的好处吧。

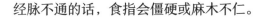

首先，五指与五脏的相互关系是：大指属于手太阴肺经，食指属于手阳明大肠经，中指属于手厥阴心包经，环指（即无名指）属于手少阳三焦经，小指属于手少阴心经和小肠经。手指虽然是末梢，但内连脏腑，所以说活动手指，可以养脏腑。

其次，从手指到手腕，在五输穴理论中，有井穴、荥穴和输穴，也就是原穴。井主心下满，荥主身热，输主体重节痛，所以练习手指和手腕，至少可以作用于此三穴。

大拇指手太阴肺经的井穴是少商，荥穴是鱼际，输穴是太渊。按理说，没事时摇动大指，就可以作用到此三穴。按摩当然就更好了，具体做法是：**捋少商，搓鱼际，按太渊。**

食指手阳明大肠经的井穴是商阳，主治咽喉肿痛、牙痛、热病昏迷、食指端麻木、耳聋。荥穴是二间，主治牙痛、咽喉肿痛、目赤痛、食指关节肿痛。输穴是三间，主治目痛、齿痛、咽喉肿痛、身热、手背及手指红肿疼痛。

中指手厥阴心包经的井穴是中冲，主治中风昏迷、中暑、小儿惊风、热病。荥穴是劳宫，主治口疮、口臭、鼻衄、癫痫狂、中风昏迷、中暑。凡手指的开合，都在疏通劳宫穴，比如易筋经里的"虎爪""龙爪"以及"鹰爪"，都是对劳宫的妙用。输穴是大陵，主治心痛、心悸、癫狂、疮疡、胃痛、呕吐、手腕麻痛、胸胁胀痛。

无名指手少阳三焦经的井穴是关冲，荥穴是液门，输穴是中渚，而原穴是阳池。其中，中渚穴主治头痛、耳鸣、耳聋、目赤、咽喉肿痛、手指屈伸不利、肘臂肩背疼痛，是个常用穴。

小指手少阴心经的井穴是少冲，荥穴是少府，输穴是神门。少冲可以治疗心悸、心痛、癫狂。少府穴治小便不利、遗尿、阴痒痛、小指挛痛、掌中热等。

小指手太阳小肠经的井穴是少泽，荥穴是前谷，输穴是后溪。少泽穴治头痛、目翳、咽喉肿痛、耳聋、耳鸣、乳痈、乳汁少。前谷穴治头痛、目痛、耳鸣、咽喉肿痛和乳少。

中医理论认为"五藏有疾,当取之十二原",手腕绕环的练习,可以有效刺激位于手腕部的"原穴",而原穴在临床上,可以推测脏腑功能的盛衰,也治疗各自所属脏、腑的病变。

比如内腕腕横纹处有三个原穴:按压手太阴肺经的太渊穴,可以通达十二经络,可以为肺部源源不断地输送元气,也可以保证对心脏的能量和元气供应。按压手厥阴心包经的大陵穴,可以解心痛、心悸、心烦、胸中热、胃痛、呕吐、手指麻木等,同时也是健脾的要穴,针刺大陵穴,还可以治疗踝关节扭伤、跟骨刺、足跟痛、趾骨痛。按压手少阴心经的神门穴,可以治疗心痛、心烦、惊悸、怔忡、健忘、失眠、痴呆、癫狂、晕车等心与神志病证,对高血压、胸胁痛也有帮助。可掐、揉、刺激神门穴,以有轻微酸胀感为宜,此手法最适合在晚间睡前操作。

手腕外侧也有两个原穴,手少阳三焦经的阳池穴等,可以生发阳气,沟通表里。《针灸甲乙经》说:**"肩痛不能自举,汗不出,颈痛,阳池主之。"**现代常用于治疗糖尿病、前臂疼痛麻木、腕关节炎等。小指手太阳小肠经的原穴后溪穴,为八脉交会穴之一,通督脉,强化督脉阳气。主治头项强痛、腰背痛、手指及肘臂挛痛等痛症及耳聋、目赤、癫狂,尤其对眼睛有好处。而手阳明大肠经的原穴不在腕上,而是在合谷。

最后,可从手上看健康。

(1)颜色是否红润。

(2)是否温暖。手脚暖和,是身体健康的一个重要指标。

(3)手指指腹是否饱满、有弹性。手指皱、无弹性,就是脾虚。

(4)感受指尖脉动是否活跃,这是看心主血脉的功能强不强。

具体手指功怎么练呢?

(1)先两臂平伸,掌心向上,做握固法:先收大指,指尖在无名指指根处,然后依次收食指、中指、无名指和小指,紧紧握拳。

(2)旋转拳头向下,从小指依次打开。

(3)重复动作(1),再握固握拳。

(4)转手腕,向前八次,向后八次,如此,做3遍。

其实,易筋经除了我们现在常练的内功外,还有秘而不传的外功法,这个功法把重点放在了手和拳头上。《易筋经外经图说》指出:**"凡行外壮功夫,**

须于静处面向东立，**静虑凝神**，通身不必用力，只须使其气贯两手，若一用力则不能贯两手矣。"

比如其第 1 势：两脚分开，距离同肩宽；两眼向前看，两肘稍曲，掌心向下；每默数一字，手指向上一翘，手掌向下一按；一翘一按为 1 次，共默数 49 次。其第 2 势：两手放在大腿前面，握拳，拇指伸直，两拇指指端相对；每默数一字，拇指向上一翘，四指一紧，一翘一紧，共默数49 次。

因为易筋经外功主要是运动指掌及上肢，可普遍地适用于各年龄层的健康人及慢性病患者，通过上肢运动而运气壮力、活血舒筋，影响全身。如久练之，据说可以"**从骨中生出神力，久久加功，其臂、腕、指、掌，迥异寻常，以意努之，硬如铁石，并其指可贯牛腹，侧其掌可断牛头。**"

大肠经里证最后一句是：**气有余，则当脉所过者热肿，虚则寒栗不复。**这句话的意思是大肠经气盛有余的，在经脉所过处，会出现发热而肿；本经气虚而不足的，会出现发寒战栗，燥气衰则寒，气不足则战栗。

大肠者，传道之官

《素问·灵兰秘典论》说："**大肠者，传道之官，变化出焉。**"现在关于这句话的翻译是：大肠是传导之官，它能传送食物的糟粕，使其变化为粪便排出体外。但传导和传道，似乎意境大有不同，具体要怎样理解呢？

先解释"肠"。肠，畅也。现代对肠的解释是：肠指的是从胃幽门至肛门的消化管。肠是消化管中最长的一段，也是功能最重要的一段。哺乳动物的肠，包括小肠、大肠。大量的消化作用和几乎全部消化产物的吸收都是在小肠内进行的，大肠主要浓缩食物残渣，形成粪便，再通过直肠经肛门排出。

大肠，承载、变化和运输着人体的"垃圾"，不可不畅；小肠，承载、变化和运输着人体的精华，也不可不畅。如果只把它们当作"传导"，可能真不能全面而深刻地理解它们。

首先，大肠是肺之腑，肺为一身之宰相，二者作为先天"夫妻"，肺主忧，那么大肠就应该以快乐来解其忧。当食物失控或生活出现混乱时，大肠及其连带系统会出现问题；当过度紧张和遭遇恐吓时，大、小肠及其连带系统会出更大的问题。总之，大、小肠不仅要承载、运输和变化人体的运化，还要承载我们情志的堆积。

关于情志，西方医学有一些名词：产生快感的"多巴胺"，带来激情的"去甲肾上腺素"，负责取乐和镇痛的"内啡肽"，还有协助我们战胜困难的"催产素"等。比如，你开心地玩了一天，该睡觉的时间，还意犹未尽，这种感觉就是多巴胺造成的。你忙碌了一天，很累，下班会让你感觉高兴，这样的感觉就是内啡肽造成的。西医认为，内啡肽可以对抗疼痛、振奋精神、缓解抑郁；还能让我们抵抗哀伤，发挥创造力，提高工作效率等；也能让我们充满爱心和光明感，积极向上，愿意和周围的人沟通。

这么好的能强化免疫系统的东西源于哪里呢？

西方人认为内啡肽源自大脑，释放内啡肽的方式有以下几种：

（1）运动。当运动量超过某一阶段时，体内便会分泌内啡肽。所以，每天如果能保持半小时的运动，可以增加我们的快乐。

（2）某些食物，比如辣味会在舌头上制造痛苦的感觉，为了平衡这种痛苦，人体会分泌内啡肽，消除舌上痛苦的同时，在人体内制造了类似于快乐的感觉。此外，能产生这种快感的还有黑巧克力和人参。

（3）唱嘹亮的歌曲也有助于内啡肽的产生。

（4）美好的社交活动或园艺劳动。

（5）爱与性爱等。这些都可以让人产生"快感激素"或者"年轻激素"，让人保持年轻快乐的状态。

但从藏传脉轮说及道医修炼说，我们可以发现，最深沉的情感其实是发源于人的底部而不是头脑。中医认为，下丹田是任脉、督脉、冲脉的交会处，也叫天癸，是生命根本欲望的发源地。由此，我们可以推断，内啡肽有可能源自肠啡肽，也就是上面的快乐源自下面。美味的饮食、唱歌时的娱乐、性爱等都能自下而上地激活人体的中脉，从而产生快乐的感觉。最起码，天然内啡肽存在于脑、脊髓和肠。

这大概也是《黄帝内经》所言大肠为"传道之官"的真正内涵吧！传导只

是传化物质层面，而传道则指其精神层面。小肠为"受盛之官，化物出焉"，其化物，也不单指化物为液，而是指对人精神层面的作用。也就是说，我们快乐与否，与肠啡肽密切相关，而心理障碍，比如忧虑、悲观、抑郁、人际关系紧张、睡眠障碍等都与胃肠功能紊乱等有关。

现代西方科学也才发现：肠胃堪称人的第二大脑。科学家研究表明，肠胃中不仅含有大量的神经细胞，还有大量细菌组成的微生物群。它们会对人体的神经系统产生重要影响，尤其是喜、怒、哀、乐的情绪调节，进而影响决策能力。

人类进化到今天，其消化功能与其他动物相比，萎缩十分明显，咀嚼能力的下降、吞食能力的丧失，以及胃肠道细菌构成的改变，使人类极易出现致命的代谢病、文明病等疾患。中医视脾胃为后天之本，道教则多采用金属药炼制成丹，并认为它们能够重镇安神，金粉、丹砂等的安神效应实际上源自肠黏膜的化合作用而产生类似内啡肽类的东西（我们姑且称之为肠啡肽），因此，现代科学也许能够揭开丹药之谜。

甚至在古代就有"道在屎溺"的说法，比喻道之无所不在。在最低贱的事物中都有"道"的存在。此句出于《庄子·外篇·知北游》，**东郭子问于庄子曰："所谓道，恶乎在？"庄子曰："无所不在。"东郭子曰："期而后可。"庄子曰："在蝼蚁。"曰："何其下邪？"曰："在稊稗。"曰："何其愈下邪？"曰："在瓦甓。"曰："何其愈甚邪？"曰："在屎溺。"东郭子不应。**

翻译过来就是，东郭子向庄子请教："所谓道，究竟存在于什么地方呢？"庄子说："无所不在。"东郭子说："具体在哪里呢？"庄子说："在蝼蚁之中。"东郭子说："怎么处在这样低下卑微的地方？"庄子说："在小草之中。"东郭子说："怎么越发低下了呢？"庄子说："在砖瓦之中。"东郭子说："怎么越来越低下呢？"庄子说："在大小便。"东郭子无语了。庄子以道眼观一切物，物物平等，无大小贵贱善恶之殊。肠之传道，亦有大义焉！

道之根谛，就是变化，所以"大肠者，传道之官，变化出焉"，此句是层层深入，妙不可言。把糟粕凝练，变化而出，不正是"道"的高境吗？

至此，大肠经经脉讲完了。

第四章
胃经经脉循行及病证

嗅觉味觉丧失，病根在哪里？

下面我们讲人体正面最长的经脉——胃经。

先讲关于胃的几个概念。

《素问·灵兰秘典论》中说：**脾胃者，仓廪之官，五味出焉。**仓廪就是仓库，所以胃主受纳；五味出焉，指五味从胃出，所以胃也主分类。表面的五味由舌来分辨，舌为心之苗；内在的五味由胃来分辨。故味觉丧失是心病、胃病。

五脏与五窍的关系又在哪里呢？《灵枢·脉度》说：**五藏常内阅于上七窍也**（就是五脏的问题会反映到七窍上）。**故肺气通于鼻，肺和，则鼻能知臭香矣；心气通于舌，心和，则舌能知五味矣；肝气通于目，肝和，则目能辨五色矣；脾气通于口，脾和，则口能知五谷矣；肾气通于耳，肾和，则耳能闻五音矣。五藏不和，则七窍不通；六府不和，则留为痈。**

这句的要点在一个"和"字。肺不和，鼻就不能辨别五嗅，就闻不到味道，所以嗅觉和肺相关。心不和，舌就不能辨别酸、辛、甘、苦、咸五味，因为"舌为心之苗"。其实，味觉的感受性与嗅觉有密切的联系，比如感冒的时候，在失去嗅觉的情况下，吃什么东西都没有味道，可见嗅觉与味觉是密不可分的。肝不和，目就不能辨别五色。脾不和，嘴就不能辨别五谷，所以心和脾胃出问题时，味觉就会出问题。肾不和，耳朵就不能辨别五音。

最后一句：**五藏不和，则七窍不通；六府不和，则留为痈。**此句指出了问题的严重性：人的七窍不通，通常是五脏的问题，所以这时要治疗五脏。但如果六腑不和，人就气血积滞而生痈瘤，所以病一旦深入，出现里证，问题就严重了。

此处讲一讲"舌知五味"。中医的五味是酸、辛、甘、苦、咸，而舌头上最基本的味觉有甘、酸、苦、咸四种，我们平常尝到的各种味道，都是这四种味觉混合的结果。舌面的不同部位对这四种基本味觉刺激的感受性是不同

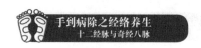
的，舌尖对甘味敏感，舌头前部对咸味敏感，舌头后部对酸味敏感，舌根对苦最敏感。

为什么我们饿的时候吃东西香，饱了以后吃什么都不觉得香呢？这是因为味觉的感受性和机体的生理状况有密切的联系。比如，饥饿时对甘和咸的感受性比较高，对酸和苦的感受性比较低；吃饱后就相反了，对酸和苦的感受性提高了，对甘和咸的感受性降低了，所以就没有吃的欲望了。

人生病时，就会有味觉异常。比如进食时，口中有异味感，或不进食时，口中也觉有异常味道。口中气味异常，首先是五脏病变，是心、脾的问题；严重时，就是六腑的问题，是胃、胆等六腑功能失常。口苦是指口中有苦味，多见于急、慢性炎症，以肝、胆炎症为主，常与胆气上逆、胆汁代谢失常有关，口苦甚至还可见于癌症。

《伤寒论》谈到少阳病时说：**少阳之为病，口苦，咽干，目眩也。**少阳指胆和三焦，少阳胆与厥阴肝互为表里，又为太阳和阳明的枢纽，其经证一般是耳聋、目赤、头角及太阳穴疼；其里证是口苦、心烦、喜呕。经证与里证，治疗上都可以用小柴胡汤。胆汁为苦，火之味为苦，其性热，且上浮，有热，则伤津而咽干，肝胆之火又有风木之象，人就会眼前发黑、眩晕。大家看少阳病很有趣，嘴巴、眼睛、咽喉都是空窍，且都有半表半里的特性。用小柴胡汤，柴胡配黄芩，柴胡是一种气分药，可解肝郁，并推陈出新，可以让邪气向外走；黄芩在内清肝胆热。少阳不如太阳、阳明力气大，所以用人参、甘草配大枣，可以补中益气、大补津液，补五脏虚，这就叫"见肝之病，知肝传脾，当先实脾"，杜绝了少阳之邪入太阴的路径。而生姜配半夏健胃止呕，可以把少阳病的胸胁胀满、胃气不和的毛病解决。所以，这方子真是有道行。

有些人自觉口中有咸的感觉，这种情况一般多见于慢性肾炎、慢性咽炎和神经症等。在中医上，口咸、畏寒，肾病较多见。同时伴有腰酸腿软、神疲乏力等症。

如果嘴里常年有异味，又不知该吃什么药时怎么办呢？可以练六字诀里的一个功法，叫作"四季常呼脾化餐"，即四季都要多发"呼"声，可以化餐食、消肚胀。脾的功能在于"升清降浊"，身体能升清，则头脑清爽；能降浊，则六腑清爽。不能升清，则口气重；不降，则腹胀。六字诀里脾声为"呼"，而《黄帝内经》说脾声为"歌"，具体说来，"歌"是脾的自救，唱歌可以宣脾，而"呼"是对脾的锻炼。具体做法是：不出声地发"呼"时，须撮口，也得收腹，如此，可以治口臭、四肢生疮、食冷饮、积食不化等。而出声发"呼"时，在《黄帝内经》里是"肝声为呼"，此时出声发"呼"音，是肝木克了脾土，肝被憋了，人体自动发"呼"以自救。比如你被领导批评了，或被妈妈训斥了，这时出声发"呼"音是救肝郁。而不出声发"呼"音，同时收腹，就是在练功，是健脾。做这个动作不分季节，尤其是年节期间，吃得多、喝得多、肚子胀的人，要多做。

有人会问：怎么补益肝气啊？不出声地发"嘘"音，同时眼睛要睁大，左右慢慢转身体和颈部，因为肝经与带脉相关，不左右旋转，动不了肝经，你如此这般做到位了，可以治胆气不清、目赤不明等病证。

总之，生活中很多下意识的动作属于自救，而有意识的练功属于对身体损伤的修复。

脾胃为何总连着？

《素问·太阴阳明论》篇中，**黄帝曰：脾与胃以膜相连耳，而能为之行其津液，何也？**

岐伯曰：足太阴者，三阴也，其脉贯胃、属脾、络嗌，故太阴为之行气于三阴。阳明者，表也，五藏六府之海也，亦为之行气于三阳。藏府各因其经而受气于阳明，故为胃行其津液。四支不得禀水谷气，日以益衰，阴道不利，筋骨肌肉无气以生，故不用焉。

岐伯的回答是：足太阴脾经，属三阴，它的经脉贯通到胃，连属于脾，环绕咽喉，故脾能把胃中水谷之精气输送到手足三阴经。足阳明胃经，为脾经之表，是供给五脏六腑营养的地方，因此，胃也能将太阴之气输送到手足三阳经。五脏六腑各通过脾经以接受胃中的精气，所以说脾能为胃运行津液，也就是营养。如果四肢得不到水谷精气的滋养，经气便日趋衰减，脉道不通，筋骨肌肉都失去营养，就会变成肌肉萎缩症。

第一点，脾胃虽然总连着，但其中，胃气是要下降的，脾气是要升的，胃属于阳明，脾属于太阴，生命讲究"反者道之动"，阳的东西本来要上行，在生命里却要下行；阴的东西本来要下行，在生命里却要上行，这就是"反者道之动"。如果胃气不降，胃中腐味上行就是口气，口气为什么不好？口气是腐味，而腐味应该是在下焦，它跑到中、上焦来了，就干预了上焦这一部分的干净清爽。上焦的一切都应该是清亮的，比如眼睛要亮亮的，嘴巴要清清爽爽的，鼻孔要通畅，耳朵要清爽……这样的身体才叫好，如果眼睛不亮了，头昏沉了，口中腐味滋黏，就是"阳"的地界全被"阴"占领了，人也就生病了。

第二点，胃者，是六腑之海，其气亦下行，阳明胃气上逆，人就睡不安稳。《黄帝内经》说：**胃不和则卧不安，此之谓也**。

第三点，气来源于水谷精气。五脏六腑皆禀气于胃。看懂这句话很重要。我们总说"气"，又把气看作空气或氧气，而这句话告诉我们，人体之气，源于胃，源于水谷精气。古文中空气的"气"人体之气的"气"写作"氣"，所以胃气不能衰败，胃气衰败，就是死脉，也就是真脏脉，关于真脏脉的解读，大家可以去看我的《黄帝内经》精讲相关内容。

第四点，血也来自胃。"中焦受气取汁，变化而赤，是谓血"。这一句是"血"的定义，血从中焦来，从胃来，气也从胃来。所以别老问，吃什么东西可以补气、补血？吃饭。所以吃饭顶顶重要。

第五点，肝木克脾土，生气的第一反应一般不是肝病，而是脾胃病。长期生闷气，就会有各种脾胃病，比如口臭、慢性胃炎、胃溃疡、胰腺炎甚至胃癌等。简单来说，胃，寒邪实时，表现为口臭；气血虚时，表现为溃疡。

人一生气，就吃不下饭，就是脾胃不运化了，滞住了。生气为什么脾胃会滞住？因为人一生气，经脉就拘挛，生气的时候浑身抖，气大，说不出话，为什么说不出话，实际上是因为咽喉处经脉也痉挛了。大家不要小瞧生气这件事，生气是最堵经脉的，凡大病，一定跟情志有关。你看，人生气时，会说：气得我胃疼，气得我肝疼，气得我心口疼，气死我了……一层比一层重，人的表达是不会错的。这就是生气对我们身体的损害，生气会把我们的经脉全堵上。而自救就是捶胸顿足，甚至嚎啕，也就是气哭了，其实是用肺的悲伤来对治愤怒。

怎么才能不生气呢？

首先，活明白，别轻易答应事儿。如果自身格局不大的话，各种隐忍只会伤害身体。比如，在中国，个别借钱给别人的人，说话会越来越没有底气，而借钱的人会认为催还钱的人不讲义气，这种本末倒置会让人不得不气滞血瘀。所以为了少生闲气，不如一开始就断了这种假慈悲。

活明白的前提，是深知人性。人性的根底是贪、嗔、痴，有人的地方就有人性，就有贪、嗔、痴，首先自己不能有贪，贪别人念你的好是贪，贪把所有事都做好也是贪，贪所有人说你好也是贪。活在世上，有人背叛你，有人充满恶意，正常；有人居心不良，正常……关键自己要在一切恶意和暴力面前有颗冷静的、透彻的心。首先，要自保，要不立于危墙之下，不是不跟恶势力斗，当你的力量与恶势力不匹配时，受伤的肯定是你，但再强的恶势力都会遇到它的对手，它自有报应。再者，就是自强，别总那么玻璃心，被人说一句就寻死觅活。其实，自保、自强都是生命的本性，只是人性贪、嗔、痴暴发后，人会迷失本性。

有人说，可以不生外人的气，可家里人的气，躲不过啊。父母儿女都是你的命，你非得跟自己的命较劲，就是没活明白。想明白时，就知道活好自己才最重要，你自己没活痛快、没活好，指望儿女能活好，就是妄想，就是贪、嗔、痴。

有人说：我不生气了，我忍了。这也不行，还是会生病。所谓容忍，"容"是一种境界，而"忍"是一种心态。现在大多数人只是向内忍，而没有向外容。"忍"要么出于畏惧，要么是奢望对方改变，但毕竟"忍"是心上的一把利刃，忍久了，人就会生病，就会生出杀气和怨气。而"容"，却抱有对人性"动静等观"的态度，好与坏都是人性。人在精、气、神不足时，判断能力也不好。只有精、气、神都足的时候，好的来，坏的去，你若有山谷般的空灵与大度，必能化万事污浊。

所以，光能"容"还不行，还得有"化"劲儿；光能"忍"也不行，还得有"蛮"劲儿。

另外，要知道"肝木克脾土"不全是坏事。我们现在之所以水土流失，原因是什么呢？光治河流，是没有用的，要想把土抓住，就应该在上游植树，只有在上游植树，树根抓住了土，下游才清澈，这也叫木克土。治病也一样，如果水土湿邪泛滥，就要先治肝木。肝木好了，才能制约水土泛滥。

第六点，"脾土克肾水"，意思是脾胃强大了，对上可以生肺金，在下可以固摄肾精，可以说是一箭双雕，这就是中医学上为什么总强调脾胃的重要性的原因。

实际上，脾胃才是肾的主人，所以说句实在话，强肾不如强脾，大家把这句话领悟了以后，就会明白中焦的意义。只要把脾胃调理好，心脏就好，肾也好。同时土生金，肺也好。

胃经经脉循行

大家先读一遍胃经经脉循行。

胃足阳明之脉，起于鼻，之交安达頞中，旁纳太阳之脉，下循鼻外，入上齿中，还出挟口环唇，下交承浆，却循颐后下廉，出大迎，循颊车，上耳前，过客主人，循发际，至额颅；其支者，从大迎前下人迎，循喉咙，入缺盆，下膈，属胃，络脾；其直者，从缺盆下乳内廉，下挟脐，入气街中；其支者，起于胃口，下循腹里，下至气街中而合，以下髀关，抵伏兔，下膝膑中，下循胫外廉，下足跗，入中指内间；其支者，下廉三寸而别，下入中指外间；其支者，别跗上，入大指间，出其端（见图3胃经经脉图）。

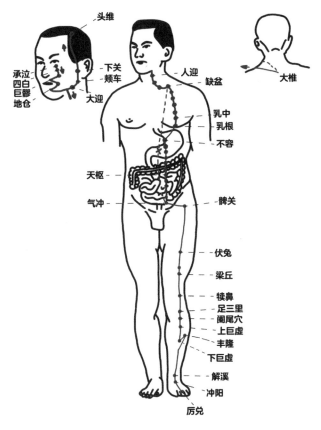

图 3　胃经经脉图

胃足阳明之脉　定位，足，足阳经都是从头走到脚；定性，阳明。阳明，《黄帝内经》说是"两阳合明"，即阳气最足的地方是阳明。哪两条经脉是阳明呢？胃与大肠。胃，阳气不足，不足以腐熟万物；大肠经气不足，不足以化和传导万物。胃，五脏六腑之海也，大海能容纳百川、化生万物，好的、坏的，都能化掉。

起于鼻　胃经起于鼻翼两边之迎香穴，此处正是大肠经的终止点，这也是胃与大肠相连的佐证。大肠经"交人中，左之右，右之左，上挟鼻孔"。大肠经，从人中左右交叉，上挟鼻孔，即终止于鼻翼两旁迎香穴，与胃经相连。人老后人中处全是皱纹，就是大肠衰败之迹象。很多人，迎香穴处有痦子，就是胃与大肠的交通出了问题。

之交頞中　之，是动词，"到……去"之意。即胃经从迎香穴沿鼻翼两边上行，相交于頞中。頞中就是两眼之间的鼻梁，叫山根，又名祖窍。祖窍的上

93

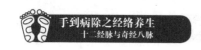
面，两眉之间叫阙庭。阙庭一定要宽大，古语说"朝中无交眉之宰相"，意思是两眉相交的人，两眉压眼的人，心胸不容易对人开放，不宜深交。

旁纳太阳之脉 这句指胃经在眉头晴明穴与太阳膀胱经相连，在眉梢与太阳小肠经相连。所以，眉毛全然是阳气的表现。眉头，膀胱经；眉中，胃经；眉梢，小肠经。所以眉毛越高耸，阳气越足；眉毛越浓，越爱管事。而女子眉毛淡却弯曲有型的，主清闲灵秀。

下循鼻外 即整个鼻的外面全部属于胃经，所以鼻上长任何东西都与胃经相关。好多人鼻上长黑头，或者是毛孔特别粗大，连着鼻翼两边都毛孔粗大的，就是胃寒。而青春痘，也大多长在脸上胃经循行处，比如额头、脸颊和鼻周围，所以也属于胃经病。关于青春痘，可以去看我的《伤寒论》讲解。为何我把理中汤称为美容汤？理中，就是治理脾胃，理中汤能祛脾胃中的寒湿，脾胃好了，脸上肌肤就紧实了。

其实，五脏六腑之气在脸上都有体现——青春痘长在额头、脸颊、鼻上，都是胃寒的表现。脸色萎黄，是脾胃出了问题；脸色㿠白，是心脏出了问题。印堂发黑，是肾出了问题……五脏六腑的问题，都会通过胃气的变化来表现。

入上齿中 上齿的问题都是胃经的问题。上牙痛的时候可以按揉胃经的内庭穴和足三里穴，内庭穴位于足背第2、3趾间缝纹端。凡是胃火引起的牙痛、咽喉痛、胃酸、口臭、鼻出血、便秘等，都可以通过刺激、按揉两足的内庭穴来进行治疗，此处越疼越要按，把上面的虚火引下来，就好了。

还出挟口环唇，下交承浆 这句话指胃经从上齿还出，挟口两旁，环绕嘴唇，在鼻唇沟承浆穴处左右相交。大肠经也**挟口环唇**，所以环绕嘴唇处长疙瘩、有溃疡等，是肠胃的问题，也是免疫力低下的表现。承浆穴是任脉穴位，也是任脉与足阳明胃经的交会穴，在面部，当鼻唇沟的正中凹陷处。浆，指美好的东西。所以有人认为，承浆处越深，下颌越翘，人的福分就越大。

却循颐后下廉，出大迎，循颊车，上耳前，过客主人，循发际，至额颅 颐，指微笑时嘴角动的地方，从这里到腮部大迎穴，再到颊车穴（咀嚼时咬肌隆起，按之凹陷处），上耳前，过客主人（下关穴），沿发际，到额颅。额颅指从眉棱骨到发际区域。比如老寿星额上"大包"，就是胃气充足的表现。总之，前额这一处都是胃经的事儿。只要眉棱骨疼、前额疼，就是胃经病，如果这时候再加上恶心、怕冷，有可能就是吴茱萸汤证。药很简单，就是红参、吴茱萸、生姜和大枣。红参补五脏虚，吴茱萸祛胃寒，生姜止呕，大枣补液。

额头上还有头维、攒竹二穴，主治头风疼痛、目痛如脱、泪出不明。其实，只要头疼，人会自救般地去按揉这两个穴位。

足阳明胃经一侧有 45 穴，左右两侧共 90 穴。其中，在脸上和头上有承泣、四白、巨髎、地仓、大迎、颊车、下关、头维 8 个穴位，几乎把脸部都涵盖了。胃经属阳明，属于多气多血之经，与其他经脉相比，胃经输送头部的气血物质要多得多，而**头维穴**是足阳明、足少阳经与阳维脉交会穴，又为胃经气血上供头部的出口，其转运的气血物质也多。这里只能按揉，禁灸。

其支者，从大迎前下人迎，循喉咙，入缺盆，下膈，属胃络脾 胃经的一条支脉，从大迎下到人迎（颈部）。人迎穴，在颈动脉处，主治咽喉肿痛、气喘、瘰疬、高血压，这里是不可以灸的。但这里必须经常按摩和刮痧。

循喉咙 从人迎入里，循行喉咙，所以胃火上来，会造成喉咙干。然后入**缺盆**，缺盆穴属于胃经。大家记住，只要是阳经，都走缺盆。此处禁针。

下膈，属胃，络脾 胃经下膈肌，膈肌不利，就反胃吐酸。属胃，指胃经属于胃这个脏器。络脾，指胃经在胃部有络脉通于脾脏，此乃脾胃是一家。

其直者，从缺盆下乳内廉，下挟脐，入气街中 胃经另有一主脉，是从缺盆直下乳内廉。此处有乳中穴，在胸部，当第 4 肋间隙，乳头中央，距前正中线 4 寸。此处，不可针，也不可灸。所以乳头痒，属于胃寒。

乳房是什么呢？是女人血的储藏仓库，乳汁又是胃血的变现。乳房的大小是由冲脉决定的。血有多少，乳汁有多少，取决于阳明经能化多少，而不是乳房的大小。有的人乳房小，但是乳汁很充足，说明她化血的能力强。乳中穴下还有**乳根穴**，也属于胃经，主治咳嗽、气喘、呃逆、胸痛、乳痈、乳汁少。

下挟脐，入气街中 这条支脉接着往下走，挟肚脐而行，此处有天枢穴，是胃经的要穴。天枢，即天地的枢纽，肚脐以上为天，肚脐以下为地，所以天枢穴特别重要。它是天地之扭转，所以它就负责气机，可按、可揉、可针、可灸，但孕妇不可以灸。

天枢穴，别名又叫长溪、长谷、补元。在腹中部，平脐，距脐中旁开 2 寸，属足阳明胃经，又是大肠经募穴。其深部为小肠。《千金方》说"**小便不**

利……**灸天枢百壮。天枢，主疟振寒，热盛狂言。天枢，主冬月重感于寒则泄，当脐痛，肠胃间游气切痛**"。《针灸大成》说："**妇人女子癥瘕，血结成块，漏下赤白，月事不时。**"即天枢主治妇科疾患。现代常用于治疗急慢性胃炎、急慢性肠炎、阑尾炎、肠麻痹、细菌性痢疾、消化不良、泌尿系统结石、月经不调、阑尾炎、子宫内膜炎、肾炎、水肿、高血压、腰痛、小儿惊厥、间歇热、胆道蛔虫病等。

人体上下不交通，胃病、肠病，都靠天枢来解决。平时按揉腹部的同时按揉天枢，更管用。在发热时，尤其是上半身热，下半身凉，什么药都不管用时，可以直接灸两侧天枢各 10 壮。

其实，越学习，我们解决问题的方法越多。学经脉后，我们可以推经络。再明白时，可以推穴位。再明白后，可以推任督冲。再明白后，可以用药。再明白后，可以用导引。只要是能量源，通通可以用来治病。

从这里，往里、往下走，就是子宫、卵巢等，然后到大腿根的气街，所以说乳房和子宫是有关联的，只要胃寒，乳腺一定寒凝，子宫也一定寒；只要子宫寒，胃一定寒。所以来月经时胃寒、乳房胀痛，同时大腿根儿气街就酸痛。

气街，很重要，但关于它的说法有点乱。

第一种说法：气街有四，又称四街、四气街，是脉气所行的路径，经脉之气汇聚和流通的共同通道。《灵枢·卫气》："**胸气有街，腹气有街，头气有街，胫气有街。**"《灵枢·动输》："**四街者，气之径路也。**"说明头、胸、腹、胫各部都有气的路径。《灵枢·卫气》："**故气在头者，止之于脑；气在胸者，止之膺（前胸）与背俞；气在腹者，止之背俞，与冲脉于脐左右之动脉者；气在胫者，止之于气街与承山踝上以下。**"意指经气在头部的，都跟脑部有关。经气到胸部的，都跟胸部和背俞穴有关。经气到腹部的，都跟背俞穴、腹部天枢穴和冲脉有关。经气到下肢的，都跟气街与承山有关。读懂这一句，有些病，就知道如何取穴了。

第二种说法：气街穴指气冲穴。在腹股沟稍上方，当脐中下 5 寸，距前正中线 2 寸。主治肠鸣腹痛、疝气、月经不调、不孕、阳痿、阴肿。

第三种说法：气街穴指腹股沟动脉搏动处。

无论如何，气街跟胆经、冲脉、胃经都相关，是转输气的通道。没事时可以拍打此处，对妇科、男子前列腺等皆有好处，但不可用力过猛。此外，还可以用热敷法。因此，与其花大钱去美容院做阴部保养，不如在家自己拍打拍打。我在前言里说了：老天生我们时，就已经让我们的手自然下垂时，正好置于气街穴，就是让我们自己热敷、按揉气街以通利全身，就是让我们自己帮自己。

其支者，起于胃口，下循腹里，下至气街中而合，以下**髀关**，抵伏兔，下**膝膑中**，下循胫外廉，下足跗，入中指内间。

胃经的另一条支脉，起于胃口，向下循行肚腹，至气街而与先前的支脉相合，而后下到髀关。**髀关穴**在大腿上部，主治下肢痿痹、腰膝冷痛等腰及下肢病证。再从髀关穴抵达伏兔穴，**伏兔穴**在大腿上，你看你坐下时的大腿，像不像一只趴着的兔子？伏兔穴主治腰痛膝冷、下肢麻痹、疝气、脚气，坐着开会时，就可以按揉伏兔穴。然后再往下走，入膝膑中，也就是膝盖，所以膝盖的问题就是胃经的问题，比如髌骨软化症，就是胃经病。平时膝盖的保护方法是：掌心按住膝盖犊鼻，五指张开，手指按揉膝眼即可。

锻炼胃经的方法比较奇特，就是跪着；保护膝盖最好的方法也是跪着，即屁股坐在脚后跟上，脚面胃经便得到了抻拉，这才是正确的方法。大家可以试一试，很疼，会出汗。跪法是锻炼胃经的上上法。所谓老年人的膝盖退行性病变，无非是人老了，胃气衰败，导致膝盖疼痛，最好的办法就是扶着老年人在床上跪一跪，膝盖被挤压后会充血，由此而得到气血的营养。循序渐进，一次先跪１分钟，然后２分钟、３分钟，慢慢地能跪着往前走，基本上再过一段时间就可以健步如飞了。有一位老先生年轻时有长跑的习惯，年老时膝盖总是水肿，后来就是靠跪法治愈了自己，现年已经70岁了，只要在办公桌前，依旧是跪着办公，见到我就说这个办法好。

如果老年人年纪较大，无法跪坐，可以找一把两边有扶手的椅子，让其扶着椅子背慢慢地跪，一定要压上去，慢慢地跪，虽然很疼，但不疼治不了病。别老以为治病应该是温柔的方法，比如半身不遂的人，你要想让他康复，最快的方法就是得"狠下心"来，让他像小孩那样，从爬行开始，因为爬是最能协调全身的。对于孩子，也一定要鼓励他多爬，而不是鼓励他先学走，如果孩子错过或跳过了爬行这个阶段，就再也无法重来。人生，有些行为是不可逆的，错过了，就永远错过了。如果孩子不爱爬，只有一个办法，就是把他的两条腿拎起来，逼他爬，练习他的协调性、臂力以及后背，但很多家长狠不下心。如果孩子小时候没有经过充分的爬行训练，长大又没有登高爬树的机会，身体运动的协调性就会有问题。所以，治病是需要"狠心"的，杀敌除魔，没有

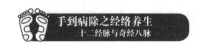

"狠"心可不行。

下循胫外廉，下足跗，入中指内间　**下循胫外廉**，是指足三里区域，足三里在小腿前外侧，当犊鼻下3寸，距胫骨前缘一横指，是人体之大养生穴。主治胃痛、呕吐、噎膈、腹胀、泄泻、痢疾、便秘、乳痈、肠痈、下肢痹痛、水肿、癫狂、脚气、虚劳羸瘦。因为胃主血所生病，所以也治疗痛经等症，也治疗胃经之上牙痛。**下足跗**，就是入脚面，入中趾内间内庭穴，内庭穴在足背，第2趾与第3趾之间，主治上齿痛、咽喉肿病、口歪、鼻衄、胃病吐酸、腹胀、泄泻、痢疾、便秘、热病、足背肿痛等。

《灵枢·经筋》说："**足阳明之筋，起于中三趾。**"中三趾，指足次趾、中趾及无名趾。也就是说胃经病都跟足三趾有关。如果腿脚抽搐，脚部活动感觉僵硬不舒适，可以活动这三个足趾。

其支者，下廉三寸而别，下入中指外间　胃经还有两条小支脉，一是走丰隆穴，丰隆穴主治头痛、眩晕、痰多咳嗽、呕吐、便秘、水肿、癫狂、下肢痿痹。在**丰隆穴**埋针，可以减肥。

然后入中趾外间**厉兑穴**，厉兑穴在足第2足趾末节外侧，距趾甲角0.1寸处。属足阳明胃经，是胃经的井穴。这个穴位有缓解面肿（因为胃经走面部），治疗齿痛（因为胃经入上齿中）、咽喉肿痛、心腹胀满、扁桃体炎、下肢麻痹、足背肿痛等作用。另外，这个穴位还主治多梦、癫狂等。长期坚持按摩厉兑穴，可以宁心安神、改善睡眠质量。怎么按摩呢？用手指关节夹按厉兑穴2～3分钟即可，会比较疼。

其支者，别跗上，入大指间，出其端　另有一支，从脚面入大指间，出其端，与脾经相连，因为"**脾足太阴之脉，起于大指之端**"。

总结一下，胃经经脉是人体前面最长的一条经脉，共有两条主线和四条分线，属于人体经络当中分支最多的一条经络。一侧穴位有45穴，左右两侧共90穴。其中15穴分布于下肢的前外侧面，30穴在腹、胸部与头面部，在头面部分布极为丰富，是养颜美容之重要经脉。其中，地仓穴在面部口角外侧，按摩可以防止嘴角下垂，主治口眼歪斜、流涎、眼睑𥆧动、齿痛、颊肿，以及面神经麻痹、三叉神经痛等，但治疗以上病证我认为用药要比针刺好并且快。按摩迎香穴，可以防止法令纹加深。人显老，主要在这个区域。此外，四白穴、颊车穴也是美容穴。

可以说，胃经是人体前面最重要的一条经脉，膀胱经是人体背后最重要的一条经脉，这两条经脉对于养生保健有重大意义。八段锦之"调理脾胃须单举"和"双手攀足固肾腰"这两个动作，是同时调理胃经与膀胱经的动作，大家做对、做好了，能获得很大的收益。

精神疾患与胃经

下面讲一下胃经经脉病。

是动则病，洒洒振寒，善呻、数欠，颜黑，病至则恶人与火，闻木声则惕然而惊，心欲动，独闭户塞牖而处，甚则欲上高而歌，弃衣而走，贲响腹胀，是为骭厥。

洒洒振寒，善呻、数欠，指成天到晚怕冷，喜欢打哈欠，这是胃气不足。胃气不舒，一伸懒腰、一打哈欠，阴阳相引，阴气和阳气相互运动，胃气就舒展了。主动打哈欠是好事，没事伸个懒腰，打个哈欠，对身体是有好处的。但在缺血性中风发作前 5 ~ 10 天，患者也会频频打哈欠，就有可能是脑动脉硬化逐渐加重，管腔越来越窄，脑缺血缺氧加重的表现，是即将中风的重要报警信号。如果吃着吃着就呛住了，甚至喝水都会呛住，就要去检查脑部或肺部了。

颜黑。"颜"到底指哪里呢？《黄帝内经》说："**明堂者，鼻也；阙（què）者，眉间也；庭者，颜也。**"其中，明堂指鼻子。中国的面相学先看鼻子，也就是先看明堂，就好比看一个家庭先看客厅、门厅，这里要乱糟糟的，别的就不用看了。鼻子的重要性，我在《素问·上古天真论》里讲过，受精卵由母血腥气刺激形成的第一个器官就是鼻子，所以又称为"鼻祖"。中国人的脸通常很扁，只有鼻子鼓溜溜的，所以是面相学第一看点。所谓面相学的"三庭五岳"，三庭，就是眉毛之上为上庭，眉毛到嘴唇为中庭，下颌为下庭。五岳，就好像脸上有五个小山包，鼻子为中岳，外加两颧和额头、下颌。"三庭五岳"，都以均衡、饱满、明润为佳。

"**阙者，眉间也。**"阙是什么呢？指古代皇宫大门前两边供瞭望的楼，这里的"阙"也指眉间的道路，所以为什么说两眉相交不好，两眉相交，这条道路被堵了，这条道路通到哪里？冲天，所以就是天道被堵。过去说孩子聪明绝顶有一个面相学词汇，叫"伏羲贯顶"，就是前额好像有一块软骨，从头顶一直接鼻梁，长大后会慢慢消掉，这就是明堂阙庭最好的相。

庭者，颜也。"阙"的两边即额头的两边叫作颜。所以颜字是从"页"的。鼻子是明堂，印堂是道路，两边是颜。胃经病的一个表现是"颜黑"，就是额头两边黑。肾水上泛则是额头全黑，尤其是阙庭黑。

血为肾精之本，血不足则精不足，所以胃寒是导致肾虚寒的根本。因为水为阴邪，水邪上犯，面见鳌黑，甚至额、脸侧、唇边、下颏出现色素沉着，甚至黑斑，又叫"水斑"。如果出了这些问题，最好找中医治疗一下，脸干净，不只是脸干净的问题，而是五脏六腑都干净了。

黄帝曰：明堂者，鼻也；阙者，眉间也；庭者，颜也；蕃者，颊侧也；蔽者，耳门也。其间欲方大，去之十步，皆见于外，如是者，寿必中百岁。

黄帝解释说：明堂，指鼻子；阙，指两眉之间；庭，指颜，也就是额头。蕃，指颊两侧；蔽，指耳门。"其间欲方大"，就是明堂、阙、颜、脸颊两侧、耳门这些地方都要方正广大，哪怕相隔十步之遥，这些都能看得清清楚楚，这样的人，一定能长寿。

一般说来，疾病反映在五官上有如下表现。

岐伯曰：肺病者，喘息鼻张；肝病者，眦青；脾病者，唇黄；心病者，舌卷短，颧赤；肾病者，颧与颜黑。

即患肺病的人，喘息不止，鼻孔翕张；患肝病的人，眼内外眦发青；患脾病的人，嘴唇发黄；患心病的人，舌头捋不直，舌头短缩，颧骨部发红；患肾病的人，颧骨部和额头部发黑。

总体说来，五官色的病态反应是：**青黑为痛，黄赤为热，白为寒。**

更细致的解释是：**黄赤为风，青黑为痛，白为寒，黄而膏润为脓，赤甚者为血；痛甚为挛**（痉挛，即面神经痉挛），**寒甚为皮不仁**（皮肤麻木不仁）。

而六腑在身形上的表现是：**六府者，胃为之海，广骸、大颈、张胸，五谷乃容；鼻隧以长，以候大肠；唇厚、人中长，以候小肠；目下果大，其胆乃横；鼻孔在外，膀胱漏泄；鼻柱中央起，三焦乃约。此所以候六府者也。上下**

三等，藏安且良矣。

即六腑中，胃是饮食之海，如果一个人身材高大、脸颊丰满、颈项粗大、胸部宽广，表明他的胃容纳五谷的状态是好的。所以人们找对象喜欢找高大魁梧的人，是在找有好身体的人。鼻道长，说明大肠情况好。嘴唇厚，人中长，可以观察小肠情况。眼睛下眼睑大，胆气横越。鼻孔向上显露，表明膀胱不固而漏泄。鼻梁中央隆起，表明三焦强壮。以上是用来观察五官看六腑的方法。人身体上中下三部分或脸上三停相称并搭配和谐，就表明内脏安定而且健康。

以上，是中医望诊的内容。

胃经经证下面这部分，指胃经精气变化会导致人精神出问题。

病至则恶人与火，闻木声则惕然而惊，心欲动，独闭户塞牖而处，甚则欲上高而歌，弃衣而走，贲响腹胀，是为骭厥。

恶人与火，就是怕见人，怕见光。讨厌人，怕见人，自闭。**闻木声则惕然而惊。**即听到大的响动，就吓得一愣一愣的。听到木音而惊惕，是木克土的缘故。**心欲动**，指成天心慌意乱，就是精不足。

独闭户塞牖而处，即喜欢独处，闭户就是关门，塞牖，"牖"是北窗，喜欢关门、关窗，喜欢自己待着，情绪悲观而不自信，就是抑郁症的表现。

甚则欲上高而歌，弃衣而走。如果说前面的症状是抑郁症，那此时的表现就是躁狂症。阳邪亢盛而扰动心神，故使其神志失常，胡言乱语，斥骂别人，不避亲疏，并且不知道饥饿，随处乱跑。

贲响腹胀，就是上面贲门不能闭，呃逆不止；胃肠不能顺降而为上逆，故为腹胀。

骭厥，又可称为"阳明厥证"，指筋骨皮肤肌肉麻痹，这是胃经合穴功能衰退的表现。

别小看胃寒，它能让人从身体上和精神上都出问题。把这一段看懂了，就知道，凡是躁狂症和抑郁症，都可以从胃治。

治疗方面，先要明白此证一般都在三阴经，有人问：有在阳经的可能性吗？少。抑郁，是一种阴性的病，阳足，不患该病。还有人问：躁狂症不属于阳盛吗？躁狂症属于阳邪盛，重点在于邪气，属于虚阳外越，属于阴精拽不住虚火。所以患者发疯后特别虚弱，疾病发作时能蹿上墙，发作完就虚弱了。病在三阴经，也得辨证；病在太阴，有太阴的方子；病在少阴，吃四

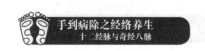
逆辈；病在厥阴，有厥阴的方子。躁郁症的总体治疗原则是：破胃寒、通经脉、补精血。

破胃寒，可以吃中药，也可以艾灸中脘、关元，这些方法都是在通经脉，经脉一通，精血自然足。尤其是孩子，他们生命的第一要点，就是生机旺，他们一旦出现厌学、自残等问题，首先要明白，是他们的生机被抑制了，他们的生命被阴暗笼罩了，他们看不到未来了。阴暗可能来自多方面，身体的阴暗是胃寒、肾寒；社会的阴暗是学习的压力，是校园凌霸；家庭的阴暗是与父母的深度隔阂，或压抑……所以，解决问题，也要从这三方面入手。

在西医，抑郁症属于精神病之一。表现为情绪低落，不愿与人接触，回避刺激，长期没有体验快乐的能力或缺乏快感，总是自责内疚，焦虑或反应迟钝，缺乏决定能力、专注力，并伴有失眠、食欲减退、月经不调等。西医治疗有以下几种：吃抗抑郁药物、电休克疗法、外科手术、行为矫正等。但这些方法都不能解决胃寒、肾寒这些病根，所以，最终还是会有各种问题的。

问题到底出在哪里呢？首先，躁郁症是严重的身心疾患。既然是身心疾病，一定是身在前，心在后。中医认为精神疾患的身体病根在胃寒与肾寒，轻症是胃寒，是"闻木声则惕然而惊"；重症是肾寒，是"心惕惕如人将捕之"，已经是疑心重、幻视幻听、成天想死了。所以，要吃药先去胃寒、肾寒，同时开解其心理疾患。

现在全世界抑郁症泛滥，大量的人在服用抗抑郁药物，但抗抑郁药的副作用是非常大的。

所以，治疗学也有方向的问题，不是光解决病痛就可以了，还要考虑到人性。人性耽于快乐的原则也是一种贪，这种贪，也会让人类万劫不复。

中医说：**心之官为思**，人抑郁，不是脑子抑郁了，而是心抑郁了，心，才是脑子的动力和源泉。脑子更嗨皮的时候，心，这个方寸之地，就会大乱。

除了胃寒、肾寒，恐怕，还有更深层的问题在里面。身子弱的人，在压力和焦虑中，会突然出现精神症状，本来就摇摇欲坠的家庭关系，在这些疾病的刺激中，更加风雨飘摇。

其实，抑郁的人不是不明白，而是也许他们更聪明、更明白，但就是陷入了一个死胡同，遇事转不了弯，不仅转不了弯，还往黑暗中走。走到极处，就是万念俱灰了。一般说来，女孩成熟早，初二、初三的女生最容易厌学。高二、高三，则更多的是男孩出问题。一是升学压力大，二是正逢孩子的叛逆期。一旦出问题，要抓紧时间看病，有的家长会说等高考完了再看，可他们的病，根本应付不了高考啊！

此时此刻，我们急需找到一种方法，药，只能拯救肉身之痛，我们还要找到拯救心灵之痛的方法。

再者，如果家长没有审美的人生，就只剩下劳累和厌倦；教育上若只有功利，教师没有审美，眼里就只有升学率；孩子没有审美，学习就枯燥乏味，就厌学。

没有审美，就只有功利。比如运动和玩完全是两回事，现在家长，会逼迫孩子运动，但不允许孩子玩，这，就是功利心和焦灼心。玩，是和小朋友互动，编故事，一起跑跳，一起追打，一起春游，这属于心智、体力、人际关系的全方面发展，比单纯的运动要强一百倍。小孩子的运动就是一起玩，可现在家长认为这些是浪费时间。小孩子没朋友，就会把这种孤僻和郁闷发泄在家庭里，你不让他出去玩，你就要承担和解决他的心理疾患，关键你还和他不同频，根本不知道他内心的需求，最后就是亲子关系的紧张和冲突。这世上，不会人人都成功，但就是做流浪汉，也要会感受阳光的美好啊。

人们常说"正因为是家人才无话不谈""正因为是家人才互相理解"，但事实并非如此，事实是什么呢？是"正因为是家人才不想让他们知道""正因为是家人才无法相互理解"。家人，感性总是超越理性，那么，我们该如何做家长呢？

有人说，到了 40 岁左右时，发现人际关系和孩子教育，成了两个最大的问题。其实，人际关系也包括我们如何对待孩子的问题。亲子关系问题的核心，在家长而不在孩子。

所有的家长都要想两个问题：第一，我为什么生他？第二，我希望他成为什么样的人？对于第二个问题，很多家长都会说：我希望他成为一个快乐的人。但最后，大家都忘了初心，一切所作所为，都是变着法的，甚至不惜花大价钱，让孩子最终成为不快乐的人。让他练琴、让他练剑、让他上各种补习班等。就是不带他去大地上翻滚而热爱土地，不带他去宿营或钓鱼而学习生存技巧，不带他仰望星空而志存高远……家长把自己的时间紧迫感、成就感全部压在孩子身上，不知道孩子就是孩子，他有的是时间来学习和成长，并且，他必须有序地来成长，如果在该爬的时候，你让他练习走路了，那么他再也没有了通过爬行来认识这个世界的机会，他丧失的不仅是四肢的协调性，也丧失了从另一个视角来探索万物的能力。总之，急迫和强迫，是对孩子的初始伤害，让孩子没有了作为孩子的自在和悠然。

再者，很多家长依旧生活在以往的惯性模式里，没有成长，比如家长总说：你是我生的，你就得听我的。下意识的精神控制，会把孩子逼疯。作为家长，首先要有心智的成熟；其次，是生活状态的成熟；最后，是养育观念的成熟。

首先，决定生育前，父母的心智要成熟。孩子不是玩物，也不单单是完成一个传宗接代的任务。有没有能力接纳一个新生命，能否完成漫长的养育，对我们每个人都是考验。

怀孕期，母亲要保持情绪的稳定，母子连心，母亲过激的情绪会严重影响胎儿的发育。人类的孩子有漫长的养育期，需要父母极大的耐心和陪伴，这跟动物界是有巨大差异的。譬如马儿，一出生就要学会站立，而人类的婴儿，三岁前是一定要由父母呵护的，由保姆或爷爷奶奶呵护都不如父母的陪伴。对于最初的生命来说，生活的完整性至关重要。

其次，不能把孩子作为婚姻的砝码。这世上，没有天生的丈夫和妻子，也没有天生的母亲和父亲。这些，都需要在磨合中成长。说句心里话，如果你在日常生活中没有能力提升自己，也没有能力管理孩子、帮助孩子，让孩子去过集体生活，让懂孩子的人来帮助孩子也是一种选择。

有一件事，我始终有点内疚，但没后悔，就是儿子三岁半时我就让他寄宿了，当然了，我们一周还是有四个夜晚和两个白天在一起，到那时我和儿子有说不完的新鲜事互相分享。之所以这么做，出于几方面的考虑：①我生孩子晚，容易宠溺孩子，不如早点剥离，别犯老年得子的毛病。②我不可能做全职妈妈，我宁愿拿出全部的工资让他去昂贵的寄宿幼儿园，也不能失去自我的独立、自我的成长。因为我深知：如果我活得卑微而且不快乐，儿子也会瞧不起我。③我不是那种十全十美、会照顾人的好妈妈，我自己都照顾不好自己呢，他必须学会自己照顾自己。④我母亲给我最深刻的教育就是：为孩子全身心的付出，让她成了怨妇。她总说：要不是为了你们，我早就怎样怎样了……这一方面让我的小心灵万般愧疚，一方面想为什么她不抛弃我们，去过她想要的生活呢？我可不想让我的儿子终身活在这种愧疚当中。最好是：我成就我的，他成就他的。⑤"00后"的小孩都充满灵性，与其让他天天感受父母的焦躁和暴脾气，不如让他清净地和小朋友一起快乐地玩耍。

起初我也纠结，怕这样做对他造成伤害，便去咨询教育家，教育家说：寄宿孩子的最大问题，是无法对恶劣情绪及时消化。听着有道理，可事后一想：那天天在一起，孩子的恶劣情绪就能消化吗？

还有一件事，也会被大家诟病，就是从小学到高中我没参加过一次孩子的家长会，因为我小时候，妈妈参加完家长会，回来就会揍我一顿，所以我对见孩子班主任和开家长会有心理阴影。也就是说，凡是可能让我变成怨妇的事儿，我都主动回避了。那谁去开家长会啊，他爹去呗，男人不喜欢扎堆，开完会就走，也不会有那么多的烦恼。

有人说：那孩子的学习你不管吗？不是不管，是管不了、看不懂啊。所以我特佩服那些能管孩子学习的家长，同时我更同情那些管不了孩子学习而发疯的妈妈。在我看来，孩子嘛，是学习那块料，不管，他也爱学习；不是那块料，就赶紧给他找师傅学手艺，孩子若汗流浃背地在阳光下琢磨木匠工艺，我也会满心欢喜。说心里话，我就是有个博士儿子，我也希望再有个心灵手巧的木匠儿子，本事大的会远走高飞，就算贡献给社会了，而木匠儿子，会是守护我老年的开心果。

有人说：这也不管，那也不管，那你能给孩子什么呢？只能给最贵重的、无形的东西了，比如：正直乐观的心态，勤奋认真的工作态度，乐善好施的品德，幽默、悠然的处世态度等。因为无论时代怎么变化，这些都是不会变的。

说白了，人这一生到底来干吗？

我的回答是：让六根皆满足，让六识皆幸福。就像一枝花、一棵树，自在婆娑于荒原，没人看也罢，没人管也罢，有风雨眷顾着呢，只要来过，就好。

总之，父母的焦虑是孩子焦虑的第一根源。而一个过于强势的母亲有可能是原生家庭里的灾难源头。如果面对一个躁郁症的孩子，我们做父母的，握着孩子的手，先闭目安静下来，渐渐地，孩子的身体、孩子的心，也许会渐渐柔软、安静下来……

白血病的原因

《黄帝内经》每一经里面都有经证和里证之分。经证是经脉不通而成的病，里证是元气真正虚了的病。其实，伤寒六经排序——从太阳到厥阴，也是指元气越来越少，病越来越深的顺序。

我们看一下胃经里证。

是主血所生病者，狂疟，温淫，汗出，鼽衄，口喎，唇胗，颈肿，喉痹，大腹水肿，膝膑肿痛，循膺、乳、气街、股、伏兔、骭外廉、足跗上皆痛，中指不用。气盛则身以前皆热，其有余于胃，则消谷善饥，溺色黄。气不足则身以前皆寒栗，胃中寒则胀满。

"是主血所生病者"。这句非常重要，即血病的根底都在胃。比如，我们总说血不足，大家认为用当归等补血就可以了。实际上，要想彻底解决血不足的问题，必须从脾胃入手，脾胃足了，人自己才能有生血的能力。以方子论，当归四逆汤有补血之功，理中汤则是在增加中焦脾胃生血的能力。理中，用人参、白术、炙甘草，可以固摄中焦脾胃，使食欲大增，用干姜、附子通十二经脉，以助下焦而蒸腾阳气。由此，以五谷入于阴，而长气于阳，上输心肺，下摄六腑，五脏六腑皆因受气而安，这就是理中之密旨。

再比如白血病，西医认为属于造血组织的病变，多发于儿童和 30 岁以下的青年，临床可见不同程度的贫血（患者往往伴有乏力、面色苍白、心悸、气短、下肢水肿等症状。贫血可见于各类型的白血病，老年患者更多见）、出血（皮肤、牙龈、鼻腔出血最常见，也可有视网膜、耳内出血等）、周身无力、感染发热，以及肝、脾、淋巴结肿大和骨骼疼痛等。

分析其原因，当有以下几种：

（1）母亲怀孕前元气亏损，导致孩子先天不足。

（2）乱服药。后天孩子只要生病，就用中医的滋阴、清热以及西医消炎的药物，如此造成对元气的销伐。

（3）"思伤脾"。孩子在家不快乐，在学校不快乐，长期孤独寂寞，心思重。久则脾肾的功能大为减退，致使造血功能逐渐衰退，阴寒之邪深入骨髓，严重抑制了生机，经脉被黏滞的湿气所困，直至导致全身性的血液瘀滞，导致身体靠白细胞增多来消除瘀滞。

（4）中医认为"**髓生肝**"，即指人体之造血功能。西医用骨髓移植的方法治疗白血病患者，就可以证明白血病的根源在于骨髓。骨髓本身就是一个密闭系统，所谓密闭系统就是能不"动"它就不要"动"它，而我们现在常对其"大动干戈"，最后必有不治。同样是血病，中医讲：髓主造血；肝主藏血；心主血脉；脾主统血；胃主血所生病。一切血病，当从这几点治疗。即让血再生，添精补髓；让血干净，增加肝的疏泄功能；让血脉有力，在心的动能；让血不漫溢，血有所归，治脾；胃主血所生病，治胃。

（5）西医认为化学因素和放射因素也是导致白血病的原因，有证据显示，各种电离辐射可以引起人类白血病。这也是需要注意的方面之一。有人总问：用这个治疗仪器好不好，用那个好不好？一句话：按摩，人的手最好，能用手，就不用仪器，尤其是通电的仪器。

所以，治疗白血病应该从强壮脾肾功能入手，治疗原则宜"培土固元"，比如先用四逆辈祛寒邪，再用附子理中汤恢复元气等，最后用炙甘草汤和金匮肾气丸固摄阳气。

再讲一下再生障碍性贫血（再障），再障是由多种病因引起的骨髓造血衰竭，导致红骨髓总容量减少，代之以脂肪髓，临床呈全血细胞减少的一组综合征。贫血、出血、反复感染是其三大主要表现，脾和淋巴结一般不肿大。而白血病常伴有脾、淋巴结肿大和骨骼疼痛。

感染和出血是再障的突出症状。发热、畏寒、出汗、口腔和咽部溃疡，多见皮肤感染、肺部感染，重者可因败血症而死亡。出血部位广泛，除皮肤、黏膜外，还常有深部出血，如便血、血尿、子宫出血，颅内出血可致死亡。贫血呈进行性加重，伴明显的乏力、头晕及心悸等。这种情况病情严重、病程短促，一般常用的对症治疗不易奏效。

而慢性贫血，起病及进展比较缓慢，常常表现为倦怠无力，劳累后气促、心悸、头昏，治疗这些，中医是强项。

治疗再障也是要从强壮脾肾功能入手，因为"脾主统血""胃主血所生病"，髓主造血。总是感染，跟免疫力低下有关；各种出血症，跟脾不统血

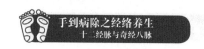

有关。脾统血的作用，是通过气来固摄血，气为血之帅，气足，血自然随气而行，而不会逸出脉外发生出血现象。反之，脾的运化功能减退，化源不足，则气血虚亏，气虚则统摄无权，血离脉道，从而导致各种出血；贫血，跟髓不造血，以及胃不生血、小肠不吸收营养等有关。所以一定要辨其证而分治之。

胃强脾弱与胃弱脾强

咱们接着讲胃经里证。

狂疟，温淫汗出，鼽衄。指胃经里证会出现狂躁、疟疾、自汗、流鼻血等症。寒气使人畏缩，燥气使人发狂。阳明气不足，则肌肤合之不利而时开，故为疟疾。燥气化而为燥邪，即为**"温淫"**。因为太阳经气不足，已经失去"固摄"的作用，就会导致**"汗出"**。**鼽衄**，指流鼻血，阳明与太阴相表里，太阴脾不能统气、统血，上逆则为流鼻血。

流鼻血这事，张仲景在《金匮要略》中说：**从春至夏，衄者太阳，从秋至冬，衄者阳明**。即从春季至夏季鼻出血的，病属于太阳表邪所致；从秋季至冬季鼻出血的，病属足阳明里证所致。

又：**病人面无血色，无寒热，脉沉弦者，衄**。是说：患者面色苍白，没有恶寒发热，脉象沉而弦的，是鼻出血；若**"浮弱，手按之绝者，下血；烦咳者，必吐血"**。即，脉象浮而弱，用手重按脉不应指的，是主下血；患者烦躁、咳嗽的，一定会吐血。

一切血证，不过是元阳久虚，不能镇纳僭上阴邪，阴血外越，如鼻血、吐血、齿缝血、耳血、毛孔血、便血等。一般这种患者，二便自利，唇舌淡白，人困无神。最好用扶阳、收纳的方法，比如用甘草干姜汤或加桂枝、吴茱萸之类治之。

胃经在头面部最丰富，而有的人头面部特别怕冷，这是什么原因呢？

按理说，头为诸阳之会，阳气独盛，所以最耐寒。如果不耐寒了，就是阳虚。治疗上，可以服用小建中汤加附子，温补其阳。

> **附：伤寒名方——小建中汤**
>
> 　　虚劳里急，悸，衄，腹中痛，梦失精，四肢酸疼，手足烦热，咽干口燥，小建中汤主之。
>
> 　　桂枝三两　炙甘草三两　大枣十二枚　芍药六两　生姜三两　胶饴一升（呕家不可用建中汤，以甜故也）
>
> 　　上六味，以水七升，煮取三升，去渣，内饴，更上微火消解。温服一升，日三服

　　小建中汤为仲景治阳虚之总方，善于加减化裁，可治百十种阳虚证候。

　　小建中汤就是桂枝汤倍芍药加饴糖。其中，桂枝辛温，能扶心阳。生姜辛散，能散寒滞。合炙甘草、大枣之甘，辛甘化阳。阳气化行，阴邪即灭，气机自然复盛，面首就能耐寒了。但辛热太过，恐伤阴血，方中芍药苦平，饴糖味甘，合之苦甘能化阴也。这个病主要是阳不足，所以辛热之品多，而兼化阴，就是用药之妙。小建中汤可以说是仲景治阳虚的非常重要的方子，但药量使用起来，全看医生内心对医理的妙用，当轻则轻，当重则重。加减亦有不同，比如《金匮要略》中就有当归建中汤、黄芪建中汤的不同。

　　口喝，唇胗，颈肿，喉痹。口喝，指口歪，很多人一笑嘴就歪了，这是脾胃病。**唇胗**，指嘴唇肿胀、外翻，这是燥火盛而血不足，因为胃经"**挟口环唇**"。**颈肿，喉痹**，指颈部变粗，嗓子不舒服。因为胃经"**循喉咙**"，只要胃寒，就会逼阳明火上行，就会出现嗓子的问题。

　　大腹水肿，膝膑肿痛。指胃经入腹部，走腿，所以胃经里证会表现为腹部和腿部的肿大，以及膝盖的肿痛。这是因为阳明燥气衰弱而生腹胀，太阴脾无力化湿而生水肿。

　　胃经里证还有：**循膺、乳、气街、股、伏兔、骭外廉、足跗上皆痛，中指不用**。

　　先说"**循膺、乳、气街**"，这是指胃经走胸部、乳房，穴位有气舍、缺盆、膺窗、乳中、梁门、太乙、天枢等，一直到大腿根的气街。只要是沿胃经循行路线走的地方发生问题，都从胃治。

　　然后是"**股、伏兔、骭外廉、足跗上皆痛，中指不用**"。沿途的穴位有：髀关、伏兔、阴市、足三里、上巨虚、丰隆等，在足背上有解溪、冲阳、内庭、厉兑等，沿经脉循行部位出现肿痛的，都属于胃经病，包括足部水肿和足

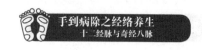

趾中趾不能屈伸。

胃经里证最后一句是：**气盛则身以前皆热，其有余于胃，则消谷善饥，溺色黄。气不足则身以前皆寒栗，胃中寒则胀满。**"气盛则身以前皆热，其有余于胃，则消谷善饥，溺色黄"，是说胃经本经邪气有余，身体的胸腹部等都会发热；气盛有余于胃，就会吃得多、饿得快。同时小便发黄，这是吸收不利，导致该吸收的精微流走了，津有余，则尿必黄。

今人还有胃强脾弱、胃弱脾强的说法。所谓胃强脾弱，胃强则胃腐熟功能亢盛，故消谷善饥；脾弱则脾运化无力，故大便溏泄。因为这种人吃得多，但脾不运化，还会虚胖，即"胖人多痰湿"，食后腹胀也属于胃强脾弱。现在网上有"吃播"一族，有些人竟然撑死了，或心脏病发作而死。

而胃弱脾强，一句话就是：没食欲吃不下，还饿得心慌。脾运化太快，就会特别容易饥饿，可饭到嘴边，又食不下，或食后胃痛加重，这就是胃气弱。脾气主升，邪盛时就是下焦的问题，比如会导致小便不利、身体沉重、腿脚无力。这两个问题，找对了医生，都好治。

"气不足则身以前皆寒栗，胃中寒则胀满。"指胃经正气不足，则身体的胸腹等都会出现寒栗，甚至在腹部有板结状或按摩腹部时会摸到条索状的东西。**胃中寒则胀满**，指胃气凝结不降必然胀满。这类患者现在太多了，吃完饭就腹胀，各种不舒服，其实就是胃寒无以化食物。这不是健胃消食片和大山楂丸能治疗的，因为消导药解决不了胃寒的问题，关键要温化胃寒。

为什么腹胀可以先艾灸中脘穴？《黄帝内经》说："**胃中寒则腹胀，肠中寒则肠鸣飧泄；胃中寒、肠中热则胀而且泄；胃中热、肠中寒则疾饥**（特别容易饿），**小腹痛胀**"。

胃这个区域，有三个穴位，分别叫上脘、中脘、下脘，但它们不属于胃经，而是属于奇经八脉之任脉。同时中脘穴又是足阳明胃经的募穴，也就是足阳明胃经经气汇聚处，同时也又是八会穴之一（腑会中脘），属于六腑经气交会的地方，即是六腑的病，中脘穴都管。此外，中脘穴还是任脉、手少阳三焦、手太阳小肠、足阳明胃经之交会穴。可见此处于全身经脉的重要意义。中脘穴的主治疾病有：消化系统疾病，如腹胀、腹泻、腹痛、腹鸣、吞酸、呕吐、便秘、黄疸等，此外，对一般胃病、食欲不振、目眩、耳鸣、青春痘、精力不济、神经衰弱等也很有效。一句话：**凡脾冷不可忍，心下胀满，饮食不进不化，气结疼痛雷鸣者，皆宜灸之**。也就是说，中脘穴对上焦、中焦和下焦的问题都能解决，这也是我为什么重视灸中脘穴的原因。

中脘穴在剑突和肚脐连接线中点，很多人这个穴位处都有硬硬的感觉，这就是气机不通。但针刺该处要小心，在《华佗传》里记述过一个案例：**督邮徐毅得病，佗往省之。毅谓佗曰："昨使医曹吏刘租针胃管（中脘）讫，便苦咳嗽，欲卧不安。"佗曰："刺不得胃管，误中肝也，食当日减，五日不救。"遂如佗言。**意思是有一位医生给患者扎针，本来是要扎中脘穴，却扎在了肝上，于是患者就死掉了，华佗也救不了。所以大家对针灸别太大意，扎四肢没问题，前胸后背都要慎重。

为什么不教大家扎针呢？扎针这事吧，还真得师父带，首先，没有指力不行，自己给自己扎针，怕疼，反复在皮毛上点刺，就伤肺气。扎针需要懂气机，同时需要果断，针进到几分，是治几分的病。比如进到皮毛，就只治肺病，哪怕扎到脾经上，浅刺也只治肺病，扎到肉里面治脾病，贴骨针刺，则可能影响到肾。这些，一般师父不教，自己得慢慢悟。而按摩，就没有这些伤害。

现在还有好多人得了"食不下"之症，有以下几个原因：

（1）饮食生冷，停滞胃口的人，会见饱闷吞酸、胸膈胀痛等症，可以用温中行气消导之法治之。

（2）七情过度，总生气郁闷损伤胃气者，一定要先了解其原因，解其心结，外加用药。

（3）外邪，比如感冒等，胃气上逆。这类患者一般会有发热、头痛、身痛，以及恶寒、恶风、恶热、口苦、便赤、四肢酸痛等。治疗以祛外邪为主。

（4）因阳虚而食不下，阳虚，阳衰则阴盛，阴主闭藏，故不食。这类患者没有外感，大多为内伤，治疗以扶阳为主，通利三焦，比如病在中焦，用通脉汤，病在下焦，用四逆汤。

（5）因阴虚而食不下的，阴虚则火旺，火伏于中，人就会烦热、口渴、喜饮冷，甚至有呃逆不休、咳嗽不已、反胃而食不下诸症。如果病轻，可以试一试人参白虎汤，重则用大、小承气汤之类。但要注意的是：如果是因为真阳极虚，不能化生真阴，阴液已枯，患者少神气短，肌肤全无润泽，此时如果不用大甘大温以复阳，却用了大凉苦寒之药，就危险了，只有回阳，才能津液自生，然后可以慢慢进食，以求恢复。这些，就是治疗"食不下"的辨证。

调理脾胃须单举

现在患胃病的人很多。在中医眼里，不仅仅胃溃疡是胃病，呃逆、口臭等都是胃病。一说胃病，往往人们会说原因在于暴饮暴食和寒凉，而产生胃病的第一原因却另有所在。

胃是人的第二张脸。人是会表演的生物，人已经进化到能控制表情了，但是他还没法控制肉体，我们通常不把情绪显露在脸上，但胃会绞成一团，堵死了。凡痛苦在胃里的表现就是胃疼，忍辱就容易发生溃疡。当别人指责你时，你可能脸面上保持着谦和的笑容，但胃部早已抽搐、挛缩。所以，胃不仅收纳着食物，也收纳着情爱与愤怒。人都会因为压力而情志不舒，因为不得志而郁闷忧伤，而这些首先会表现在脾胃上，再由脾胃影响四方——肝、肺、肾、心。明白了这个道理，便知调理脾胃是疗愈身体的一个捷径，因为它会带动四方。

所以说，胃病的最主要原因不是冷饮与暴饮暴食，而是生气郁闷。人一生气郁闷，则是肝木克制脾土，首先会表现在胃部。有些人郁闷后食少、食不下；有些人则是胃呆，吃得更多，或不停地吃零食。当人类的欲望被抑制时，或缺少爱时，总会用嘴巴的满足来填补胃部那深处的空虚和悲伤……

男性生气郁闷多表现在肝和胃；女性则表现在乳房和子宫，胃经走乳房，肝经走子宫。之所以生气郁闷，就是没活明白，明白了人性有邪恶、有自私、有怯懦，就不会生气了，多听听我讲的《诗经》，就不会生气了。《诗经》的要点就是讲究情感的中庸，你看那里面的弃妇，总磨叨男人变心，就人心而言，变和无常才是常态啊，《诗经》说人性就是"忘我大德，思我小怨"——女人冒死去生孩子，这恩德大吧，但有些男人记不住，可是你一抱怨、一冷脸，他就心烦，就生厌弃之心，这，就是人性。明白了人性，一开始就别让自己被动，凡事，让别人舒服，让自己难受，就有虚伪之嫌，且暗自生怨，最终别人也嗔恨你，这便是不好的结果。最好是，让别人舒服，让自己也愉悦，才是好的结果，人情、事情，也才得长远。

《黄帝内经》之所以以黄帝为名，就是强调"脾胃乃后天之本"的思想。从胎儿的生命系统讲，肾是先天，脾是后天。出生后的生命，脾胃又成了先天。脾胃调好了，你的肾就好，因此脾胃最重要。孩子过多服用西药，可能会对脾胃造成损伤。人在 20 岁之前，40 岁之后，代谢能力相对较差，所以服药时更应该慎重。

任何疾病的防治，都可以先用按摩法，首先是坚持揉腹，尤其对于孩子，先天脾胃弱，坚持揉腹和捏脊，是强壮孩子脾胃的根本方法。而在小孩吃饭时大声斥责孩子，或无休止地唠叨，对孩子脾胃的伤害是很大的。因为孩子会一边吃一边哽咽，久之，就会使肚子发硬，面黄肌瘦。

有的家长太焦灼，成天死盯着孩子，有点风吹草动就用药，从来不给生命自我修复的机会。而任何药物，都先走脾胃，所以，滥用药物最伤脾胃。关键家长自己还不懂，西医、中医都不懂，自己也不学习，把孩子糟蹋成药罐子了，越乱吃药，孩子的五脏六腑越乱，孩子只会越来越虚。奉劝这些家长，先把药都停了，好好带着孩子去玩、去疯。孩子身上最重要的就是生机，这个生机也包含强大的自愈能力。家长不焦灼了，孩子的身心才能真正放松。

其次是胃经的循经按摩，同时要知道胃经的五输穴：井穴厉兑、荥穴内庭、输穴陷谷、经穴解溪、合穴足三里。此外，还有几个重要的大穴位，比如天枢穴、丰隆穴、上巨虚、下巨虚等。在循经按摩时，有痛点，则要主要按揉。

五脏被肋骨挡住了，所以通常我们无法直接接触五脏。例如，对于临床上心脏突然停止跳动的患者，西医急救会用电击，只有用电击那么大的力量才能刺激到心脏。

那在科技不发达的古代，人们要怎样做才能刺激、锻炼五脏呢？中国古人非常聪明，他们发明了通过调息、通过按摩六腑来间接按摩五脏的方法。

人的脏和腑是表里关系。五脏为里，六腑为表。五脏为阴，六腑为

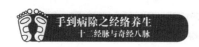
阳，因为六腑总在不断地运化，它主动。我们只要动了阳，阴就会跟着动起来。

从中医上讲，平时要想保养心，就可以去按摩小肠，因为心与小肠相表里。肺的问题呢？我们可以去按摩大肠，肺与大肠相表里。脾我们碰不到，我们可以去按摩胃。所以，没事的时候多揉腹很有好处，等于间接按摩了五脏。健身气功中有很多动作都是活动腹部的，比如五禽戏中的"熊运"就是在动腹，把人体的气机上下带动起来。

所以，锻炼法比按摩法还要好，比如八段锦的"调理脾胃须单举"、五禽戏的"熊戏"等。

小拓展

调理脾胃须单举的具体做法为：首先，两腿屈膝，两个手掌做抱球状，捧在腹前。然后，左手抬起来，往上撑，右手往下按。这叫左手顶天，右手按地。注意：左手往上举时，一定要掌根往上撑，中指指尖往下回勾；而右手在向下按时，也要掌根下按，中指向上勾；左肩往上举，要尽力向外、向后展。动作稍停片刻，左手自然下落，右掌收起来，两手放在腹前。然后右掌向上抬起，上举，顶天，左手往下按。相反方向把这个动作重复一遍。

做"调理脾胃须单举"的动作时，左右两手交替上托，通过左右上肢一松一紧地上下对拉，可以牵动腹腔，对脾胃起到按摩作用。同时，对两胁的经脉也能起到很好的调理作用。

两胁是肝经、胆经循行的部位，所以"调理脾胃须单举"这个动作首先是调理肝胆的。那为什么这个动作叫"调理脾胃"呢？因为要想调理脾胃，核心在于调理肝胆。肝胆是木，脾胃是土，肝胆会克制脾胃，因此，宣开脾胃的前提是宣开肝胆。

小拓展

　　五禽戏里的"熊戏"的具体做法是：首先，把手做成"熊掌"的样子，即拇指和食指相依，手握空拳；两手相并，拳眼相对，放在腹部。然后，以腰腹为轴，上身做顺时针摇晃的动作；同时，两手仍然保持"熊掌"的样子，在前胸腹部画圆。眼睛随着摇晃的方向转动。摇晃身体时，可配合呼吸练习，在身体上提时吸气，身体前俯时呼气。

　　五禽戏中"熊戏"的作用是，在摇晃腰部和上身、两拳画圆的时候，让人体内部的气机也随之运转，从而增强脾胃的运化功能。另外，摇晃腰腹，等于是对消化器官进行了内按摩，长期练习可防治消化不良、腹胀、便秘、腹泻等病证。

　　此外，还有灸法，凡是有脾胃疾患的，比如呃逆、胃炎、口臭、腹胀、抑郁症、髌骨软化症、癫痫等都可以坚持灸中脘，灸之前先把中脘揉开，以周边有红晕，内里暖洋洋为好，第一次最好灸的时间长一些，出点汗才好。

　　灸足三里穴，就是在灸人身第一大养生穴。足三里在小腿外侧，犊鼻下3寸，是胃经的合穴。灸足三里穴可以治疗胃病，比如胃痛、呕吐、呃逆、腹胀、腹痛、肠鸣、消化不良、泄泻、便秘、痢疾；也可以治疗咳嗽气喘（因为胃是肺的根）、心悸气短（胃生血不足，心血就不足）、失眠（胃不和则卧不安）、癫狂等症。为什么能治疗癫狂呢？先前讲过，癫狂属于胃寒，或阳明实证，足三里是胃经的大穴，故可以治疗这些疾病。此外，灸足三里穴对腿部水肿、膝痛、下肢痿痹、痛经（胃寒，肾必寒）、脚气等也有疗效。

　　但艾灸足三里有一个要点，即灸足三里穴前最好先灸中脘关元，灸足三里穴是补法，只有先让消化吸收都正常了，补才补得进去。

　　胃经，至此讲完了。关于胃病，我在讲《伤寒论》时讲了好多，比如讲了胃病寒热错杂，讲了青春痘和痤疮，讲了怎么处理呃逆，讲了胃灼热等，大家可以去好好看。

第五章
脾经经脉循行及病证

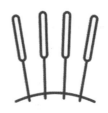

足太阴脾经经脉循行

脾足太阴之脉，起于大指之端，循指内侧白肉际，过核骨后，上内踝前廉，上踹（通"腨"，shuàn）内，循胫骨后，交出厥阴之前，上膝股内前廉，入腹，属脾，络胃，上膈，挟咽，连舌本，散舌下；其支者，复从胃，别上膈，注心中（见图4脾经经脉图）。

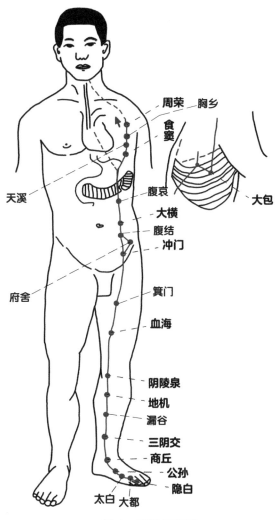

图4 脾经经脉图

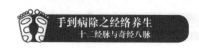
脾足太阴之脉 定位于足，足阴经都是从脚到胸；定性于太阴。手太阴是肺经，肃降全身；足太阴是脾经，运化全身。

起于大指之端 脾经的起始点非常重要，起于大趾之端隐白穴，趾甲角旁开0.1寸。是脾经井穴。为什么叫隐白，隐，隐秘、隐藏也；白，肺之色也，金气也，有土生金之意。现代常用于治疗功能性子宫出血、上消化道出血，因为"脾主统血"。又可以治疗急性肠炎、精神分裂症、神经衰弱等。

隐白穴，也是痛风病的起始点。先是隐白肿痛，然后脚踝肿痛，治病呢，就是把病一点点往人体末梢赶，而不能让病从末梢往里走，所以，吃对了药，病痛又回到隐白穴了，是好事。痛感，从麻木到痛是好事，从没有感觉到又开始疼，说明精足了，开始攻病灶了。

人老时，大脚趾会没有知觉，因为脚趾离心脏远，人老腿脚先老，怎么办呢？一是经常按摩，二是经常泡脚，三是做八段锦的最后一个动作"背后七颠百病消"。

"背后七颠百病消"的动作中还隐含着一个"回春术"，就是提踵的同时，可以配合做吸气提肛的动作。人体衰老时全身脏器会下垂，比如脏腑下垂、子宫脱垂、痔疮等，提拉会阴可以"回春"，可以延缓衰老。每天早晚各做20次"背后七颠百病消"的动作，不仅防老，还防脑病，因为脊髓通脑。但千万不可太过用力，脚后跟顿地要做到只振髓，不伤脚。

针刺隐白穴还能治很多妇科病。比如月经过多、崩漏等。崩指大出血，是实证；漏指滴滴答答，没完没了，是虚证。治疗这两种病，堵法都是行不通的，生生憋回去只会引发更大的问题。血崩者，要发挥脾主统血的作用；漏者，要强壮其阳气，发挥阳气的收摄作用。

小拓展

"背后七颠百病消"的做法为踮起脚后跟（即提踵），十个脚趾抓地，脚趾是足三阴经和足三阳经交汇之所，脚趾抓地可以刺激循行在脚趾上的所有经脉，调节相应的脏腑功能。然后再往下顿脚后跟，通过脚后跟的提起和下落来抻拉膀胱经，更重要的是震动脊柱和督脉，激荡气血，让全身经脉的气血通畅。

隐白为什么能治癫狂症？癫狂症就是脾胃病，脾胃病的虚证是抑郁症，脾胃病的实证是狂证。古代看来躁郁症很多，所以《黄帝内经》反复讲，只要讲到脾胃病，就会涉及躁狂症和抑郁症。现在人若不好好读书，就不会知道脾胃病跟抑郁症和躁狂症的相关性，得了这病，不要盲目治疗，可以先试试中医疗法。

过核骨后，上内踝前廉，上踹内，循胫骨后，交出厥阴之前 从隐白往内踝走，再沿踝骨、胫骨往上走，与厥阴肝经相交。脾经有一个重要的穴位：**三阴交**，即肝、脾、肾三条阴经相交处，也就是三条阴经的毛病它都管，凡交会穴都是特别有用的穴位，要学会使用。**三阴交**，位于内踝尖直上3寸，当胫骨内侧面后缘处。可艾灸10～15分钟。可主治脾胃、肝肾及本经脉所过部位的疾患，如呃逆、呕吐、纳呆、脾胃虚弱、完谷不化、心腹胀满、腹痛肠鸣、水肿、月经不调、经闭、带下、癥瘕、血崩、血晕、死胎、恶露不止、阴茎痛和睾丸痛（这个毛病现在人很多，尤其是手淫过度和久坐打游戏的人，要用砭石锥常按摩三阴交，此处皮肤若有异样，可点刺出血、拔罐）。

上膝股内前廉，入腹，属脾，络胃 "上膝股内前廉"，其实就是到了大腿根内侧，年轻时候脾气足的人，此处双侧各有一块"大疙瘩肉"，裤裆容易被磨破。此处足的人，心气足、脾气大。然后脾经就入腹了，**属脾、络胃**，就是归属于脾脏，并络于胃，也是脾胃相表里的佐证。

在这里说一句关于小孩脾气大的问题，有些孩子脾气大是天性，这个不是病，但总发脾气会伤害自己倒是真的。还有些孩子脾气大是家长惯出的毛病，这是家长要看病，而不是总张罗着给孩子吃药。

脾经因为在大腿内侧，所以不好锻炼，不像膀胱经，压腿就行；胃经，跪着就行。脾经、肝经、肾经三条阴经，就得靠按摩，或平躺床上，两脚相抵，然后做开合动作。

此处有几个非常重要的穴位：隐白、公孙、商丘、三阴交、阴陵泉、血海。可以先用砭石锥从隐白穴划到脚踝下，

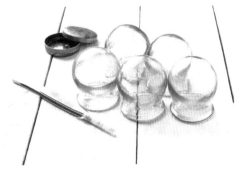

这地方有**公孙穴**：与足阳明胃经相通，位于足内侧，第一趾骨基底部前下方凹陷处，正当赤白肉际。可艾灸 5 ~ 10 分钟。主治脾胃、肝肾及经脉所过部位的疾患，如呕吐、呃逆、反胃、噎膈、腹痛、胃脘痛、食不化、肠鸣、痢疾、黄疸、水肿、眩晕等。

然后沿着胫骨向上，有**阴陵泉**：位于膝下内侧，胫骨内侧踝下缘凹陷处。可艾灸 5 ~ 10 分钟。主治脾胃、肝肾、少腹及本经脉所过部位的疾患，如腹痛、腹胀、食欲不振、水肿、黄疸、霍乱吐泻、小便不利或失禁、遗尿、月经不调、痛经、遗精、阳痿、膝痛、脚气等。

血海：屈膝时，股骨内上缘股内侧肌隆起处。正坐屈膝取之。可艾灸 5 ~ 10 分钟。血海是常用穴位，主治妇科崩漏经带及湿痒疮毒，比如浑身疥癞、两腿疮疡、阴部瘙痒等。

说下阴部瘙痒吧，西医现在治该病，靠涂抹激素，甚至有在外阴注射营养针的做法。其实中医认为，阴部瘙痒首先是血虚。血不足，则痒，按摩或针刺血海，就是在调血。再者，肾主二阴，肝绕阴器，所以病根在肝肾，年龄大后兼之激素水平的变化，这个问题就多起来了。不太严重的阴部瘙痒，日常可以艾灸关元、血海、会阴，或取肝经蠡沟穴、曲泉穴，可以疏泄肝胆，调经利湿。外加苦参 20 g，蛇床子 20 g 煎煮后熏洗外阴。严重的，就得面诊吃中药。

按摩脾经，就是沿着这些穴位按摩，身体的很多不舒服症状都能得到解决。没事时把脚放到膝盖上，腿横放，然后两手大拇指沿着骨头缝一路推上来即可。

关于按摩手法轻重的问题，一定要记住，不是重手法才能解决问题，把身体弄得青一块紫一块的，可能伤气血。孩子若咳嗽，可以一只手握着孩子的胳膊，另一只手沿着孩子大拇指方向，向肺经慢慢捋，大拇指内侧是肺经，外侧是大肠经，捋的过程，肺经、大肠经都按摩到了。手法一定要轻柔。有的时候，母亲一看孩子病了就着急，一说按摩就下大力气，其实这是不对的，千万不要以为"重"才有效果。关于轻和重我就举一个例子，比如我打你，你只会愤怒，而且人在挨打的时候斗志更强；但是如果我轻轻地拥抱你、轻轻地抚摸你，你可能会感动得哭……这就是轻的力量有时比重的力量对人的影响更大的原因，科学治不了情伤，但爱会治愈一切。所以我们要学会轻法，轻柔地对待一切，会让人最细腻的感知力苏醒。

现在有一种治疗方法，认为"推脾经"可以治疗所有的病，有没有道理呢？脾管四方，应该有道理。推脾经前几天超疼，但慢慢就觉得舒坦了。我说过：养五脏心肝脾肺肾，心和肾谈不上养，这两个归天养，别过分耗，就是养。脾和肝对我们来说特别重要，肝主疏泄，脾主运化，所以重要。现在吃的东西有时不安全，但只要有强大的肝和脾，还是能帮我们代谢的。

咱们接着讲脾经循行。

上膈，挟咽，连舌本，散舌下　这句非常重要。**上膈**，膈肌，是上下分界的一个地方，膈肌只要往下一垂，人就会出很大的问题。前面说过，膈肌介于胸腔和腹腔之间，是五脏与六腑之间的间隔，也是阴阳交通的中坚力量。如果膈肌不利，人则胸闷气短。如果膈肌不下，中下焦的东西就会往上涌，人就会呕吐反酸。如果膈肌无力，人就只呕不吐。

挟咽。凡是咽喉疼痛，比如咽唾沫疼，就是脾病。我们总结一下，与咽喉有关的经脉如下：大肠经"**上颈贯颊**"，所以会有喉痹；胃经"**循喉咙**"；小肠经"**循咽**"；肾经"**循喉咙**"；三焦经会"**嗌肿喉痹**"；肝经"**循喉咙之后，上入颃颡**"。由此可见，造成咽喉肿痛之病，至少跟脾经、大肠经、胃经、小肠经、肾经、三焦经、肝经有关，甲状腺功能亢进症（简称甲亢）、甲状腺功能减退症（简称甲减）等也要从这些经脉分析才是。其中，跟"咽"有关的是脾经、小肠经；跟"喉咙"有关的是胃经、肾经、肝经等。咽是上口，喉是中间这个腔。咽唾沫就疼，是咽的事，不是喉的事。但咽部发紧、痉挛这事，跟心脏有关，比如心肌梗死发作，会咽紧，嗓子眼被憋，而不是喉咙紧，所以心脏病发作时，人们会捂着胸口，还会捂嗓子，这就是说心脏病一定跟脾病有关。

关于咽喉病的各种治法，最容易出现寒热方向的辨证错误。咽喉一肿痛，很多人就认为是上火，现在大多数中医跟患者观点一致，认为是风热，喜欢用消炎镇痛药，以至于咽喉反复肿痛。而不知这是脾、肾、肝三阴经的问题，所以《伤寒论》一般把咽痛归于少阴病，是阴盛阳虚，是阴精拽不住虚火。此时当温经散寒、扶阳抑阴才是。

连舌本，散舌下　连舌本，舌为心之苗，脾经连舌本，散舌下，心脏病发作时舌头卷缩，发音不清，所以心脏病的病根儿在脾。

其支者，复从胃别上膈，注心中　这句话是说脾经另有一支脉，从胃上

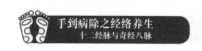

膈，直接注心中。这也是脾胃病与心脏病最具体的关联。至此，足太阴脾经起于隐白，止于心中，与心经相连，即脾经之后是心经。

足太阴脾经穴位，一侧共 21 个，起于隐白，终于大包穴。

脾经经证

下面说脾经经证。

是动则病，舌本强，食则呕，胃脘痛，腹胀，善噫，得后与气，则快然如衰，身体皆重。

一旦脾经得病，因为脾经是"连舌本，散舌下"，所以脾经病是"**舌本强**"，就是舌本僵硬，舌头的软硬跟脾有关。因为"舌为心之苗"，所以舌头如果特别灵活，巧舌如簧，至少表明这个人心思灵活、很聪明、反应快。而舌头僵硬则是心脏病变在脾经的表现。

食则呕，胃脘痛。有人一吃东西就呕，胃气不降，人就会呕。胃脘痛，就是脾胃有寒。脾"**在变动为哕**"。"哕"就是脾病的声音，呃逆或呕吐。气忤逆曰"哕"，往上呃逆也是"哕"。脾的功能在于"升清降浊"，身体能升清，则头脑清爽；能降浊，则六腑清爽。不能升清，则口气重；不降，则腹胀。

脾胃虽然连着说，但二者有很大不同。首先，脾主升、胃主降。二者得病表现不同：阳明病的表现是胃家实、恶热、便秘；太阴病的表现是腹满而吐，食不下，大便溏泻，时腹自痛。人得脾胃病，如先前讲的胃强脾弱，就是胃火大、消谷快、食欲强，这种人本来应该消瘦，但是脾运化无力，无法代谢水谷和水液，由此则生湿，反而成了虚胖，舌周有齿痕。现代医生的治疗就是补气健脾化湿，加上滋阴清胃火，比如用补脾的六君子汤搭配清胃火的清胃散。听着挺有道理，实际上问题没有解决，因为脾不健运是有脾阳虚的问题，唯有阳气可以祛湿。

腹胀是因为脾不运化。现在饭后腹胀的患者很多。凡是有脾胃疾患的，比如呃逆、胃痛、口臭、腹胀、髌骨软化症等，都可以坚持灸中脘。有人说：

您说血虚不可艾灸。我那是指瘢痕灸，如果是悬灸，血虚的人，灸的地方只是会痒而已，无大碍。灸之前先把中脘揉开，以周边有红晕，内里暖洋洋为好，第一次最好灸的时间长一些，出点汗才好。用药可以用理中汤加黄连。在这里，用小量黄连，调整升降，用一点点苦，把焦灼的心气稍微往下带一带。只要心火不再往上使劲地蒸腾，再加上中焦这里一开，气自然就沉下去了。如果反酸、口苦、腹胀等现象消除了，就可以把黄连去掉，继续服用附子理中汤即可。

善噫就是总打嗝，总之是膈肌无力，可以刮痧肺经的中府、云门两穴。中府、云门两穴，虚证都喜欢按，而实证都怕碰，一碰就疼。虚证时，手法重一些；实证时，手法轻一些。按揉和刮痧此两穴，能够舒达内脏抑郁之气。其中，中府主内、主合，云门主外、主开；中府治肺郁之症，偏重在肺气虚，云门治气不得外宣之郁，通经行气居多，好比使阴滞之气，化成云朵而行空宣散，畅达于阳。这些地方一般不宜扎针，所以用砭石刮刮反而更好。

"得后与气，则快然如衰"，是什么意思？没有一个字不认识，可不见得认得字就能够看懂古文。得后与气，后，就是肛门，气，在这里指放屁。得后与气，就是大便后，并且放屁。"快然如衰"，就是大便、放屁后人就舒服了，好像松了一口气，而有点衰疲的样子。有的人腹胀得难受，可以学猫伸懒腰的样子，上床撅着（一定是趴着把腰塌下去，只有屁股顶上来，这才叫撅着），这么撅一会儿就会放屁，腐气一出，人就舒服。

现在很多人不放屁了，有的人吃了理中汤后，会臭屁连天，没完没了。吃理中汤会除秽气、腐气，大便多，然后就是狂困，不分白天黑夜，这时最好就是赶紧睡，睡觉可以把原先身体的损失都补回来。如果不睡，就没办法去病了。其实，吃药吃到这个境界才是最佳境界，无论如何，大睡三天就是脱胎换骨，可好多人连这个都接受不了，说耽误他上班挣钱了。

"快然如衰"，指大便、放屁后，心里特痛快，但感觉好像瘫痪没劲儿了。这就是"得后与气，则快然如衰"，有的人甚至放屁的同时带出稀便了。

这段的最后一句是**"身体皆重"**，这是脾病的一个特点，身体老觉得沉，脾气不升，人就湿气重，湿气重，身体就沉重。胃脘部全憋了，这是气机上下交通出了问题。这个时候一定要通过打嗝、放屁来释放一下。按摩的时候人会打嗝、放屁，也是气通的原因。

《黄帝内经》说："诸湿肿满，皆属于脾。"意思是湿邪会引发水湿停滞、浮肿胀满之证，这些病都与脾相应。湿邪会导致四肢沉重，周身感觉冷并且肌肉酸疼。最关键的是，湿邪最难去掉。水湿初起，上眼皮肿；发展途中，则咳嗽，咳嗽是想把湿邪宣出；等到出现面色苍黄，阴股间寒冷，脚踝肿，腹大时，水湿已成气候，则难治矣。湿邪滞留于肠外，则是息肉；在子宫，则为囊肿、肌瘤。

治疗湿邪的时候，有一个要点，因为风湿之邪留著关节，若一味地猛力驱散，风邪易去，而湿邪却不易尽除。《金匮要略》说："汗大出者，但风气去，湿气在，是故不愈也。若治风湿者发其汗，但微微似欲出汗者，风湿俱去也。"意思祛湿不能大汗，而应该微微出汗，如此才能风与湿俱去，此句是祛风湿的要点，要牢记。

具体方药，可以参照我讲的《伤寒论》讲解：风湿掣痛有三方。

脾经里证

下面看一下脾经里证。

是主脾所生病者，舌本痛，体不能动摇，食不下，烦心，心下急痛，溏瘕泄，水闭，黄疸，不能卧，强立股膝内肿厥，足大指不用。

是主脾所生病者，是说脾经的重症都跟脾脏有关。

首先是"**舌本痛**"，如果有人说舌头疼，马上要意识到这是脾病。舌本痛，首先跟心血不足有关，但脾经"**连舌本，散舌下**"。舌头运动不灵活，外加疼痛，就是脾经病了。俄语有个卷舌音，非常锻炼舌头，舌头的灵活，对心脏有好处。

"**体不能动摇**"。因为脾病在两髀，也就是两胯。反过来讲，要想治脾病，得先开两胯。在中医，糖尿病也属于脾病，所以动两胯就是健脾。比如跳芭蕾舞、跳肚皮舞，"转8字"也成。糖尿病患者通常是上半身有汗，下半身不出汗，就是上下不交通，如果通过转胯能把下半身的汗练出来，基本上血糖就正常了。

咱们先说下"转8字"法，因为脾病在两髀，也就是在两胯，所以，运转两胯是健脾的方法。

小拓展

"转8字"法：自然站立，两脚分开与肩同宽，最好能光着脚在家里踩着垫子练习，因为需要细细地去体会。为什么叫"转8字"呢？因为该动作是先从右脚的脚后跟开始，慢慢重心移到右脚的脚外侧，然后往前压，压到右脚第一个小趾，然后一层一层地，次趾、再中趾、再二趾、再大趾，让每个足趾都得到锻炼。压到大趾以后，从大趾绕到左脚的脚后跟，再重复先前的动作，重心移到左脚的脚外侧，从小趾压到大趾。左右脚都做完后，就像在地上画了一个横着写的8字。做这个动作时，要离厕所近点，因为有人很快就想要去大便。

"转8字"这个动作之所以能解决身体的很多问题，是因为"手足天地机"，把手脚弄好了，能解决很多问题。先说足，小趾走膀胱经，小趾次趾走胆经，大趾、二趾、中趾分别走脾经、肝经、胃经，而脚心涌泉，是肾经的穴位，你看，把脚趾运动好了，多重要。大趾有一个重要的穴位，叫隐白穴，很多人的痛风先在此处痛，这就说明痛风是脾经的毛病。所以肝、脾、肾三条大阴经全在脚上，而膀胱经、胆经两个阳气最足的经脉也在脚上，"转8字"这个动作就是先启动阳经，用"阳"转"阴"，很快身体里面的东西都开始转，很多人不是有便秘吗，转一会儿很容易解决问题。

再说一说怎么出汗算好。一定是从头到脚微微出汗，有的人出汗只出上半身，那就是上下交通的能力差了。有人只是头上出汗，颈部以下不出汗，属于阳虚。心主血脉，心脏就像一个泵，这个泵可以把血一下打到所有的末梢，这个泵往头上打，也往脚上打。如果是腿不能出汗，脚不能出汗，甚至手脚冰凉，就说明心力弱了。关于出汗的问题及其治疗，我在《伤寒论》讲解中也有专讲。

既然脚这么重要，就还得讲一下：人的脚为什么有不好的味道？小婴儿身上脚上有香气是因为还没有吃五谷杂粮。年轻人身上有味道、有脚臭，是火力壮、代谢快、身体好。老年人脚没味道，是气血衰，火力全无。再说脚底属于

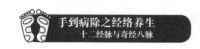

肾经，肾，其味为腐，所以脚臭气味独特。若脚部突然不臭、不汗了，倒有可能是脏腑有病了。

人的脚有酸臭味，原因有三：①浊阴归六腑。②下焦味为腐味。③总捂着。

《黄帝内经》说："**清阳发腠理，浊阴走五藏；清阳实四支，浊阴归六府。**"

"**清阳发腠理**"，腠理就是肌肤和皮毛，其实整个皮肤也是窍，但是神秘的窍，所以叫玄府，"府"就是空，所以皮肤玄府是最神秘的一个窍。阳气呢，可以通过经脉宣发至腠理皮肤。如果你畏寒怕风怕冷、皮肤肿胀，或手脚冰凉、肌肤有异味等，那就是玄府这个"窍"出问题了。如果皮毛被憋，就可以用麻黄。如果还微微有汗，没有全憋住的话，一定会用到桂枝，因为这些全是在宣发腠理，只要辨证准确，药方一上，身体末梢一下就宣发开了。所以，但凡皮肤症状，我的原则就是中医治疗，找不到好中医，就等身体自愈。

"**浊阴走五藏**"，浊阴，不见得都是阴邪，米饭、粥、菜，这些东西，也可以叫浊阴，它们化成的"精"会被五脏收藏，五脏为什么叫"五藏"？就是五脏"藏精气而不泻也"，它收的一定是精华的东西，而渣滓则给了六腑。

"**清阳实四支**"，这句话其实挺重要的，清阳是用来充实四肢的，我们的四肢发沉、发胀都是因为缺少阳气。人老腿先老，就是因为阳气无法供给腿部。总之，清阳之气，全部在四肢，这是我们全身最活跃的地方，阳气足不足，就看四肢的灵活性。《素问·阳明脉解》说："**四支者，诸阳之本，阳盛则四支实，实则能登高也。**"这句多好，能登高，能望远，生命便永远鲜活。

"**浊阴归六府**"，上面不是讲过"浊阴走五藏"吗，怎么这时又"浊阴归六府"了？这里一定要清楚，走五脏的浊阴，指气血之"精"，归六腑的浊阴，指气血所化之"腐"。之所以都称之为"浊阴"，是因为它们都需要气化。精，气化了，则养四肢百骸；腐，气化了，才能排得干净。这些"腐"，一点都没有，生命也会危险，但太多，就是病，所以人还得有大小便，排泄才顺畅，生命才健康。学《黄帝内经》，最好还是看我的《黄帝内经》精讲系列，那种一字一句的讲解真的能让我们开悟。

而脚部在人体最下，得六腑之浊气，又得下焦之"腐"味，又成天捂着，年轻人还有脚汗，过去是布袜子、草鞋还好，现在的鞋子都不利于宣通，气味自然不好。

要想让身体肌肤清香，排泄顺畅，靠的是阳气气化，没有气化，渣滓也成不了"香蕉便"。所以人体气化，就是在干一件事，把生命里的所有东西都要变成极精致的东西，一点马虎不得。生命，就是五脏六腑都要各守其位，每个系统都要把自己的工作做到极致。不能说我是刷厕所的，工资少，就不好好干，越不好好干，你得到的就越少，所以才有"天道酬勤"一词。

其实，这一辈子，无论我们学什么、干什么，都是为自己。学的东西消化吸收了，也是精，也补自己；辛苦干活挣的钱，也是精，也养自己，多余的，还养别人。这一切，就是"不足当自强，有余则分享"。自己多爱自己一点，每天早晨洗脸时跟镜子里的自己微笑问个好，每天晚上躺在床上跟自己的心肝脾肺肾问个好，世界太平，体健神清，感恩知足，就是幸福。

人的所有悲哀在于能源的匮乏，匮乏了，人就会自私，就会在感情上有挫败感。而太阳呢，能量源源不断，就没有分别心，就能不在意好与坏，就能普照万物，气化万物。而人类，只能阶段性地释放自己，除非能量足够，否则自己那点儿能量就只能用于自保。

中医思维的重要性

咱们接着说脾经里证。

"食不下"。脾病和胃病的最大区别是：胃病，看能不能吃，吃多、吃少，是否难受。脾病，是无食欲，无饥饿感。所以有种说法，脾病不离白术，胃病不离苍术。苍术，气辛，味浓，性散能发汗。入足阳明、太阴经，亦能消湿，去胸中冷气，辟山岚瘴气，解瘟疫尸鬼之气，尤善止心疼。但散多于补，不可与白术并论。

脾，喜燥恶湿，湿久必热，如用凉药，则湿气不行，留固于经络，而致痹证。湿性又下行，所以，足痹多于上肢痹。湿热，可以用甘温除热法。

小儿脾胃病看手，手心手背皆热，脾病，用白术散；只手心热，食积，用

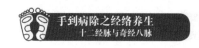

枳术丸。仅手背热，用辛凉解表法。

现在很多人有"食不下"的问题，只是为了吃饭而吃饭，没有食欲。这是因为脾的运化力弱，脾阳虚。很多年轻人只吃鬼食，什么叫鬼食，就是深夜大吃大喝，第二天早晨是起不来的，到下午才醒。久之，自然没有食欲。其实，对饮食的热爱，也是对生活热爱的一种，能吃，也是种幸福。

为什么有些人早上起来没有食欲？真的跟经脉开不开有关。你夜里如果没休息好，全身经脉可能都舒展不开，早上起来自然没食欲。凡十一脏，皆取决于胆，胆的生机不启动，早上的食欲也不强，如果这个时候胆汁开始分泌了，你就会有饥饿感，如果胆汁不动，你就没有饥饿感。所以早晨起来，可以先拍打身体两侧的胆经。

脾经里证还有一条：**烦心**。在《伤寒论》里，一沾"烦"字，就不好办。"烦"，从"火"从"页"，"页"代表"头"，凡从"页"者，都跟"头"有关，比如颈、项、顾（回头）、题等，所以"烦"就是火上头之意。在《伤寒论》里，"烦躁"是一个指标性的东西。人呢，不怕失眠，能够安安静静想一些浪漫的事，也很美好。但如果睡不着还烦躁，就麻烦了，烦，应在心病上；躁字从足，应在肾上。心肾不交，人的失眠就进入困境了。

烦躁，首先不只是"气"的问题，还有"精"的问题，精严重不足就会造成烦躁。如果只是"虚烦"不眠，可以用"黄连阿胶鸡子黄汤"。

黄连阿胶鸡子黄汤对治哪种失眠呢？对治那种白天容易困，而晚上又睡不着的失眠，这是因为阳不入于阴，夜里安静，气过来了，人就多思，不躺下还不想事，一躺下反而浮想联翩。哪怕睡下了，也是多梦。这是阴血不足，收摄力就不够，阳不入于阴，这时不仅失眠，还有点虚烦，甚至心慌。这时，就可以服用黄连阿胶鸡子黄汤。在《伤寒论》讲解中，我不仅讲了黄连阿胶鸡子黄汤，还讲了应对"虚劳虚烦不得眠"的酸枣汤，大家也可以参考。

烦躁，还有一个象，就是"腿不安症"，西医又叫"不宁腿综合征"，原因不明，大概为中枢神经系统疾病。这类患者感觉小腿深部于休息时出现难以忍受的不适，运动、按摩可暂时缓解，其临床表现通常为夜间睡眠时，双下肢出现极度的不适感，迫使患者不停地移动下肢或下地行走。患者常主诉在下肢深部有撕裂感、蠕动感、刺痛、烧灼感、疼痛或者瘙痒感，有一种急迫的、强烈要运动的感觉，并导致过度活动。如此这般，自然失眠，严重影响患者的生活质量，以中老年人常见。部分患者还可能会有病理性赌博、过度购物、性欲亢进等冲动控制障碍症状。而用激素等治疗后，可能会引起患者便秘、尿潴留、瞌睡、认知改变等副作用。

按中医医理推断此病病因。首先是"人老腿先老"，阳气大虚。《灵枢·天年》里说阳气在我们生命中的规律体现是：小婴儿阳气在脚，10岁之前，阳气在腿脚，所以孩子喜欢跑跳。20岁左右，血气方刚，阳气在腿，人就喜好快走。30岁左右，气血满盛，肌肉坚固，因此好走路。40岁时，气血从顶点开始向下衰落，这时阳气已到屁股，所以好坐。50岁时，肝气衰败，出现眼花等疾患，这时阳气到哪里了呢？其实是到了背部，过去还能挺直了坐，这时就开始东倒西歪，喜欢靠着东西坐了，或喜欢"葛优瘫"了。60岁时，心气衰，实则神不足，神不足则容易悲苦，阳气大衰，则好躺着或趴着了……阳气再继续衰落，人的脑子就记不住啥事情了。由此看，腿部的问题首先是阳虚，腿部再出现皮肤枯槁、水肿、瘙痒、灼痛等，就已然是阴也虚了。

其次，所有的抖动不安等，都跟肝精不足有关。刚开始一般先是抖腿，抖腿在古代认为是败家的征兆，精不足则抖，精不足则善恐。这种人先是"烦"，是脾精、心精不足，出现"躁"后，就是腿脚不知安放何处，就是肾精大亏，然后会莫名其妙发脾气，事后会气馁并后悔，过一些日子，"精"更不足的时候，连脾气都不发了，直接就抑郁了。精再不足的时候，就开始想自杀、死亡这些事了。

《伤寒论》明确说：**虚则两胫挛**。针对烦躁、两腿痉挛的情况，给出了良方。

若厥愈足温者，更作芍药甘草汤与之，其脚即伸。

夜半阳气还，两足当热；胫尚微拘急，重与芍药甘草汤，尔乃胫伸。

附：伤寒名方——芍药甘草汤

芍药、甘草（炙）各四两

上二味，以水三升，煮取一升五合，去滓。分温再服。

这个方子，剂量可以大一些，芍药和炙甘草可以用到30～60 g。

芍药甘草汤治腿脚痉挛，以及静脉曲张和夜半腿不安症等。其中，芍药养血平肝，缓解筋脉拘挛，甘草也缓筋急，对血虚引起的腿脚痉挛和静脉曲张有奇效，但老人若阴阳俱虚，还是要面诊，先用他方救其阴阳。

如果烦躁，阳明内结（大便干燥），谵语烦乱，更饮甘草干姜汤。

咽中干，烦躁，吐逆者，作甘草干姜汤与之，以复其阳。

这里，甘草干姜汤治烦躁，吐逆。

还有一种烦躁，是因为误服了桂枝汤、麻黄汤等，大汗亡阳，而导致烦躁、不眠，所以大家用药一定要谨慎。这时要怎么办呢？且看下文：

下之后，复发汗（误下之后又发汗，这就是误治），**昼日烦躁不得眠**（阳旺于白天，阴阳相争就烦躁），**夜而安静**（阴旺于夜里，阳虚则无争，故安静），**不呕，不渴，无表证，脉沉微，身无大热者，干姜附子汤主之。**

> 附：**伤寒名方——干姜附子汤**
>
> 干姜一两　附子一枚（生用，去皮，切八片）
>
> 上二味，以水三升，煮取一升，去滓。顿服。

现代基础用量是：干姜 15 g，附子 9 g。因为现在药店禁用生附子，所以现在都用炮附子。凡有炮附子的药方，都要煮 90 分钟以上。顿服，也就是一次喝完。浓煎顿服，药力大、收效快。

此方，干姜大辛，可以恢复后天脾阳；附子大热，可以救先天肾阳。此方加上炙甘草，就是四逆汤，可此时阴寒太盛，有亡阳的危险，所以不用炙甘草。此方加上葱白，就是白通汤，此刻不见上焦阳郁，所以不用葱白。

另外，还有一个茯苓四逆汤也治大汗亡阳和烦躁欲死。

> 附：**伤寒名方——茯苓四逆汤**
>
> 发汗，若下之，病仍不解，烦躁者，茯苓四逆汤主之。
>
> 茯苓四两　人参一两　附子一枚（生用，去皮，破八片）　甘草二两（炙）　干姜一两半
>
> 上五味，以水五升，煮取三升，去滓。温服七合，日二服。

茯苓四逆汤就是四逆汤加茯苓、人参。

曾有一抑郁失眠患者，服通脉汤，第二天说好，第三天也说好，第四天突然说心慌烦躁欲死，心诧异之，嘱咐其来诊脉，脉象突然显现虚浮数之象，但沉取脉象已比先前大好，显然原先的方子是没有错的。但虚浮数现象又是为何呢？便问患者头天夜里是否去泡澡了，患者大惊，说头天夜里陪客户不仅泡澡

了，还在浴池住了一宿。这也属于大汗亡阳，于是，原方上急加茯苓、人参以救阴，同时益气安神，3剂后，照服原方。这就是茯苓四逆汤的妙用。

这个病例告诉我们，学《伤寒论》入门容易，出徒难，重在临症解决问题，方子用错后，如何救急，才是最关键的。而且，患者在服药期间生活出了什么状况也很重要，比如生了一口大气、泡澡出了大汗等，都会有新症状出现，医生要及时判断。再，因为大家现在担心找不到好医生，听了《伤寒论》后，就自行服药，这样会出很多问题，这时再咨询医生，就没法回答，因为没有望闻问切，不知你用药是否对症，这时出了问题，就一定要把脉判断了。再者，医生就是用对了方子，出现问题时，也要知道患者做错了什么。患者不懂原理，有点问题就大呼小叫，且万般情绪化，但医生要沉住气，不能被患者带着乱跑。

这里补充说明一下，在讲解《伤寒论》一书中，最后每个方子都给出了基础药量，但那只是符合《中华人民共和国药典》的药量，既不是张仲景认为的药量，也不是我认为的药量。所以最好是看过医生后，按照医生给出的方子和药量服用。

刚毕业的学生学完《中药学》以后，基本都不会开方子了。因为这本书全部是按分类来讲，比如清热解毒药、活血化瘀药、祛湿药、解表药等。一个年轻学生，第一次把他扔到临床上，如果没有好老师带，这个时候他一见到患者一身湿疹来找他了，他会怎么样？他脑子里就会嗡一下，因为谁都有第一次，而第一次，无论做什么事，都有点懵，于是就把祛湿药全用上了，这就脱离了中医的根本。他的思维里，忘了脾主湿，忘了肺主皮毛，忘了心主血脉……一味地祛湿，就是只盯结果，没有盯原因，就是医理不通，治疗也必然无效。这时你要告诉他，脾主运化，他脑子一懵，就又上了一堆健脾药，由此，药就越开越多，而全无疗效。这时你再提醒他还有"肺主皮毛"呢，得，又一堆补肺药上来了。我讲过《伤寒论》后，往伤寒方里加药的百姓也很多，他们就是没记住我那句话，不是药在治病，而是药在调动气机治病。学了经脉后，要知道中药最重要的作用是在"通经脉"，经脉一通，病就去了。

不论治什么病，什么东西最重要？思路和思维方法。比如学《伤寒论》，用方子来讲药，才是一个最好的思路。

还是用麻黄附子细辛汤来举例。比如很多人会有低热，39℃以上才算高热，低热就是免疫力差，实际上就是肝肾差。这种热是皮毛被憋，就是干热，小孩特别明显，一定是上身热下身凉，用这个方子就很好。好多人一见发热，就清热解毒，你问他毒在哪儿啊，他也不知道。中医里传说最解毒的一个药就是甘草，你问他麻黄附子细辛汤为什么不用甘草啊，他也不知道，只说金银花就能杀毒，于是上手就是金银花和连翘等。总之，现在很多人的方子，就是一笔糊涂账。

而麻黄附子细辛汤就思路清晰。低热，就是阳虚，就是无力鼓荡寒邪外出。加上这时人体受寒，体表被憋，所以要用麻黄来揭盖子；用附子来兴阳，和固摄少阴心肾；用细辛来搜肾寒，带寒邪外出。这么简单的药为什么没人给你用了呢？主要是怕大汗亡阳死人，人发热的时候一吃麻黄一身汗，所以麻黄一重用就汗多，汗多就亡阳，人就会头晕。用附子就是用少阴肾在里面拽着阳气，用对了就没什么大问题。

既然不敢用药，百姓还是学会推经络吧，这个不仅安全，而且有效。

咱们接着说脾经里证。

心下急痛，溏瘕泄，水闭，黄疸，不能卧，强立股膝内肿厥，足大指不用。

心下急痛。因为脾经"连舌本，散舌下"，而且脾经"注心中"，交于手少阴心经。所以会出现心肌梗死等心下急痛问题。脾病造成的真心痛才是心脏病，反而在心经里却没有明显的心脏病症状。有的患者先是发作了两次心下急痛，或心烦意乱，心里发空，有饥饿感，继而心神飘散，但全当胃病忍过去了，一大意，第三次发作就可能会昏死过去，满身流汗，这时才知是心肌梗死，过去呢，到了这地步，中医也来不及救（当然，遇到高明的针灸医生还是有生还机会的），幸好现在有西医，可以马上安放支架，所以西医也有大用啊！

脾病还有一个**"溏瘕泄"**，即成天到晚腹泻。腹泻实际上是一个严重的脾病，长期腹泻会造成人体的营养流失。腹泻跟以下几点有关：①胃寒，胃寒则不能腐熟食物，人就下利清谷。②脾寒，寒凉伤了脾阳，水谷不化，有的人是腹胀，有人是直接腹泻。③大肠寒，津的功能不足。④长期的心情紧张和不愉快。

小肠虽然负责分清泌浊，但还是会连汤带水地把人体之渣滓输送给大肠，大肠极憋厚，一定会把液津回给小肠，但如果大肠津的功能出问题了，粪便在肠道滞留会被二次吸收，由此产生毒素会损害肝脏功能，影响内分泌，导致皮肤粗糙、长斑、长痘等。阳明燥金收敛过度，津出的液太多，人就发生便秘；津得不足，人就发生腹泻。俗话说"壮汉抵不住三泡稀"，就是腹泻会导致营养液损失惨重，人就没力气了。人腹泻久了，伤及三焦气化，三焦之火也随着肝木陷下，若无火邪，痔疮不至于发作，等三焦火一来，积聚肛门，形成热肿，痔疮就发作了。

《伤寒论》治疗腹泻有几条：

下利清谷，里寒外热，汗出而厥者，通脉四逆汤主之。

下利，腹胀满，身体疼痛者，先温其里，乃攻其表。温里宜四逆汤。

少阴病，下利，白通汤主之。

常年腹泻是必须要治的一种病。因为腹泻不仅会造成营养丢失，还有可能导致肠道大病，也就是溃疡性结肠炎和肠癌。关于这些，我在《伤寒论》讲解中有详解。

治疗无非是先改习性，然后祛寒邪，改变肠道环境。像这种病，就不是某张方子能解决的问题，必须面诊把脉后确定。

水闭，黄疸。水闭就是小便不通，这也是脾病。憋在里面就是黄疸，婴儿黄疸就是脾病，因为婴儿的运化能力太弱，脾主黄色，所以称"黄疸"。关于新生儿黄疸，一种属于生理性黄疸，指单纯因胆红素代谢特点引起的暂时性黄疸，在出生后2~3天出现，4~6天达到高峰，7~10天消退，早产儿持续时间较长，除有轻微食欲下降外，可自愈。但还有一种属于病理性黄疸，需要治疗。

中医治疗黄疸有茵陈蒿汤。《伤寒论》说："**但头汗出，身无汗，剂颈而还，小便不利，渴饮水浆者，此为瘀热在里，身必发黄，茵陈蒿汤主之。**"此方三味药：茵陈蒿、栀子、大黄。服后"**小便当利，尿如皂荚汁状，色正赤，一宿腹减，黄从小便去也**"。此方有趣的是阳明热从燥化，则大便干燥，小便多；从湿化，则小便少，大便不干燥。湿热搏结在内，就是黄疸。茵陈清热利湿，黄就从小便走了。

如果出现癃闭、小腹胀痛、尿不出等问题，日常生活当中还有些小办法。比如有的人在外面冻着了，回家后尿不出来。人冻着，本是该上厕所的，可这种人因为气化不足，导致憋在里面的尿不出来。对于这种受了寒邪之后的尿不出、癃闭的问题，有一种更简单的治疗方法，就是用葱白煎成一锅汤，倒入桶里，人在里面泡着，水要没过肚脐，泡着泡着身体就开始冒热气，如果这时候

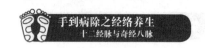
有了尿意，就尿在桶里，因为人一旦出来后就会感觉到冷，尿就又憋回去了。

不能卧，强立股膝内肿厥，足大趾不用。不能卧，就是不能躺下，躺下就难受。"强立"，勉强站立。"股膝内肿厥"，也就是沿着脾经，大腿内侧肿，并且有痛感，这是明显的老年病，很多老年人四肢都是肿的，中医在治老年病方面应该是非常有效的。

不少老年人身上有两个"气不好"。一个是贪，贪什么呢？贪寿、贪药物，大把大把地吃药，吃保健品，把五脏六腑弄得乱乱的。所以孔子说：老，要戒贪。另一个是怨气重，怨天怨地怨儿女，一生没活痛快过。有人说，最佳的养生方法是将老人院和幼儿园修建在一起。这种方法更多地用小孩的天真修复老人，绝对不是老人在修复孩子。我认为老人院应该和宠物园挨在一起，宠物的智商跟三四岁的孩子差不多，三四岁的孩子是最可爱的，会让老人异常欢喜。未来，可能越来越多的人会养宠物，人们对宠物只有付出，而且宠物没有教坏朋友的危险，也没有升学压力，也没有坏心眼，有特别好的疗愈作用。

而且，老年病最关键的不是治疗，而是养护。我说过，治病都要调动元气，老人家元气不足了，之所以得病也是元气虚弱的表现，所以，与其治疗，不如好好养护，肿了胀了，好好按摩，好好艾灸，比乱吃药好。

"足大趾不用"。脾经起于足大趾隐白，足大趾僵硬没感觉，就是脾病，不用就是不会动。怎么办？练习方法是，没事脱了鞋摇大趾，或大趾、二趾相搓，不仅通脾经，健脾胃，还防老年痴呆（阿尔茨海默病）。如果孩子不爱吃饭，也可以帮他按摩大趾，脾经慢慢运化开了，他就吃饭了。或者给他按摩腹部，孩子的病，按摩最好。

很多人说自己的孩子瘦小，脾胃不好。而脾胃不好，孩子的注意力就不集中，做事就拖延。其实这都是家长没带好，个别家长对孩子就像抽风，一会儿狂撸孩子表示溺爱，一会儿又疯了似地训斥孩子，让孩子成天憷圈似的，缩手缩脚，不知道该如何称了家长的意。总说孩子脾胃不好，那孩子吃饭时就别说孩子，写作业时就别训斥孩子！如果你吃饭时，旁边一直有人数叨你，你脾胃也得坏掉。再者，平时不学习一些医疗常识，孩子一病就直接送医院，就急着消除症状，不管对错，先把这个症状压下就好，等另外起了瓢时，再去压，如此总好不了。其实对于孩子的脾胃病，最重要的是爱抚、按摩、揉腹、捏脊等。最好的付出就是陪伴，别总指望用药。

有人问，如何健脾？答曰：锻炼。那做家务是体育锻炼吗？不是，做家务绝对不是体育锻炼。因为多数人在做家务的时候心中有怨气，只要觉得自己的劳动不被尊重，再苦再累，也不是体育锻炼，因为没有办法通经脉。而真正的锻炼，是怀着悠然的心，在阳光下的运动。

痛风、重症肌无力

下面讲一下跟脾经相关的几种病。

●痛风

西医认为：痛风是一种嘌呤代谢失调的疾病，临床特点是血尿酸升高。身体中过量的尿酸结成晶体，沉积在关节内，引起剧痛。通常大踇趾首先发热红肿，有患者描述疼痛感类似于大踇趾被火烧一样。最常发病的关节是第一跖趾关节，但发病的关节不限于此，还常见于手部的关节、膝盖、肘部等，发作后即疼痛无比，活动困难。再严重时会造成关节僵硬并畸形。慢性痛风可导致肾结石、痛风性肾病等。整个发病过程肾也会受损，严重的会发生肾结石甚至是肾衰竭，危及生命。

西医建议的生活方式是：

第一，坚决不吃含高嘌呤的食物，如啤酒、海鲜、动物内脏等。饮酒过量时，酒精摄入是痛风发作的独立危险因素。啤酒中含有大量嘌呤成分，因此诱发痛风的风险最大。啤酒和海鲜尤其是不能同时吃。

第二，可放心吃低嘌呤食物，如蔬菜、水果等。鸡蛋、牛奶（酸奶除外）嘌呤含量少，属于优质蛋白质，痛风人群可以放心吃。

第三，可适当吃鸡、鸭、鱼、肉，但不喝汤，吃肉时最好先用开水焯一下去掉嘌呤类成分。

治疗上，对于很多的痛风患者来说，秋水仙碱是非常熟悉的药物。痛风是一种对身体健康有严重危害的疾病，西医认为目前还没有药物和治疗方法可以治愈该病，只能使用一些药物缓解痛风带来的各种症状。西医认为秋水仙碱用于痛风发作早期时，控制症状的速度快。但秋水仙碱在用来治疗痛风的同时还有巨大的副作用，并且秋水仙碱的毒性也非常大，常见恶心、呕吐、腹泻、腹痛，胃肠反应是严重中毒的前驱症状，症状出现时应该马上停药。肾脏损害可见血尿、少尿，此外，秋水仙碱对骨髓有直接抑制作用，还可引起粒细胞缺乏、再生障碍性贫血。

从中医的角度看，痛风应与脾、肝、肾、肺相关。首先，不通则痛，先发于大踇趾隐白穴（脾经起始点），思伤脾，得此病者大多思虑太过，且没有决断力，首鼠两端，不敢决断，过度思虑而又很难有结果，心情被憋，就容易患此症。世界不怕思索，而怕"思而不得"，怕"欲之不得"。事儿，可以随便想，往高兴处想，往不高兴处想，都可以，但是如果达不成愿望就有可能会造成疾病，思而不得，欲而不得，人就愠怒、郁闷，就阻滞经脉。其发热红肿不过是内有寒邪，人体自保功能在发挥作用，欲攻寒邪于外而显出炎症。此时如找对医生，用药助邪外散即可。发展至膝、脚腕及踝关节时，说明已伤及肺肾，下肢为阴，寒邪、阴邪过盛之时，须大剂阳药急挽狂澜。

此等寒邪是怎么来的呢？

（1）思虑太过而不化，即生寒邪。这个世界不怕别的，就怕总想事而干不成事。什么叫自由人，就是想一件事能干一件事，还能把这件事干成，就叫自由人。比如说我想讲《诗经》，我就把《诗经》讲完了，这就自由，而且身心愉快不会得病。但想干一件事老干不成，老有那么多阻拦就会让你郁闷，就会得病，你就不自由。其实这病先发于大踇趾，从全息理论讲，大踇趾对应脑部，即意味着患此病的人，先是头脑受阻，然后脚不能动，即行动受阻。思，不是一个坏事，善思维，人就开阔，但强项也是弱项。如果思维过度，就伤脾。

痛风为什么会发于脾经呢？脾的运化力不够，寒邪就结晶。所谓养生，就是养肝和脾，就是养人的运化能力和代谢能力。肝就是代谢能力，脾就是运化能力，这两种能力强大了，人就少得病。说句实在话，现在人吃的东西有太多污染和添加剂，肝和脾不强大，人就代谢不了太多的垃圾。脾把人体中焦运化开了，四边都舒服；如果中焦运化能力不够，四边全都被憋。

（2）多食啤酒、鱼、虾、蟹等寒性食物。古人食这类食物时，一般要配以烫过的黄酒，并食姜以驱寒。即便如此，《黄帝内经》还言东方海滨之人多食鱼、虾而多生疮，须以砭石疗之。但今人贪啤酒之凉爽，鱼、虾、蟹之鲜美，且内有忧患焦虑，所以，今人患病，比古人的症状要严重和复杂。

总有人问什么该吃，什么不该吃？其实吃了自己喜欢吃的，就百脉皆畅，就运化吸收得快。不是说痛风是因为吃多了含嘌呤的东西吗？其实，有嘌呤，就有化嘌呤的，这属于人体自保，最根本的还是在人，而不在吃的东西。吃的东西我们只需了解它的阴阳属性，比如，鱼、虾、蟹类偏于寒性，这些东西最好是熟吃，生吃最好用酒浸过，并伴随着温酒和芥末类的东西才易消化。其次，吃鱼、虾、蟹类时，不可以喝碳酸饮料和冰啤酒，碳酸饮料喝多了容易胀气；啤酒就羊肉，一凉一热，容易得消化道疾病；冰啤酒就海鲜属于两寒，容易诱发痛风。那喝什么呢？喝温热的黄酒，或者大麦茶。

（3）少睡伤肝，肝不足，则代谢力量弱。现代人睡眠不足，自然养不起肝。

小拓展

　　痛风患者的养生方法：①去思虑，人生苦短，要率真地表达自己。如果思维过度，就伤脾。其实，善思维的人都是聪明人，但聪明不意味有智慧，智慧的特性是圆融，遇事可以拐弯和回头，就不伤脾。而聪明人不见得圆融，也会一条道走到黑，就容易伤脾。②不食寒凉食物，也不必吃含营养物质太高的食物。因为化不掉，则更调元气和伤阳。说来说去，该病属于富贵病。③保持生活规律，脾、肾、肺、肝强大了，自然化万物。

　　治疗方法：总原则——兴阳。第一，初得病者，可以针刺强刺激"中渚"和"足临泣"两个穴位，很快就可以痊愈。第二，久病者，可以重灸中脘、关元。瘢痕灸可治愈此病。第三，把脉服用中药，以四逆辈兴阳为主。第四，不能为了缓解疼痛而揉捏患处，否则会造成骨膜增生，将来极不容易复原。

　　缓解痛风疼痛的两个按摩方法：①按压足阳明胃经的经穴解溪穴，此穴有散水之功，也可以艾条灸5～10分钟。②指压太白穴3分钟，然后揉搓足少阴肾经、位于内踝后下方的水泉穴。③用电吹风吹后腰命门穴20秒，注意防止烫伤。

●重症肌无力

重症肌无力是一种常见病，发病初期患者往往感到眼睛或肢体酸胀不适，或视物模糊，容易疲劳，天气炎热或月经来潮时疲乏加重。其症状表现是：眼皮下垂、视物模糊、复视、斜视、眼球转动不灵活，骨骼肌明显疲乏无力。最严重时，咀嚼无力、饮水呛咳、吞咽困难、颈软、抬头困难、转颈和耸肩无力。

关于重症肌无力，西医有一种手术疗法。西医认为 90% 以上患者有胸腺异常，胸腺切除是重症肌无力有效的治疗手段之一，据说大多数患者在胸腺切除后可获显著改善。但我见过胸腺切除后没有改善的，所以至今都无法理解这种做法，看来还要继续学习。但中医治疗这种病的方法越来越得到重视。

首先"脾主肌肉"的问题。

中医认为，凡是肌肉痛、肌肉麻木、肌肉酸痛、肌肉无力、肌肉萎缩，均属于脾病。脾虚不虚可以看手指指腹饱满不饱满，如果手指指腹是皱的，就像洗完澡以后那样，那就是典型的脾虚。很多人减肥后，手指指腹就瘪了，就没有弹性了，这就是伤脾了。脾虚则面黄肌瘦，或面庞浮肿，没有弹性。其实人老了，皮肤松弛也是脾虚。

中医认为，**"在体为肉，在藏为脾"**。其在天为湿，在地为土，在人体就运化为肉，在器官就是脾及其连带组织，这些都是同气相求的。肉大还是脾大？当然是肉，因为全身都有肉，脾主肌肉，所以全身又都有脾的功能。心主血脉，全身无处不血脉，所以全身都是"心"。

一般什么会伤到肌肉？风、寒、湿最伤肌肉。

首先要说清楚一个概念，风、寒、暑、湿、燥、火这六气首先是天地之正气，六气太过，或不及，才有邪气的概念。六气对应五脏是肝风、心火、肺燥、肾寒、脾湿。风，是肝的本性，但风邪具有游走性，所以肝病也有游走性，串着疼，一会儿这疼，一会儿那疼。湿，是脾的本性，我说过：没有湿，也沤不出精华，也长不出肉肉；但过湿，则伤脾，人则虚胖，而**"肉痿者，得之湿地也"**，即过湿，又会肌肉萎缩。寒，是肾的本性，没有寒凝之性，精也藏不住，但寒邪过重，则伤肾，伤肾，则伤全身。

风、寒、湿伤人后的表现是什么呢？《黄帝内经》说："**水始起也，目窠上微肿**，如新卧起之状，其颈脉动，时咳，阴股间寒，足胫肿，腹乃大，其

水已成矣。以手按其腹，随手而起，如裹水之状，此其候也。" 这句话翻译过来就是：水肿初起之时，眼袋微肿，好像刚起床的样子，同时颈脉有明显的搏动，还会咳嗽。大腿根部有寒湿，脚踝肿，腹部也大，这就是水病已成形了。再用手按其腹部，随手而起伏，好像裹着一包水的样子，这就是水湿之病。

肌肉最怕什么？湿重，土气太重或者土气被憋。阳气不足，则湿重，过湿则伤脾，湿土太黏滞了，伤到人，就是浮肿。人 50 岁之后肩膀肌肉粘连，也是脾病，所以叫"五十肩"。

如果脾的功能很好，脸就很丰满，口唇也比较红润，吃东西也香；如果面黄肌瘦，口唇不红润、颜色特别淡，就表明脾的运化能力出了问题。还有一类病在日常生活中特别多，比如说有的人以前挺精神，后来上眼皮就耷拉下来了，有人认为是自己老了，其实不是，是"脾主肌肉"的功能差了，属于肌无力了，因为中医讲上眼皮就属脾。还有人早晚眼皮总是肿的，属于脾阳不振，湿邪化不掉。还有人有总眨眼的毛病，特别是孩子，一般到医院里，就诊断为多动症。其实在中医里，还是肝脾的问题，风木克脾土，人就会不自觉地眨眼，这类孩子通常被惊吓过，孩子本来脾胃就弱，再被呵斥惊吓，就会有这个毛病，从脾胃治疗，吃点中药就好了。

再者，两足萎软不用，跟胃经、冲脉、带脉、督脉也都有连带关系。现在有很多孩子从出生就两腿无力、两脚无力、不能行走，西医多判断为基因缺陷，其实在中医上也属于先天冲脉、带脉、督脉病，家长相信了是基因缺陷，还到处乱治，最终一定无效。但中医遇到此症，因为是先天病，也颇为棘手。

总结一下痿证的发病原因：

（1）脾胃亏虚。胃为水谷之海，脾胃为后天之本、气血生化之源，脾胃亏虚，化源不足，常致痿证。

（2）寒湿致痿。《灵枢·九宫八风》说："**犯其雨湿之地，则为痿。"故圣人避风，如避矢石焉。**即，如果冒雨或涉水，或久居潮湿之地，感受湿邪，伤于肌肉，便会发生痿病。所以，深知养生之道的人，预防贼风邪气，如同躲避弓箭和礌石的射击一样。

（3）肺热致痿。《素问·痿论》说："**五脏因肺热叶焦，发为痿躄。"**

（4）湿热致痿。《素问·生气通天论》说："**因于湿，首如裹，湿热不攘，大筋软短，小筋弛长，软短为拘，弛长为痿。"**

（5）情志致痿。《三因极一病证方论·五痿叙论》指出："随情妄用，喜怒不节，劳佚兼并，致内脏精血虚耗，荣卫失度……使皮毛、筋骨、肌肉痿弱无力以运动，故则痿躄"。

（6）肾亏致痿，《灵枢·本神》说："恐惧不解则伤精，精伤则骨酸痿厥。"

（7）缺少活动致痿。

《素问·藏气法时论篇》说：**脾病者，身重，善饥，肉痿，足不收行，善瘈（肌肉抽搐），脚下痛；虚则腹满，肠鸣飧泄，食不化。**即，脾脏有病，则出现身体沉重，容易饥饿，肌肉痿软无力，两足弛缓不收，行走时容易抽搐，脚下疼痛，这是脾实的症状；脾虚则腹部胀满，肠鸣，泄下而食物不化。

关于肌无力，《素问·太阴阳明论》的解释是，脾病而四肢不用，是因为：**四支皆禀气于胃，而不得至经，必因于脾，乃得禀也。今脾病不能为胃行其津液，四支不得禀水谷气，气日以衰，脉道不利，筋骨肌肉皆无气以生，故不用焉。**意思是，脾运化无力，不能向四肢疏布水谷精微，肌肉便一天天地缺气少血，久之，筋骨无力，肌肉痿软。所以，此病以健脾为第一要务。

我原先见过一个严重的痿证患者，是由她先生抱来的。患者是会计，病因有三：第一，老用脑子，思伤脾。第二，总生气，怨气大。第三，常年正对着空调吹。所以她得了痿证，从脾胃治就成了，一个月后，就能自己坐火车来了。

肌无力怎么治疗呢？《黄帝内经》说：**治痿者，独取阳明。**一句道破治疗痿证的根本。阳明与太阴相表里，要用阳明之燥气、热气对治太阴之湿气、寒气。具体治疗方法，岐伯说：

（1）调补各经的荥穴，"荥主身热"，"身热"就是因为经脉被堵住了、被憋住了，而产生了热，因寒邪凝聚而发热，"荥穴"有去热、泄热的功能。把荥穴的道理用在用药上，就是先打开拥堵的通路，比如，先用四逆汤等祛全身寒邪并恢复生机，用真武汤等祛除脏腑寒湿之邪，用附子汤等祛经络风湿邪气，用葛根汤等恢复肌肉腠理功能。

（2）疏通各经的输穴，"输主体重节痛"，输穴可以解决身体沉重和身体疼痛的问题。"体重"就是湿气重，而"节痛"，我们前面讲了，不单指关节痛，而是指元气出入的穴道，凡是身体的疼痛、沉重的毛病，得通过这些输穴治，才好利用元气，也好让气机变化。脾经的五输穴是：**隐白、大都、太白、商丘、阴陵泉**，太白穴，名字源于太白金星，主兵力，此穴用好了，既能杀魔，又能扶正。把输穴的道理用在用药上，就是培元固本，用桂枝汤恢复营血与卫气功能，用附子理中汤恢复脾胃运化功能。但必须根据病情的变化而随机应变，不可拘泥，更不可随意将两方合并。

《伤寒论》里有两个方子，都对中焦脾胃有益，一个是理中汤，一个是小建中汤。从名称上看，理中就是治理调节，建中是培补、建设之意。打个比方说吧，理中汤像生命的管理者，小建中汤像生命的抚慰者。先说理中汤吧，中焦，在上生肺金，在下克肾水，对于不孕不育的患者，一般先用理中汤打底，服过药后，男性的指征是先恢复晨勃，这就是身体在恢复到年轻状。女性呢？多年不再想恋爱的事，突然间春意盎然，想谈恋爱了，这不是也年轻了？这就是脾胃管四方之意。《黄帝内经》说脾是"谏议之官"，就是指脾胃是观察问题的高手，同时又是解决问题的高手。

用理中汤，是让自己产生生气、生血的能力。它要生气生血就要先除肿胀，因为湿气特别耗气耗血。人生都有事，都有想不通生气郁闷的时候，人人都有情绪，所以人人都有寒。要想生气生血就要先祛寒和湿，所以有的人一服用理中汤，身体就开始肿和胀，或出现腹泻，可理中汤里并没有腹泻药，这是因为湿气要么从皮走，从皮肤走，就是肿胀；要么从大小便走，从大便走，就是腹泻，屁还特别多。而且服用理中汤，还从原先食不下变成特别能吃了，更严重的反应是把心脏里面的病往外赶，赶到心包经时就出现"心中憺憺大动"，所以有人就害怕服用理中汤。反过来讲，理中汤是发症状最有力量的，而且也是驱病最有疗效的。但因为服用理中汤发病反应大，所以大家一定要听医生的。

小建中汤，由桂枝汤倍芍药加饴糖组成，即先补虚而缓急，其中饴糖就是麦芽糖，富有营养而安抚小肠，既补虚又补血，因其甜，而能缓解经脉拘挛，安抚腹痛。关于小建中汤，具体可以看我的《伤寒论》讲解。

最后，治疗痿证的一个方法是导引按跷法。《素问·异法方宜论篇》说："**中央者，其地平以湿，天地所以生万物也众。其民食杂而不劳，故其病多痿厥寒热，其治宜导引按跷。故导引按跷者，亦从中央出也。**"意思是中原这个地方，物产丰富，资源丰厚，大家想一下，这个地方养什么人？比如南方养勤快人，西北养圣人，北方养玩家，或者玩文学或者玩二人转的。中原呢，养懒人。不用干什么活儿，老天就给饭吃。所以"其民食杂而不劳"。他们吃得好，又吃得多，又不用太干活，所以他们就会得壅滞的病，"故其病多痿厥寒热"。痿，是四肢痿软；厥，是四肢冰凉。

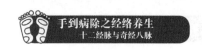

有人会说：中原人不是总吃好东西吗，怎么还会五脏虚？吃好的、喝好的，不见得不生气，光吃不运动，也不行。

中原之人，容易得痿厥之症，该如何治疗呢？《黄帝内经》给出的方法是导引按跷。

导引与医学的关联

咱们先说导引。

导引术在古代叫内景导引，外景导引就是按摩推拿法。

从某种意义上说，按摩是一种被动行为，而导引是一种主动行为。也就是说，自我锻炼的导引术，是一种自己唤醒自己身体感觉的根本行为。人的生命到底要掌握在谁的手中？当然是自己手中。这是中医养生的核心思想。你自我锻炼一分，生命就会回报你一分。从养生角度讲，扎针、按摩，都赶不上练导引。将导引的动作做到位，就能解决很多根本性的问题。

导引，自古有之。在医巫不分的年代，医疗的各种手段都有点神乎乎的特性，比如，药酒最初用于通神，所以说"药不玄暝，其疾不瘳"，就是吃了药后不晕乎，病都好不了，晕乎的一瞬间，心肾相交，病就好了。针刺、砭石则来源于驱鬼；导引则源于巫舞和禹步。据说黄帝也跟云师学习过导引，所以，导引一直是治病和经脉养生的重要手段。

按理说，舞蹈是导引术的前身，人们发现舞蹈有宣导气血的作用。《吕氏春秋·古乐》记载：尧舜时期，洪水泛滥成灾，阴雨连绵，空气湿冷，沼泽遍地。这种气候令人心情阴郁，而且，由于长期生活在潮湿阴冷的环境中，人们体内气血淤滞、筋骨萎缩、腿脚发肿、行动困难。为了缓解人们的病痛，尧帝便编排了一种舞蹈，教人们通过舞蹈来活动全身的关节，疏通经脉。

之后，又有了禹步。关于禹步，《尸子》云："古时龙门未辟，吕梁未凿……禹于是疏河决江，十年未阚其家，手不爪，胫不毛，生偏枯之疾，步不相过，人曰禹步。"意思是大禹治水，得了风湿痹证，走路一瘸一拐，只能拖着脚走，出现了一种奇怪的步伐，叫作禹步。人们因为太崇拜他了，觉得圣人的步伐一定大有讲究，便跟随着他一起这样走。

史载大禹步法："**禹步法——正立，右足在前，左足在后，次复前右足，以左足从右足并，是一步也。次复前右足，次前左足，以右足从左足并，是二步也。次复前右足，以左足从右足并，是三步也。如此，禹步之道毕矣。**"认为这种步法，可避"百邪虎狼"。

后来，就越来越讲究，"**诸步纲起于三步九迹，是谓禹步……其法先举左，一跬一步，一前一后，一阴一阳，初与终同步，置脚横直，互相承如丁字，所以象阴阳之会也**"。跟阴阳相关联了。再往后，就跟天文相关联了，步法依北斗七星排列的位置而行步转折，宛如踏在罡星斗宿之上，又称"步罡踏斗"。最后，又与九宫相连，借用八卦乾、坎、艮、震、巽、离、坤、兑与中宫9个方位，象征汉代九州地名，作为禹步的周旋之地，法师一边走禹步，一边念唱步罡的口诀。总之，越来越神秘，越来越脱离民众。

现在人们关于导引的认知基本上源于健身气功四部功法——易筋经、五禽戏、六字诀、八段锦。其中，易筋经之"易"有变易的意思，"筋"指筋脉，强调"一年易气，二年易血，三年易精，四年易脉，五年易髓，六年易骨，七年易筋，八年易发，九年易形"，所以说，习练"易筋经"明经络气血。五禽戏为大医华佗所创，讲究动作与五脏的关联。六字诀为养生家陶弘景所创，专门讲究五音与脏腑的关联，所以说六字诀明脏腑。由此可见，四部功法之中三部都跟医家有关联。

导引，意为"导气令和，引体令柔"之意，即使"气"更平和，使"体"更柔软。所以，导引始终是中医内涵的一部分。

其实对医家而言，自有医书以来就已经把导引、行气等作为治疗方法。比如，《灵枢·病传》中黄帝问道："**余受九针于夫子，而私览于诸方，或有导引、行气、乔摩、灸、熨、刺、熓、饮、药之一者可独守耶，将尽行之乎？**"其中，导引、行气排在医疗手段之首。还总结了导引疗法的适应证有"痿、厥、寒、热"和"息积"，临床配合"按跷"进行；还提到以汤药、导引配合治疗筋病。甚至告诉我们哪些人可以行使导引、行气这项工作。"**缓节柔筋而心和调者，可使导引行气**"（《灵枢·官能》）。即肢节和缓、筋骨柔顺、心平气和的人，可以让他承担按摩导引的工作。

华佗的《中藏经》中也指出"**导引可逐客邪于关节**""**宜导引而不导引，则使人邪侵关节，固结难通**"。指出很多人适合导引而不做导引，就会使病情

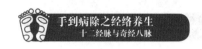

严重，而得各种关节病。

张仲景的《金匮要略》中也曾提及导引、吐纳。"若人能养慎，不令邪风干忤经络，适中经络，未流传藏府，即医治之，四肢才觉重滞，即导引、吐纳、针灸、膏摩，勿令九窍闭塞。更能无犯王法、禽兽灾伤，房室勿令竭乏，服食节其冷、热、苦、酸、辛、甘，不遗形体有衰，病则无由入其腠理。腠者，是三焦通会元真之处，为血气所注；理者，是皮肤藏府之纹理也"。即人如果能慎重养生，不让邪气侵袭经络，不让邪风中经中络，使邪气不得入脏腑。人刚得病时，就要用导引、吐纳、针灸、膏摩等方法，如此就不会九窍闭塞。更进一步的养生方法就是：①无犯王法，即不要逆天而行；②躲避禽兽灾伤；③不过分房劳；④服食节制冷、热、苦、酸、辛、甘，不使形体有衰，病则无由入其腠理。腠者，是三焦通会元真之处，为血气所注；理者，是皮肤脏腑之纹理。

导引，正式作为医疗手段之一，由古代中央政府权威机构颁布，则与太医令巢元方有关。公元610年，巢元方撰《诸病源候论》一书。全书只讲各病的证候及发病原因，不提药物治疗，而是汇集了213种适于"辨证施功"的功法，用于治疗278种疾病，方法简便，具有很高的实用价值，标志着导引气功在医学上的应用已进入成熟的阶段。

例如，标明"肝病候"条目下的方法是"肝藏病者，愁忧不乐，悲思嗔怒，头眩眼痛，'呵'气出而愈"。"心病候"条目下导引法是："心藏病者，体有冷热，若冷，'呼'气出；若热，'吹'气出。""脾病候"导引法是："脾藏病者，体面上游风习习，痛，身体痒，烦闷疼痛，用'嘻'气出。""肺病候"导引法："肺藏病者，体胸背痛满，四肢烦闷，用'嘘'气出。""肾病候"导引法："肾藏病者，咽喉窒塞，腹满耳聋，用'呬'气出。"呵、呼、吹、嘻、嘘、呬，就是六字诀，六字诀用以治五脏病并非始自巢氏，而是始于五代梁朝之陶弘景（公元456—536年），但作为政府颁布之医疗方法则是巢氏的功劳。

《诸病源候论》的另一特点是简明扼要。巢氏所介绍的各种方法均非常简单，便于日常实施。例如"风旋"，其养生方只有一个动作："以两手抱右膝，着膺。"仅八个字即除风旋。治"大便不通"："龟行气，伏衣被中，覆口、鼻、头、面，正卧，息息九道，微鼻出气。"22个字，把调形、调息要领剖明无遗。术式复杂，不见得效果就一定好，相反，术式简明，却可以开"方便"之门。

在《伤寒论》讲解中，我专门讲了中医元气说。其实，人的生老病死都与元气相关。

而《黄帝内经》开篇《上古天真论》中，用"女七男八"之说解释了元气的自然规律：女子在四七二十八岁时生命达到一个顶点；五七三十五岁的时候，阳明脉衰，身体开始走下坡路。而男子身体走下坡的开始点，是在五八四十岁左右。人的生命有高峰有低潮，知道了这点，我们就要注意自己身体的变化，在某个阶段做某个阶段应该做的事。

元气消耗多少，必有症状。比如，女人 35 岁开始头发斑白，肤色暗淡。一般来讲，人元气的衰落按经脉走，但如果吸毒、服用激素，则属于重调元气，则可能一下到底。

元气积累多少，必有表现。比如《素问·上古天真论》中的得道之人可以超越女七男八，所以有真人、至人、圣人和贤人之说。总之，元气难积而易散，关节易闭而难开。所以养生的功夫就在于积精累气，积精，首先是不耗散；累气，则是通过健身气功开关节、拉筋脉。

人衰老是由于元气损耗导致。中医认为：肾为先天之本。而元气藏于肾。所以，元气的损耗主要是指肾气衰败。人的元气是一个定数，无论你是贫穷还是富有，元气并不因为你财富多而多赋予你一分，因你贫穷而少给你一分。生病和衰老都源于对生命的过分消耗，如果人能知道哪些事可做，哪些事不可做，懂得持戒和固守元气，就能延缓衰老。

其实，即便元气是一个定数，我们的人生仍然有"加减法"，即我们有些活动是在增加能量，有些活动是在耗损能量。我们要学会增加能量的方法。比如，快乐就是在做加法；可如果我们总生气，经脉被憋或被堵，就会损耗胃气，直接影响造血功能，这就是做了生命的减法。我们的饮食也好，锻炼也好，都是一个给生命做加减法的问题。吃好睡好，适量运动，能量就能增加；整天好吃懒做，生气郁闷，就是在减少能量。

另一个导致人衰老的原因是"识神过亢"。即七情六欲过盛，干扰了我们的元神。七情六欲泛滥，会导致胃肠溃疡、心肌梗死、脑出血、高血压、失眠、头痛、红斑狼疮、皮肤病等很多精神因素所致的疾病。

对于红斑狼疮，西医认为是一种典型的自身免疫性结缔组织病，多见于 15～40 岁女性，原因不明，所以一般是用激素治疗。我治疗的一位得红斑狼疮疾患的妇女就是当年与先生网恋，遭到家庭反对，便私自离家出走，远嫁

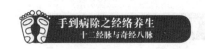

北京，不受婆婆喜爱，连生两个孩子，婆家、娘家都不管，她在忧苦中病情此起彼伏，最后导致干燥症和红斑狼疮等，所以说这些病都有情志过极的底子。

而习练传统健身术，能够预防和治疗疾病到底是指什么呢？其实是指两个方面：一为扶正，二为驱邪。

首先是扶正，即扶助正气的问题。只要我们坚持健身运动，首先可以起到的一个作用就是"表不虚"。所谓表不虚，是指皮肤不怕风和寒，这样一来，我们的经络就不容易受到外来的侵害，我们患感冒的概率就会大大降低。要想表不虚，泡澡和搓澡也是好办法，甚至比拍拍打打的锻炼法还好。用西医的话来说，就是可以促进微循环系统，更重要的是舒缓压力，解皮毛之紧，解内心之忧。浴乎沂，风乎舞雩 (yú)，咏而归。这可是孔老夫子追求的境界啊！

其次，习练传统健身术可以增强我们呼吸系统的功能。练功当中就会不自觉地练呼吸吐纳。尤其是六字诀，六字诀专门靠发声、呼吸吐纳来锻炼五脏六腑。古语云："纳气有一，吐气有六……用心为之，无所不养，愈病长生要术。"但同为心音，一定要懂"啊"是散法，"呵"为补法。由此可见古人对吐纳呼吸作用的高度认可。

锻炼可防病治病，但有一个要点，就是贵在坚持。"久行之，百病不作"。所谓"久行之"，是指要天天坚持，不能三天打鱼，两天晒网。我们不要拿"工作太忙了，没有时间"当作借口，透支现在就是在透支未来，早晚会后悔的。给自己规定一个每天锻炼的计划，完成它才可以睡觉。其实你坚持一段时间就会发现，每次习练完健身气功这类传统健身术后，会感到全身通泰，神清气爽，睡眠质量都能大幅度地提高。

学习经脉后，我们可以自创很多自救小动作。比如，"五趾上扬"这个小动作，我们随时都可以做。"五趾上扬"就是使劲地上抬我们的五个脚趾，让它们都往上翘。注意，脚掌不动，只是立五个脚趾。我们在办公桌前、在看电脑时、看电视时、开会时，都可以做这个动作，既不耽误时间，又能锻炼身体。因为大姆趾走脾经、肝经，二趾、中趾走肝经、胃经，次趾走胆经，小趾走膀胱经，脚趾既是阴经的起点，又是阳经的终点，所以这个动作最大的好处是可以让气沉下去，可以降血压，可以聪耳宁神，舒筋活络，对强健腰脊也有好处。如果觉得自己气机上不来，也可以练习五趾抓地，但这个就要站着练习了。

其实，不管哪种体育健身功法，都是先动脚，后动手，这到底是为什么呢？

道理很简单：我们的身体就像一棵大树，脚为根，而手则是枝杈。我们要先动脚，以便让气血流到枝杈上来。

　　其实，习练导引的注意事项，也是我们平时锻炼的注意事项。只是导引术若加上了呼吸法或气功，容易走火入魔，这个比较难救，治疗起来得找明白人。但习练易筋经等，就不会出现这些问题，因为易筋经强调的是"以形领气"，在做动作的同时不让你主动去关注呼吸，呼吸跟着动作走，因此不会出岔气这些问题。

　　习练导引的注意事项如下。

　　（1）每天练几次？

　　《易筋经》原文的要求：初练者，"日行三次"为宜。即早、中、晚三次。现在大家每日练两次，每次一遍即可，每个动作做三遍最好。但有些动作必须按内容规定做，比如"推窗望月"这个动作要求做七次，那就得做七次。

　　（2）什么时间锻炼为好？

　　凡行导引，古人认为夜半及平旦将起之时最好，此时气清腹虚，行之益人。现代人，早晚练习就好，这时天静、地静、人静，脏腑亦清静，锻炼最好。

　　（3）练习时不得惊吓

　　古代人练功时都要有人守候，不得惊吓，此时大惊吓会扰乱气机，得大病。另外，风雨雷电时不能练功；日食、月食时不宜外出练功。《黄帝内经》称风雨雷电为"虚邪贼风"。凡风雨雷电之际，都是天地自然中邪气特别强大的时候。此时练功，容易导致邪风入侵人体。

　　（4）练功前先活动关节

　　人体关节是气血留驻之所，所以要先活动开，让邪气有去处。人体关节从上到下包括：颈椎关节、肩关节、肘关节、腕关节、手指关节、腰椎关节、髋关节、膝关节、踝关节、跖趾关节等。习练导引前，先让这些地方放松。

　　比如活动腰椎关节：双手掐腰，大拇指顶在背部的腰眼上。双手护住腰，手和腰保持不动，活动身体，转动腰部，这样就把腰椎关节松开了。身体比较虚弱的人练功时动作可以缓慢一些，比较强壮的人则可以稍微快一些。我们可以根据自己的气血水平加以调整，自我锻炼是安全可靠，没有副作用的。

　　（5）练功后，最好拍打一下全身

　　为什么要拍打全身呢？习练健身气功是一个能量聚集的过程，体内能量聚集，对身体有强烈的内按摩作用。练功后，通过拍打全身可让身心舒缓下来，让身体的能量再慢慢地恢复到正常的状态。另外，练功主要是作用于人体的筋骨层面，同时对肌肤腠理层面也有一定的锻炼效果。收功时拍打肌肤腠理，可让气血输布得更加均匀。

那么，应该如何拍打呢？拍打需要有一定的次序，我们应按照从阴经到阳经的顺序拍打。首先从肺经的起始点——云门、中府开始拍打。用空拳或空掌，从云门、中府拍起，再到胸部、腹部；然后，往下拍打腿部经脉，先拍大腿正中线里侧的阴经；再拍大腿外侧的阳经，沿着大腿外侧往上拍打；再拍手臂，先拍手里侧的阴经，从肩部到手指，再拍手臂外侧的阳经，从手臂到肩部，反复拍打 2 ～ 3 次，从左到右。然后可以大吼一声，把脏腑的郁滞宣泄出去，振奋精神。

（6）练完功一定要及时把汗擦干

中国的传统体育锻炼不像西方体育锻炼，运动完之后全身大汗淋漓。进行完传统体育锻炼后，身体只会微微出汗，它讲究的是"沾濡汗出"。如果练功时，只上半身出汗，而腿没有出汗的话，说明上下不交通；等练到腿部也微微出汗时，就说明上下交通了，锻炼有效果了。

在练完功全身都微微出汗的时候，应及时把汗擦干。因为在我们出汗的时候，毛孔处于一种宣开的状态，"虚邪贼风"很容易侵入体内，伤害脏腑，导致疾病。所以，在练功后把汗擦干，这不仅是对身体的保护，也是对肌肤腠理的保养。

（7）练功后一定要喝一大杯白开水

这杯水，要慢慢喝。即使我们运动后感到浑身燥热，也不能喝冷饮，否则容易造成心律失常等诸多问题。

（8）饭后、酒后不宜练功

人刚吃饱时，全身的气机都在消化食物，气机本身处在过度运化的时期，这时，想要宣开气血是很不容易的，上调气血也很难，因为中焦处堵了一堆饭呢。若硬生生地调动气血，很容易导致头晕、眼花。

另外，男女过性生活前后一个小时不宜锻炼。女性怀孕期间和产后 40 天内也不宜练功。

最后，生气时不宜练功。生气时，体内憋着一口气，这时强行练功，会影响气血的流通，甚至会出现危险。所以，在生气时切记不要练功，等到心平气和的时候，再去练。再者，练功后忌生大气，这时若生气，会把疏通开的经脉立刻憋住，对身体有大伤害。

刚刚开始练功时常会有些不舒服的感觉，比如练"两手托天理三焦"掌根上撑时，有的人背部会出现抽搐、肌肉痉挛等情况，其实这正是身体病灶所在的地方，坚持练下去，这种不舒服的感觉就会消失。

现实生活中有很多脊柱侧弯的人，正常人的脊柱从后面看应该是一条直线，并且躯干两侧对称。如果从正面看有双肩不等高或后面看到有后背左右不平，就应怀疑"脊柱侧弯"。较重的脊柱侧弯则会影响婴幼儿及青少年的生长发育，使身体变形，严重者可以影响心肺功能，甚至累及脊髓，造成瘫痪。轻度的脊柱侧弯可以观察，严重者，西医认为需要手术治疗。

其实，小孩子的脊柱还在生长中，如果能习练易筋经，可能很快就得以恢复。你想，强直性脊柱炎患者，都能靠习练易筋经得以修复，轻度的脊柱侧弯就更没有问题了。其实，大家可能更关注脊骨的问题，而不知道解决脊骨的关键在于脊骨两边的筋和肌肉，松开了筋或强健了筋，才能彻底解决脊柱侧弯的问题。

再者，还有车祸后遗症的人，也必须习练易筋经，在出车祸的瞬间，人的五脏六腑可能都出现扭曲、变形，骨架和骨盆也会出问题，即使没有内出血，身体也会有各种不舒服，到医院检查也发现不了问题，所以，如果找不到好的正骨师傅，就只能靠习练易筋经慢慢恢复，否则老了以后会有很大的麻烦。

脾主统血

这一讲我们讲一下"脾主统血"的问题。

中医所说的"血"，和西医的血液不太一样。中医的"血"对应"气"，气是阳，血就是阴，气，对应卫外的"卫气"和阳气，血就是营养全身的"营血"。关于血的定义，《黄帝内经》说"**中焦受气取汁，变化而赤，是谓血**"。血，是从中焦五谷精微变化而来。而脉的定义是"**壅遏营气，令无所避**"，所以脉又称为"血府"。脉起着约束血液运行的作用，血液循脉运行周身，内至脏腑，外达肢节，周而复始。如果因为寒凝或痰湿，血在脉中运行迟缓涩滞，停积不行则成"瘀血"。若因外伤等原因，血从脉中而逸出脉外，则形成出血，或称为"离经之血"。离经之血若不能及时排出或消散，也变为瘀血。而平时按揉经脉、刮痧、泡脚等，就是宣散经脉寒凝，防止瘀血的发生。

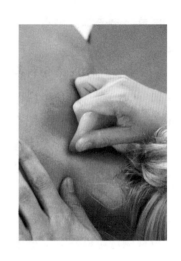

西方人说血由血管固摄；中国人说血由气固摄。血之所以能输布全身，就是气的带动，气为血之帅。

气为血之帅，是指阴血的运行靠的是阳气的推动和温煦。若气的推动和温煦作用减弱，血运则迟缓、四肢发凉；但若只有阳气的推动、温煦作用的促进，而无阴气的宁静、凉润作用的调控，血的流动就失去控制，就会"脉流薄疾"，流速过快，来不及运化和收藏，人就活不长。因此，阴阳二气的协调，才是健康的基础。

气若把血气化了，就是"精"。如果气不足，血就黏稠，然后慢慢就会堵塞血管，出现斑块和败血，即血栓。头部瘀堵了，就头痛，人体就会以加压的方式来疏通，这时就是高血压，这时吃中药，就是要帮助疏通，于是头部又出现刺痛，有时还会胸闷气短，但如果能顺利冲关，血压自然就回落。

所谓"肝藏血"，源于"肾藏精"，精与血之间存在着相互资生和相互转化的关系。肾藏精，即是肾化精的能力强，肾精充足，水生木，则可以归精于肝而化清血。厥阴肝有输布气血的功能，就是肝负责血的输布和运化，这种输布功能使得血能够濡润全身，就好比《素问·五藏生成》说："**肝受血而能视，足受血而能步，掌受血而能握，指受血而能摄。**"不仅如此，厥阴肝还承担着代谢毒素或瘀血的功能，甚至包括我们负面情绪的疏泄。而疏泄的过程要靠睡眠和休息来完成，人若不休息，就劳累肝，就伤肝，最后就是肝肾衰竭，就有可能造成肝的瘀滞或猝死。

血的濡养作用，更重要的是表现在"心主血脉"的功能上。所谓"心主血脉"，指心的动能好、正常，则能把血输送到身体的各个末梢，反映在面色、肌肉、皮肤、毛发、感觉和运动等方面。血量充盈，濡养功能正常，则面色红润，肌肉壮实，皮肤和毛发润泽，感觉灵敏，运动自如。如若气亏血少，濡养功能减弱，则可能出现面色萎黄、肌肉瘦削、肌肤干涩、毛发不荣、肢体麻木或运动无力失灵等。

同时，心又主神明，精亏血少，人就出现不同程度的精神情志方面的症状，如精神疲惫、健忘、失眠、多梦、烦躁、惊悸，甚至神志恍惚、谵妄、昏迷等。

总之，七窍之灵，四肢之用，筋骨之和柔，肌肉之丰盛，以至滋脏腑，安神魂，润颜色，充营卫，津液得以通行，前后二阴得以调畅，凡形质所在，无非血之用也。

再说"脾主统血"，就是统摄统治，就是解决血往哪走的问题。为什么女子月经病，月经不下来或者月经不按时来，或者月经淋漓，要吃人参归脾丸？就是要增加脾的统血能力。或者有的人就是暗经，就是这个月没来月经，却流了鼻血，就叫"倒经"，这个病专门从脾治，因为这是脾统血出问题了。这时，有些人就会吃归脾丸。

　　附：人参归脾丸

　　人参归脾丸，出自归脾丸，只是把原方中的党参换成了人参。归脾丸是《医学六要·治法汇》卷七里的方子。具有益气补血，健脾养心之功效。主治心脾两虚和脾不统血所致心悸怔忡，失眠健忘，面色萎黄，头昏，肢倦乏力，食欲不振，崩漏便血等。

　　组方：人参、白术（麸炒）、茯苓、甘草（炙）、黄芪（炙）、当归、木香、远志（去心）、龙眼肉、酸枣仁（炒）。

这种后来的方子总能让人一眼看出端倪，人参、白术、甘草、茯苓健脾，黄芪、当归补气血，另外再加上提神治失眠的药物。不像伤寒方等深藏不露，又大道至简，疗效非凡。所以，真治病，还得用伤寒方。比如林黛玉常年服用人参养荣丸，最终也没啥疗效。

有趣的是，《红楼梦》这部书，在女子月经方面却很少提及，那些正值青春的女孩子，除了魁首林黛玉常年吃人参养荣丸外，其余的似乎都没有这方面的问题，反而两个少妇王熙凤和秦可卿，一个流产血崩，一个病名不详，成天虚汗淋淋，可见中年妇女更劳心劳力，再忧患不已，自然不救。

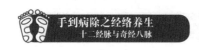

附：人参养荣丸

人参养荣丸，中成药名。为气血双补剂，具有温补气血功效。用于心脾不足，气血两亏，形瘦神疲，食少便溏，病后虚弱。

人参、白术（炒）、茯苓、甘草（炙）、当归、熟地黄、白芍（麸炒）、黄芪（炙）、陈皮、远志（制）、肉桂、五味子，生姜、大枣。炼蜜为丸。

方中，熟地黄、当归、白芍补血养阴，人参、黄芪、白术、茯苓、甘草补气益脾，且可阳生阴长，补气以生血；远志、五味子宁心安神；肉桂能导诸药入营生血；陈皮理气，与诸药同用可以补而不滞；生姜之益中止呕；大枣补虚益气、养血安神。配合成方，共奏益气补血，宁心安神之功。

林黛玉配药都是上等的药材，病也没见好。可见，人要是先天不足，后天又心事重重，再补气血也没用。心事重重，经脉自然不通，补什么都是补不进去的，只有解其心结，通其经脉，才能获全功。

说说胰腺疾患

这几年，胰腺疾患越来越多，所以我们要专门讲一下。

在我们身体上腹部深处有一个非常不显眼的小器官——胰腺。胰腺虽小，但作用非凡，它是人体中重要的器官之一。有多重要呢，只要我们吃饭，它的作用就无所不在：在食物的消化吸收中，胰腺内分泌胰岛素调节血糖，外分泌多种消化酶，胰淀粉酶消化碳水化合物，胰脂肪酶消化脂肪，胰蛋白酶、糜蛋白酶消化蛋白质。简单地说，胰腺是专门用来消化蛋白质、脂肪和碳水化合物的。过去人穷，好东西吃得少，得这种病的人也少。假如一个穷人暴富，天天吃海参、鲍鱼、龙虾，外加喝啤酒、白酒，很快，他的胰腺功能就坍塌了。

因此，我们吃得越多、吃得越好，胰腺就越累。

胰是一个狭长的腺体，横置于腹后壁第 1 ~ 2 腰椎体平面，质地柔软，呈灰红色。中医有"胰脾一体说"。最早见于《难经·四十二难》，**"脾重二斤三两，扁广三寸，长五寸，有散膏半斤，主裹血，温五脏，主藏意"**，此"散膏"，应该就是现代医学之"胰腺"。与"胰"相关的疾病有糖尿病，急、慢性胰腺炎，重症胰腺炎和胰腺癌等。从哪里入手治疗呢？按理说，胰腺属于中脉系统，属于先天，难治。若治，也得是从脾入手治疗。

李时珍又进一步指出，胰**"生两肾之间，似脂非脂，似肉非肉，乃人物之命门，三焦发源处也……盖颐养赖之，故称之颐（通胰）"**。李时珍所说的胰和现代医学的胰腺一致，因胰腺的位置在两肾之间，其质实而软，粉红色，是一个似脂非脂的腺体。同时，也指出了此处最好是平时养护，真病了，属于命门病，不好治疗。在治疗上，《扁鹊心书》说：**灸关元以救肾气，灸命关以固脾气……盖脾肾为人一身之根蒂，不可不早图也。**

这种病为什么可以要命呢？中医有丹田之说，其实，这是一种丹田病。丹田，指人体的三个再生之地，这里如果生病了，生命的再生能力就缺失了。从五行角度看丹田，能够存储和产生丹的那个空间属于土，古人也称之为"黄庭"，中丹田在身体内归属于脾的系统。就五脏的气机而言，脾的气机里面蕴含了升、降、开、合，包含了气的四种运动形式之间的变化；从练功角度看，脾和深层次意识有关，所以对脾的调节最难、也最复杂；从中医学的层面看，培植中土、健脾益脾又最为关键。

可见，中丹田所在的脾是如此重要。从某种意义上说，中医就是脾的医学，练功到最后也是脾的功夫！

造成胰腺炎的原因主要有暴饮暴食、酗酒。暴饮暴食促使胰液大量分泌，酒精直接刺激胰液分泌。另外，创伤、胆道疾病，比如胆结石致胰液引流不畅、反流也会导致胰腺炎。如果在一次进餐时摄入大量的蛋白质，就有可能引发严重的急性胰腺炎。如果在摄入大量蛋白质食物的同时，又过量饮酒，则引起急性胰腺炎的机会更大。所以节假日期间，这样的病例会增多。

其症状表现，首先是腹痛：比如水肿性胰腺炎表现为暴食后突然发生的上腹部持续剧痛。而坏死性胰腺炎病情则更严重，多死于多器官功能衰竭、感染性休克。病死率为 40% 以上！

慢性胰腺炎有三个较为明显的特征，一是消瘦，二是脂肪泻，三是疼痛，

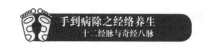

表现为上腹部疼痛，痛感有轻有重，呈连续性，吃完饭后疼痛更重。急性胰腺炎多数为突然发病，表现为剧烈的上腹痛，并多向肩背部放射，患者自觉上腹及腰背部有"束带感"。并且，采用一般的镇痛方法难以镇痛。

胰腺炎还会出现恶心、呕吐，发病之初即出现，其特点是呕吐后不能使腹痛缓解。另外，还会出现发热、黄疸等。

而胰腺癌是发生在胰腺上的恶性肿瘤，属于最凶险的疾病之一，由于胰腺位置深，早期胰腺癌诊断十分困难，绝大多数一经确诊已属晚期。未经治疗的胰腺癌患者，90% 以上于诊断明确后 1 年内死亡。

中土之病的最大问题在于脾胃、大小肠本身的寒热错杂性，同时，这里又是各种情绪的发酵处。这是中土之病难以辨证的原因。但无论如何，暴饮暴食和情绪焦虑是其要点。

先说暴饮暴食。人，为什么会暴饮暴食？饮食是一种瘾，同时属于最难治疗的一种瘾，有酒瘾或毒瘾的人通常可以慢慢戒掉，但人戒不掉"吃"。暴饮暴食中有一半人患有抑郁症，因为难以处理伤心、愤怒、抑郁或焦虑的感觉，他们在情绪的刺激下会出现**情绪性进食冲动**，食物被当作了填补某种情感需求的工具，而不单纯是为了解决生理性饥饿。这种用嘴巴来寻求安全感的冲动源于人类的婴儿期，只要焦虑、紧张不安，人就会用嘴里吃点什么来缓解这种不安。

不断地吃和使劲地吃，仿佛胃傻了，中医也称之为"胃呆"，其实是一种人在感到空虚时下意识的行为，就像感到孤独时洗热水澡能让我们心灵好像被温暖了一样；空虚时吃东西也能让我们因为胃被填得满满当当而获得一种心理上的充实感——这是短暂地填补内心空虚的最简单、最直接的方法。然而长此以往，人们会渐渐区分不清自己究竟是饥饿，还是空虚。情绪性进食，看似是面对食物的无能为力，实则是处理情绪的无力感。很多貌美如花、精致干练的女人会带着肥胖无比的女儿来看病，其实女儿的病根源自母亲长期的漠视、冷漠及训斥，她们只能用暴饮暴食来麻痹自己，或通过变相地伤害自己，来减少内心的寂寞和难过。

另外，现代人压力过大，也是暴饮暴食的原因之一，无论成年男女，还是孩子，都被各种焦虑压得喘不上气来，只能靠暴饮暴食来缓解自己的压力。

正如前文所述，暴饮暴食和情绪焦虑是胰腺疾患的病因。暴饮暴食会完全打乱胃肠道对食物消化吸收的正常节律。暴饮暴食后会出现头昏脑涨、精神恍惚、肠胃不适、胸闷气急、腹泻或便秘，严重的会引起急性胃肠炎，甚至胃出血；大鱼大肉、大量饮酒会使肝胆超负荷运转，肝细胞加快代谢速度，胆汁分泌增加，造成肝功能损害，诱发胆囊炎、肝炎患者病情加重，也会使胰腺大量分泌，十二指肠内压力增高，诱发急性胰腺炎，重症者可致人非命。所以，预防胰腺疾患首先不能暴饮暴食，不能使情绪过分波动。

我们千万不可小觑一次情绪波动导致的危害，往往一次争执就可能酿成复仇大片，最后血流成河。成人的所有问题在于情志留于意，而不像孩子那样喜怒不留于意，马上能翻篇儿。成人呢，一个小小的记恨，在脑子里挥之不去，渐渐就写成了长篇。久之，就留于经脉，其实，都不用久之，很快就会在身体上有反应。比如某日有个医生做了一件很没有规矩的事，我觉得这违背了我的原则而生气了，其实更深处是对这个医生的失望，虽然第二天我的气就消了，可一把自己的脉，愣住了，心脉居然呈现"如雨沾沙"之涩脉了！脉法说"寸涩心虚痛对胸"，可见真是伤心了，因果不虚啊，情绪的突变在身体上会马上表现，于是赶紧开了一服药来解决这问题。通过这件事，我真心奉劝大家，气，生不得；心，伤不得啊。

而且，胰腺疾病患者以男性居多，这跟男性对情绪的处理有关。女性情绪化，可以哭闹，可以磨叨或倾诉，遇到明白人训斥自己几句，气，也就淡了，或消了，就怕遇到糊涂蛋，在一边撺掇和激火，所以，女性交友要慎重。男性就不同了，有气，全憋着；有火，发不出来，肝木克脾土，轻者胃溃疡，重者就是胰腺癌、胃癌，或肝癌了。有的男性就是特别好面子，又多是酒肉朋友，无法掏心掏肺，为了面子，还总假装高兴，苦水都是生咽，病，就越积越深，最后就是个大病。

防病说完了，说一下怎么治。脾胃病的特点，是有寒热错杂性。比如，胃属于阳明，为热性，一旦受寒，自身也会用热攻寒，胃气上逆，人就呃逆不止，或胃酸反流。脾也有脾阳和脾阴，脾寒指脾阳弱，运化力弱，脾阳虚，则统摄血的能力弱，有各种出血病。脾虚指脾阴虚，肌肉萎缩。总之，阳经喜说寒热，阴经喜说虚实。所以判断起来就要看医生对六经辨证的认知。

脾与胰，在我们的五脏六腑里，正好居于中间，左边是肝，右边是肺，上面是心，下面是肾。其实，它的这个位置，说句实在话，它谁都惹不起，君主惹不起，宰相惹不起，将军惹不起，作强之官惹不起——可是仔细一看，它不仅存活下来，而且最后四周都有点怕它。为什么呢，因为它有个大后台，就是

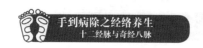
心火生脾土，它的后台是心，是君主。

为什么我们"中"的文化特别重要？因为凡居中的，都让四周畏惧，此外，它还有一个特性：知周出焉——即它的位置决定了它对四周的掌控，它如同检察机关，可以让四周安全，也可以让四周随时处在危险当中。

如此，中国文化把脾土放在五行的中间，就大有意味了，我们生命的核心就是脾。春天养什么呢？春天肝木当令，在当令的时候肝气最旺，它最旺的时候你还去帮它，不是锦上添花吗？但生命更需要雪中送炭，肝最旺的时候，克谁呢？克脾。所以春天要养脾。这才是中医思维。

中医思维是什么？就是凡事要从阴阳、五行上去论。春天为什么讲究吃粮食？什么能最快地变成"精"？只有种子。春天所有的粮食，都是去年的种子。有人总问，春天养脾，怎么养，该吃什么营养品？这就是糊涂！千百年来中国人就是吃粮食，吃饭！粮食的味道，是我们脾胃最熟悉的，突然来一个燕窝、海参，脾胃怎么也得适应一下。而且春天坚决不可以节食减肥、打禅七和辟谷。春天若伤了脾胃，四季都补不回来。

知道了中焦的特性，就知道了治疗中焦病，重在调理气机。气机就是升降、出入、开合。《伤寒论》里的"四逆辈"为什么重要？因为它们针对的都是气机，所以"四逆辈"能救命。比如通脉汤，名称就是通脉，四逆也是气逆，都对应升降、开合。气机通了，病就去了。有人总问，哪味药治胰腺疾病啊？气机治胰腺疾病。而艾灸中脘、关元，也是在用气机治病，所以，用好了气机，就能治疗脾和胰的疾病。

黄帝曾在《黄帝内经》中发问：医生治病，同样的病而治法各不同，都能达到治愈的效果，这是为什么呢？

一句"一病而治各不同，皆愈"，就是中医的妙处，不管用什么方法都有可能把这个病治好。所以学《黄帝内经》最关键的是学医理，把医理学到了，就是"知其要者"，任你随便用什么方法。比如说知道了白术可以鼓荡腰脐，扎针能不能鼓荡腰脐呢？能，找到鼓荡腰脐的穴位，该穴位也可以叫白术。比如灸中脘和关元，就相当于鼓荡腰脐，那这些穴位就相当于白术，可以加强人体的消化吸收功能。也就是说，懂得了医理，万般皆可为我所用。

比如孩子发热，把不到脉的时候，就不要给孩子乱用药。你可以轻轻刮一刮大椎穴和后背，艾灸一下肺俞，或者掐一掐虎口，都会管用。孩子的病为什么不会太重呢? 因为孩子情志变化快, 喜怒不留于意。孩子都挨过妈妈打, 谁跟妈记仇了? 没有。

最后说下男性与女性交好朋友、少生病的重要性。在临床上, 有两种女人不仅麻烦, 而且还爱寻事吵闹。一种是没朋友、没闺蜜的女人, 只围着自己转, 或只围着小家庭转。还有一种, 就是甘心做孩子奴的单亲母亲, 对孩子万般宠溺, 实则是万般掌控, 孩子肯定逆反。莫若一开始就大撒手, 活个自己精彩, 与其你以别人为骄傲, 不如让别人以你为骄傲。

好, 脾经就此结束。

第六章
心经经脉循行及病证

心经经脉循行

　　脾经"注心中"，由此而连缀心经。《灵枢·经脉》说：心手少阴之脉，起于心中，出属心系，下膈络小肠；其支者，从心系上挟咽，系目系；其直者，复从心系却上肺，下出腋下，下循臑内后廉，行太阴、心主之后，下肘内，循臂内后廉，抵掌后锐骨之端，入掌内后廉，循小指之内出其端（见图5心经经脉图）。

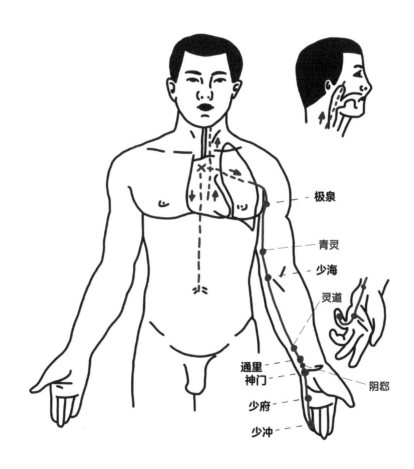

图5　心经经脉图

心手少阴之脉　心，定位在手脉，凡是手脉阴经，都是从胸走手。定性于少阴。我们如何看待一个事物，就是先要定名、定位、定性。任何东西都可能分这三个层面。我们以后遇到事，都要先明白这三件事，名称、位置、性质。

心，属于手少阴，肾，属于足少阴，此二者，都是我们人体的动力源，是最有劲的。心与肾是我们生命里最重要的两个器官。生命力强大，归心肾管；我们身体要能够变化生命，创造生命，也是心与肾的事。

少阴，指"心"之本性为阴，且为少阴，我们原先打比方说过：太阴好比阴鱼的头，厥阴好比阴鱼的尾，少阴好比阴鱼的眼睛，是阴的动力源，是阴的灵魂所在。

少阴与太阳相表里，发热这件事就是少阴和太阳寒邪互相对抗的结果。感冒发热就是太阳受寒，就得动用手足少阴这个动力源。心肾强大，就能祛邪外出，感冒发热就好治疗；心肾气血弱，人就低热或缠绵难愈。医学科普的好处在于：懂原理了，人心就不慌。而且最好是懂中医原理，急性病、慢性病，都可以不慌。

先前说过，高热的可怕在于：如果高热不退，少阴心肾就有衰竭的那一天，少阴心肾衰竭了，身体就崩盘了。所以对治高热，一是不必急着退热，一味退热，甚至强行用激素，就是在摧毁心肾这两个动力系统；二是退热一定要六经辨证，辨证准确后，一般三剂就能治愈。

定位、定性后，就是经脉循行，经脉怎么走的呢？第一步：起于心中。脾经，"脾足太阴之脉，起于大指之端……连舌本，散舌下；其支者，复从胃别上膈，注心中。"即脾经截止于"心中"，与脾经相连的心经就从此处起，叫作"起于心中"，脾经、心经相连，所以脾经的"心下急痛"，就是心脏病的一个突出表现。

心脏病发作时，舌头有发紧的感觉，其实这里也连着下颌（下巴），人被气着的时候，下巴乱抖，就是心脏急掣，人说话也就不利索了。一般来说，下巴大的人，沉得住气，下巴小的人脾气偏急，下巴小的人虽然灵秀，但心灵偏脆弱。而当官的、做生意的，还是以下巴大的人居多，这种人，心脏能量强，抗打压。

起于心中，出属心系　意思是心经从心脏出发，"出属心系"，这句有意思，中医的"五藏"，非西医的五脏，中医说"心"，不单指心脏，而是指一个系统，叫"心系"。其中，包括心脏、心经，还包括心主血脉、心主神明、心为君主之官等，同时还包括肝木生心火、心火生脾土、心火克肺金等，这些都在一个系统里，都在一个队伍里，是牵一发而动全身的。所以中医看任何一个脏器都是从系统上论，而不是从器官上论。

《黄帝内经》所言"五藏"，非血肉的五脏。中医只要讲到"心"，至少就有三个层面：①脏器的心，这是血肉的心，是形，也是西医所指的心脏。②心气，指心经，"心主血脉""心与小肠相表里""心开窍于两耳""心在志为喜"等。比如"心主血脉"的功能，这是气。手脚冰凉就表明心主血脉的功能弱，就是心不能把血泵到手脚末梢，手脚是你能摸得到的地方，其实头顶、子宫等都属于末梢，由此可以判定手脚冰凉的人子宫也寒、记忆力也衰退。③心神，即心主神明。所以，现在修行讲究的"修心"，大家都要弄明白我们到底修的是形、气、神各层面的哪个"心"。而且，形、气、神三个层面都可能造病，心形会坏，心气会被憋，心神会迷失，我们要治疗的又是哪个心。

有时一见人面色㿠白，就提醒对方小心心脏，可人一去医院检测说心脏没问题，其实中医看的是"气"的层面，而西医看"形"的方面，一旦"形"的层面真的出问题了，就已然属于半生半死了。西医所言冠状动脉粥样硬化，都是指"形"的层面，而中医更多的是指"气"的层面和"神"的层面。比如有些人胸闷、气短，有濒死恐惧感，在西医检查中，觉得没有病，而患者确实感觉不好，这些问题恐怕就得由中医来解决了。

西医在每一个器官上都精益求精，在关联性上要靠反复求证。中医，只要懂了系统，很多问题都可以看得明白。比如，一个患者先是患了胰腺炎，在医院输液后，出院回家，进食过多后，突发心脏病，直接收入重症监护室（ICU）做了心脏支架手术。其实这在中医概念里是很明确的，胰腺归属于脾的功能，而脾造成的心脏病是最直接和最严重的，叫作"心下急痛"。所谓脾经"**连舌本，散舌下**"，就已经跟心脏有关了，因为"舌为心之苗"，再"从胃别上膈，注心中"，就是在说脾胃病会直入心脏，发生"心下急痛"……所以只要有脾胃病，比如口气重、舌头突然僵硬等，就不能忽视心脏病的危险。

脾胃不好的人口气重，腐气在上，当然要警惕。有人会说孩子也会积食，也会脾胃啊，他们怎么不得心脏病？成人不能跟孩子比，孩子还在生长期，好

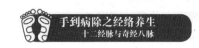
多元气还没用呢！有的人明明脾胃有毛病、平时还胸闷气短，还要天天做热瑜伽，天天蒸桑拿，总耗着心液，就要警惕猝死。

下膈络小肠 首先是"下膈"，前面讲了，膈肌直接影响呼吸，所以胸闷气短，就是膈肌的问题。在临床上有些人总是觉得胸闷，须动不动长出一口气才好，这病呢，就是去医院也查不出个所以然，可得这种病的人有时会因为害怕而出现窒息感，我就曾见过这样的患者，他甚至每次都会脸色苍白、倒地不起，可到医院又说他没病，最后只好送到了精神病院。其实此病的最大问题在于膈肌无力，不能肃降，几付白通汤即可。那人便是，吃过几服药后，至今再没犯过此症。

络小肠，就是"心与小肠相表里"，不好的心情一沉底，就是小肠的悲伤，小肠悲伤，则无法汲取营养，长期营养不足，人就虚。只要是得了肠癌的人，不管是大肠癌还是小肠癌，原因绝对有一条，常年的不开心，但很少有医生看到这个层面。中国人为什么患肠癌的特别多？就因为我们"死要面子活受罪"。古语说，伤心可以肝肠寸断，此言不虚。

其支者，从心系上挟咽，系目系 "其支者"是什么意思？一般说来，经为主支，为大支；络为旁支，为细支，此处的"大"和"小"不是指真有那么一条条实相的东西，而是指气血的运行状态。

心经穴位

在心经上标注的穴位都是很重要的穴位，心经穴位比较少，左右各9穴，分别为极泉、青灵、少海、灵道、通里、阴郄、神门、少府、少冲。

心经明明起于心中，但经络图上，说起于**极泉**，取极泉穴的方法：上臂外展，在腋窝顶点，腋动脉搏动处。可弹拨，可针刺，但要避开腋动脉。主治：心痛、心悸、胸闷气短、胁肋疼痛、肩臂疼痛、上肢不遂、瘰疬等。

再比如小指上有少冲穴，是心经的井穴，主治心悸、心痛、胸胁痛、癫狂、热病、昏迷、手挛臂痛。小指发麻，肯定与心脏有关。平日里可掐按自己的十个手指尖，肯定对五脏六腑都有好处，越疼的地方就是不通，更应该经常掐按。

沿着手臂赤白肉迹上行至腕横纹桡侧凹陷处有个穴位叫**神门**，听名字就知道这是个大穴位。神门，神出入之所，是一个安神的按钮，可以补益心气，主治心痛、心烦、惊悸、怔忡、健忘、失眠、痴呆、癫狂、晕车等心与神志病证，还有高血压和胸胁痛。最好在睡前掐、揉、按此穴。

再往上走至肘横纹，有**少海穴**，取穴时屈肘，在肘横纹尺侧纹头凹陷处。少海是手少阴心经合穴。少，指少阴经；海，为诸川之汇，深阔无量，"海"字，是一个女性在海边躺着的像，意思是大海如同母亲，是生命之源，所以凡是穴位叫"海"的，都是根源性的东西，都不可以忽略。人身以少阴为六经之最里，少阴的病证都归于此处，所以此处曰"少海"。大家还记得之前讲的"八虚"，肺心有病，其气流于两肘，即指少海穴，所以，经常拨、揉少海穴，对心肺都有益处。少海穴又治七情志意等病，如癫狂、吐涎、项强、臂痛、齿痛、目眩、头风、气逆、瘰疬等。

大家学了经络后的一个好处是，以后哪里疼痛，可以直接说经络，比如说胳膊疼，胳膊的里侧有三条阴经：肺经、心包经和心经，外侧有三条阳经：大肠经、三焦经和小肠经。如果有病变，大家要细细辨别，是心经少海附近疼，还是大肠经曲池穴疼，说清楚了，就好判别病根在哪里。人身自有大药，大药就是经络。

从心系上挟咽，系目系。所以，咽炎跟心经有关，眼睛疾患跟心经有关。随着互联网的发展，再加上疫情的原因，人类面对面的交往会越来越少，但总不能与世隔绝不交流，所以一旦交流起来，恐怕会出很多问题，词不达意和焦虑紧张，使得未来咽喉疾患会越来越多，甚至出现咽喉癌、鼻咽癌等。

人，一得咽炎，就谓之"上火"。其实，火也分为实火与虚火。得于外感者为实火，实火者，邪火之实也，实火之形，必舌苔黄而且干燥，必口渴喜饮冷，必小便短赤，必大便坚硬，而且身大热，一定午后不畏寒。而得于内伤者为虚火，虚火者，此时身虽大热，却无外感症状，并且午后畏寒，口渴而喜热饮，兼之二便自利，又日泄三五次，已知脾土之气不实，里寒之情形，全部都显现了。何况脉也无力，这就是虚火。这时，必须用桂枝、附子甘温之药，引其火以归源，下焦暖了后，上焦虚热就消散了。

现在人，到底实火多，还是虚火多呢？凡是屡犯咽炎、久治不愈的，已然

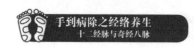
是虚火。哪怕是孩子，刚开始可能是实火，但只要用过消炎药的，渐渐就是虚火了，要想彻底治愈，还得用四逆辈的方子。

老师如果总患咽炎，根本原因可能不是劳累，而是该老师潜意识里非常不自信，因为急于让学生接受自己，同时又偏于我执。我执，就是认定自己绝对正确，而拒绝任何质疑。当这种强迫别人接受自己，而又感觉不能如愿时，就会在咽喉部出问题。

而鼻咽部出问题，跟极度的思虑和焦虑有关，极度的思虑一定包含人性的极端。人性的极端，一定是极度的自我。这种极度的自我，一定会在生命里烙下印记，这种印记就是疾病。大肠癌和鼻咽癌，表面上是两种病，实际上是一种病。人体作为腔体，鼻咽是上口，大肠是下口。上口堵，下口一定堵；下口堵，上口也好不了。只不过鼻咽这个部位直接上通于脑，所以它出问题要比下口严重得多。

心经"系目系"。眼睛病，也是互联网时代的一个大问题。《黄帝内经》说：**目者，心之使也。心者，神之舍也。**意思是眼睛的视觉功能，主要受心的支配，这是因为"心主藏神"。**故神精乱而不转，卒然见非常处，精神魂魄，散不相得，故曰惑也。**即精亏则神散，真阴与真阳互根的关系紊乱而不能交通运转，人就会目光呆滞，甚至会看到不寻常的异象，比如飞蚊症、歧视症等。精亏则神乱，魂飞必魄散，如此心神不安、精失神迷，就会出现眩晕症。

还有人问：眼底出血，是哪儿的病？眼角儿痒，又是哪儿的病？

眼底出血一般是眼压高，眼底出血不是一种独立的眼病，而是许多眼病和某些全身疾病所共有的症状。全身性血管、血液性病变都可以从视网膜及其血管反映出来，同时也可直接引起视网膜的出血性病变。

现在过度用眼导致的眼睛干涩、视物模糊、眼压高、飞蚊症等，大多跟肝血虚有关。

保护眼睛的四个方法：

（1）熨目，把劳宫搓热后熨眼。

（2）按摩后脑勺的"后眼穴"，也就是在眼睛正对的后脑勺有两个凹陷处，眼压高的人那里会凸起。这是书上没有记载的奇穴。有些家长坚持给孩子按摩此穴，孩子的散光可以很快得到改变。

（3）常转眼珠，可以多做八段锦之"五劳七伤往后瞧"和"攒拳怒目增气力"两个动作。但发生黄斑病变和飞蚊症时，病情较严重，就得把脉吃药了。

（4）生命最怕过用，别熬夜，别带手机进卧室，少看手机，少刷抖音，就是对眼睛最大的养护。在此也跟大家申明一下，我只有喜马拉雅、微博，以及讲全本《黄帝内经》的元泰堂国学平台上的账号，从来没开过抖音账号等，凡是在抖音等冒充我，并跟着上当受骗买了盗版书的，我概不负责。

对于眼角，目内眦、目外眦都有经脉，目外眦为胆，目内眦为膀胱经。另外，内眦和外眦还跟阴跷、阳跷有关，它们一个主合眼一个主开眼，跟睡眠有关系。

关于心与眼睛的关系有两点需要注意。

（1）**"血之精为络"**，即心精主要表现在内、外眦的血络。心，精血不足，则红血丝多、赤脉攀睛（就是眼睛上长东西）。心之生机不足，会造成角膜营养不良，故生血丝。只要心火一上来，眼里边就有红血丝，红血丝的学名叫"赤脉"。眼白上长又红又黄又白的东西，也是赤脉。有些人总找理由，说他有红血丝是因为昨天晚上没睡好，你可以试一下，看一夜没睡好是否眼睛里会有"赤脉"。

（2）**"目者，心使也。心者，神之舍也"**。即眼睛是心的使者，心为君主之官，故可以通过眼睛调动人身一切。所以说"机在目"。总之，眼睛有神无神跟心神有关，目光呆滞与心神有关，眼睛生不生血丝跟心精有关。养眼，就养神，就养心。

五脏六腑之精气皆聚于目，中医望诊中有望形、望色、望气、望神，其中望神的内容之一就是望眼睛。比如，目光明亮——得神；目光晦滞——少神；目光黯淡——失神；回光返照——假神。

易筋经里有"摘星换斗"，是一个练眼神的动作，左右各做3的倍数即可。还有一个"九鬼拔马刀"的动作，也练习眼神。

所谓心系，我们已经讲了心与膈、与小肠、与咽、与目的关系，这些都是心系。什么叫系统工程？中医讲究的就是系统，除此之外，还有什么呢？我们接着往下看。

"其直者，复从心系却上肺，下出腋下" "其直者"指另一支脉从心系上注肺，所以，肺与心密切相关，一个不好，另一个也好不了。而且，要衰竭的话，两个一起衰竭。

心经**"下出腋下"**，就是指极泉穴，按理说，泉水都是从底下来的，极泉，可以说是最高的最低处，是天上的泉，所以极泉至关重要。很多妇女的极泉穴特别疼，这跟长期的情志不舒有关。弹拨极泉穴，可以开心胸。

下循臑内后廉，行太阴、心主之后，下肘内，循臂内后廉，抵掌后锐骨之端，入掌内后廉，循小指之内出其端 这句话讲的是浮支。"下循臑内后廉"，臑，指手臂上部外侧三角肌一带，其实心脏疾患初期，会出现手臂上部酸痛。常常拍打此处，或练习通臂手指功，都有很好的预防作用。

臑内后廉，行太阴、心主之后，指心经沿手臂下缘，俗称"蝴蝶袖"的地方。手臂内侧，大指一线为手太阴肺经，中指一线为手厥阴心包经，小指一线为手少阴心经。手臂下缘，以赤白肉迹分，手臂内侧为手少阴心经，手臂外侧为手太阳小肠经，这也是经脉意义上的心与小肠相表里。所以，经脉言"**小肠手太阳之脉，起于小指之端**"，如此，就是如环无端。没事用手指掐手臂下缘，大拇指掐的就是心经，其余四指掐的就是小肠经。

人老了，特别是女性，胳膊就容易松松垮垮，长"蝴蝶袖"。其实，这是心气衰败，小肠经也无力，外加脾虚的结果。人老时，能穿无袖的裙子和旗袍，胳膊结结实实的，才健康好看。所以，怎么办呢？要经常抓揉这个地方，或者两手抓个矿泉水瓶子举过头顶，轻轻敲打大椎，不仅可以锻炼手臂，而且可以防衰老。

下肘内，循臂内后廉，抵掌后锐骨之端，入掌内后廉，循小指之内出其端。意思是心经过肘部，过先前讲的少海穴，抵达掌骨突出的地方，即神门穴，最后循小指之内出其端，即少冲穴，并在此处与小肠经相连。

如此，心经经脉循行完毕。

总之，每一个脏器都有三个层面：形、气、神。形，指器官；气，指经脉；神，指神明。西医目前一般只讲究"形"的层面，气与神的层面还是中医讲得最多。气的层面，中医有经络说；神的层面，中医有"五藏神"说。从经络入手，最容易体会中医所讲的"气"。

比如心气不足的表现，其人少神，喜卧懒言，小便清长，或多言多劳力、多用心之时，身体便潮热而自汗出。言，是心之声，多言，则耗心血。汗，是心血之变现，多言、劳力及用心太过，则心气耗，气耗则不能统血，故自汗出，这种人还特别喜食辛辣煎炒极热之品。

而心血不足的人，会心悸、心痛，血不足则火必旺。其人多烦，小便短赤而咽中干，而神不大衰，脉必细数，或洪大，喜食甘凉、清淡、油润之品。

现在有个别医生，不辨阴阳，一听心不安宁，就以为是血不足，所用药品，无非人参、酸枣仁、茯神、远志、琥珀、龙骨、地黄、当归之类，此等方药，全在养血，如果是心阳衰败，这些药就没有大用。只有医圣张仲景深通造化，知桂枝、附子能回阳，因此立白通、四逆回阳诸方，起死回生，其功迅速，这真不是一般浅见所能探究的。

关于心脏病的治法，在《伤寒论》解读中讲了很多，此不赘述。

心经经证和里证

●经证

是动则病，嗌干心痛，渴而欲饮，是为臂厥。

从这段开始，讲心经的疾病表现。

"**是动则病**"，指经证，浅表之症。心经的经证是"**嗌干**""**心痛**""**渴而欲饮**"等。

先说"**嗌干**"。嗌，《方言》说：嗌，噎也。《释名》说：**咽，又谓之嗌，气所流通，厄要之处也。**《说文解字注》说：**嗌者，扼也，扼要之处也。**由此可知，嗌是气的上口，也是关卡。所以，嗌干当指嗓子眼干。我们心里起急的时候，会立即嗓子眼冒火、干，甚至不得吞咽，就是这个毛病。这时"**渴而欲饮**"，就属于饮水自救。

"**心痛**"。所谓心痛，有心肌缺血而痛，有经脉不通而痛，有心阳不振而痛，有水湿瘀阻而痛……这些，只能通过把脉确认，然后辨证处方。比如心肌缺血而痛，可以用当归四逆汤；经脉不通而痛，可以用四逆汤，或瓜蒌薤白白酒汤；心阳不振而痛，可以用通脉汤等；水湿瘀阻而痛，可用苓桂术甘汤等。

另外，邪气在肾，人会眩晕；邪气在心，人也会心痛并且晕倒。甚至《灵枢·厥病》也说："**烦心头痛，时呕时悗，眩已汗出，久则目眩，悲以喜恐，**

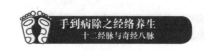
短气不乐，不出三年死也。"头晕、呕吐、出汗、闷闷不乐等，这些症状非常像心肌梗死前兆。

"**渴而欲饮**"。只要是"渴"，基本病在少阴；不渴，中医叫"口中和"，病在太阴。在《伤寒论》里：**少阴病，欲吐不吐，心烦、但欲寐，五六日，自利而渴者，属少阴也，虚故引水自救**。意思是患者欲吐而又不能吐，心里发烦，精神萎靡，想睡觉又睡不着。到了第五、第六日，腹泻而口渴的，属于少阴病证，这种口渴，是属于阳虚津液不能上行，津液不足，人就会多喝水以自救。

"**是为臂厥**"。"厥"就是病已经到了一个很深的地步，麻木胀痛，到了麻木不仁没有感觉时，经气不足，肌肉无力，故称臂厥。

学好中医就是学好两个字："阴阳"。比如，肌肉酸是阴阳的什么情形？阴还有，阳也有，但生发不起来。麻，又是阴阳的什么情形？阴不足，阳尚可。木是阴阳的什么情形？阴阳气已不能交接。痛是阴阳的什么情形？经脉不通之处，阴阳气机相顶，所以，越痛，身体实际上还有劲，没劲儿了，就不痛了。所以原先没感觉的地方，吃着吃着中药突然疼起来了，是好事，可你偏要说医生给你治坏了，这世上就没理讲了。你问那得疼多久啊？不知道，因为由你的元气决定，坚持就是了。

● **里证**

是主心所生病者，目黄，胁痛，臑臂内后廉痛厥，掌中热痛。

此处"是主心所生病者"，是说凡是心经的毛病都跟心脏有关。从这里开始，讲心的腑证，即深里之症。

"**目黄**"。前面已经说心经"系目系"，跟眼睛有关。眼睛内外眼角及眼白上有红血丝跟心经有关。目黄，应该跟脾经有关，这里的目黄当指眼睛的昏暗黄浊，红，还属于鲜活，黄浊就是心经气血已然衰败了。

眼酸、眼胀痛、眼皮抽搐、眼干涩、畏光流泪、头痛、头晕、恶心、烦躁等一系列视疲劳症状，基本都跟过度使用眼睛有关。这些病的主要原因是：

（1）阳气衰弱，不能带精气上头。

（2）肝主目，气血衰败，眼睛就花，酸痛、干涩。

如果患者常见五彩光华，则是五脏之气外越，如果还有气喘，病就严重了，需要赶紧回阳救逆，这时可以用封髓丹。封髓丹就是黄柏、砂仁、炙甘草三味。其中，黄柏味苦入心，入肾，又色黄入脾，可调和水火；砂仁辛温，能收纳五脏之气而归肾；炙甘草调和上下，又能伏火，真火伏藏，则人身之根蒂永固，故曰封髓。这个方子用好了，可以治疗虚火上冲，牙疼、咳嗽、喘促、面肿、喉痹、耳肿、目赤、鼻塞、遗尿、滑精等症。

下面说一下七情伤神而导致的眼病。比如过喜，损心阳，心中阴邪上逆，而生赤翳。过怒，损肝阳，肝中阴邪上逆，而生青翳。过于忧思，损脾阳，脾中阴邪上逆，而生黄翳。过于恐惧，损肾阳，肾中阴邪上逆，而生黑翳。过于悲哀，损肺阳，肺中之阴邪上逆，而生白翳。有这些眼病的，一般少气懒言，身重嗜卧，面色青白，脉或虚细浮大中空，这些都是内伤而虚损。伤于心者，可用桂枝龙骨牡蛎汤。伤于肝者，可用乌梅丸。伤于脾者，可与建中、理中汤。伤于肾者，可用真武汤、封髓丹等方。对患者而言，一定要小心七情过度；对医生而言，要明医理，懂变通。

还有一些眼病属于老年病，比如白内障、眼花等，非要治愈，就很难。老年病，就是人身开始选择关门了，不能所有开关都开着，耗不起了。老病呢，无须过度治，只要好好养。治疗反而是提前抽调元气，而老人元气已不多。更何况现在很多治疗属于过度治疗。养呢，就是少用和多加护理。人老了，需要帮助和陪伴，这比治疗重要得多。

人一旦生病了，就心里悲苦。中国妇女嫁给外国人后，有病时跟丈夫诉苦，外国人会很奇怪，有病就要去跟医生讲啊，我又不是专家，干吗跟我说。所以中国妇女内心就很郁闷。妇女的有些不舒服其实只是在求怜悯，在撒娇，此时丈夫们要真切关心地抱一抱才好。到老了，更要这样，多拥抱，因为恩爱是可以祛除疾病的。

现在大家都知道，夫妻关系失调是家庭关系紧张的根源，也是很多人生病，甚至是孩子生病的根源。活不明白的人呢，夫妻关系往"恶"里走，最后就是结怨和离婚。而活明白了，就是学会把夫妻关系往"好"里走。反正妇女现在也经济独立了，要么您温柔乖巧，使劲把夫妻关系往亲情发展，让他乐颠颠地当好家庭厨师、家庭按摩师、家庭建筑师。要么您就像胡适太太，没文化，但心性正直、爱憎分明，又有婆婆和儿子撑腰，家庭关系处理得非常好。还有一种，就是自己得精力旺盛，不仅自己天

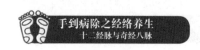

天精致优雅，还得把丈夫每天安排得妥妥的：美食、美服、优雅有序地生活，让他一离开你就感觉天崩地陷。虽然已经没了啥情感，但还有好日子和体面的生活。其实，家庭生活往好里走、往坏里走，都是自己的选择，怨不得别人。

所以我认为：凡有妇科病的，先听我讲的《诗经》，别总想着吃药，只有活明白了，病才能好。

跟心脏病有关的经脉

胁痛，按理说，两胁的问题一律是肝胆的问题。但肝是心的将军，所以为君主所使。胆也与心通，所以心君有病，肝胆也要代之受过，因此出现胁痛。

肝胆与心还有一个问题，就是心经是不入脑的，但是我们又说"心之官为思"，说心跟思维有关，那么心血是如何跟脑部关联的呢？木生火，即由肝胆往头上带。脑子清楚不清楚跟肝胆有关。肝胆往上带过了就是血压高。肝胆为什么会没有制约了，问题又在肾水，肾水在底下拽不住，它们就上去了。当肾水也衰退时，就是低压（舒张压）高，就是开始耗老本了。所以低压高又叫肾性高血压。高压（收缩压）高是心肝还都有劲的象，低压高是肾已经没劲了。

臂内后廉痛厥。这是沿心经循行出现的疼痛。有些心脏病患者会有手臂酸痛无力的象。比如心肌梗死发作之前，肩背就可能有反应，并且疼痛可辐射至一侧或双侧手臂、肩膀、手腕、手指和上背。

掌中热痛。掌中有两病，一个是热一个是痛，掌中是哪里？劳宫穴。本来心脏出问题，会在小指界面，比如小鱼际干瘪、痒痛。为什么这里会出现劳宫的问题？因为心是"君主"，"君主"不受过是什么意思？就是"君主"永远没错，这就是中国古代君主观。所以五脏六腑都要为他受过，尤其是心包。

最主要为"君主"受过的，一是宰相，二是心包。打比方说，君主的外围由宰相管，君主的内廷由心包管。心包好比宦官系统，是最贴近君主生活的，心包不仅要理解君主，而且要哄君主高兴。君主是天子但也是人，他的喜怒哀乐，外不知，但内要知。所以《黄帝内经》说：心包者，喜乐出焉。

所以**掌中热痛**，就是心包代君主受过，只要心脏有病，心包一定有病，甚至是心包先病。君主的喜怒不能行于色。只要行于色，就有可能是假的，不行于色就是我的真实意图从来不表现，我表现给你看的那就是让你上当受骗的东西。要么说"伴君如伴虎"呢！

这里做个总结，心有两个特性，一个是"心主血脉"，一个是"心藏神"。先说"心主血脉"，全身无处不血脉，所以只要心出问题了，全身都出问题。

心脏为什么可贵？从中医理论来讲，心脏是"君主"，底下均是"百姓"。你可以随便给"百姓"起名字，可以叫脾、肝、大肠、小肠……但它们都要靠"太阳"——心来照耀它们，我们的生命都要靠心血的濡润和心神的支持。其实，所有文化强调内心的柔和是源于生命之道讲究心的柔和，心柔和了，脾、肝、大肠、小肠这些"百姓"就安贫乐道、遵纪守法。心一旦暴虐，"百姓"也就大乱，如此，"天下"就大乱。

心主血脉病，在《灵枢·经脉》里还会表现在其他经脉中，主要有以下几种表现：

在肺经，是"**烦心胸满**"。这是因为肾精亏损不能发挥敛藏的作用，阳邪上壅不降，所以出现心烦、胸部憋闷。

在胃经，是"**心欲动**"。这是阳明燥火过旺，以至于厥阴不能制约之，所以心脏跳动幅度较大，精神不安。到了手厥阴心包，就会出现心中憺憺大动。

在脾经，是"**心下急痛**"。这是由湿邪造成的真心痛。其实，脾胃与心关系密切，心火生脾土，心是脾之母，母壮子肥，母亲强壮的话，儿子就肥硕，即心脏好，脾胃就好。但是如果脾胃不好的话，就好比儿子过得不好，需要钱、需要精，儿子通常不跟老婆要钱，因为基本上要不到。那怎么办？儿子只好跟母亲要钱，就是"子盗母气"，因为只有中国的父母对子女是永远不讲任何条件的。一旦子盗母气，母很快就衰败了。即脾有病，心即病。

心下急痛根源在于脾湿。脾湿包住心火，心火要自救，就是心下急痛。治疗上可以用苓桂术甘汤。茯苓和白术祛湿，光用祺湿药不行，还得用桂枝通心阳，甘草壮心阳。

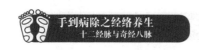
在心经，是"嗌干心痛"。这是心血虚。

在肾经，是"心如悬若饥状，气不足则善恐""烦心""心痛"。心如悬，就像心掉到嗓子眼，他怕你不懂"心如悬"，就后面补充一句：若饥状，就好像饿了一样心一直发慌，并且有濒死恐惧感。

在心包经，是"心中憺憺大动"。心憺憺大动，就像动画片里表现的那样，心扑通扑通地往外跳。这种病，看上去很重，但实质上是最轻的心脏疾患，因为病在心包，而非心。

在胆经，是"心胁痛不能转侧"。这属于气化无力。在临床上见过这样的患者，晚上睡觉翻身都难受，但服用几付白通汤就没事了。

如果心脏结代，也就是过度劳累造成心律不齐，如果你过劳，长期熬夜，又过度思虑，脉象已出现结代，就要服"炙甘草汤"了。过去能服用这味药的人不多，现在这个方子开始多用了。

怎么养心脏呢？第一，少说话。言为心声，多言耗心气、耗心血，所以讲课不仅是脑力活，还是力气活。而且，人际交往也要越来越精粹，少应酬，逢事不辩论、不争执。第二，凡事不可过度用心，管孩子管多了，也招怨恨。孩子都三四十岁了，你还管，就是自寻烦恼。第三，别大汗淋漓，但伏天出汗、长痱子这些事都属于正常，立秋后就好了。如果锻炼后出大汗，或一年四季都有不正常的汗，就要小心，因为汗为心液，出多了汗，也伤心血。有出汗多的毛病，最好找好中医看一下。

心最主要的两个功能，一个是"心主血脉"，一个是"心藏神"。什么叫神？《灵枢·本神》说"两精相搏谓之神"，何为两精相搏？两精，即阴和阳。相搏是相互作用，阴和阳之间的相互作用产生的能量叫作"神"。

阴和阳相互作用，就像太极一样，阴和阳圆融地纠缠在一起，产生的强大力量叫作"神"。反过来讲，一个人没神，他不缺吃不缺喝，就是成天无精打采，没精神。阳不足，阴精就是凝固不动；阴不足，阳就是飘忽不定。所以，神跟物质层面没有关系，而是阴和阳不交集，擦不出火花。阴和阳，能够相互撞击，就像正离子和负离子撞击能够产生能量，只是有的能量大，有的能量小而已，有的撞击出来的是小火星，有的撞击出来的是火焰山。阴阳纠缠有力，人就神采飞扬。

我再问大家一个问题，人和人的差异性在哪里？从肉身讲，人与人都差不多，你有一颗心，我也有一颗心，咱们五脏六腑完全一样，所以肉身平等是没问题的。所以，人与人的差异不在有形的层面上，不在肉身上。人与人的差异在无形的层面——在气与神上，尤其是差异在"神"这个层面。而这个"神"里面最关键的是阴阳的相互纠缠，即人与人的差异性，源于神明的不同。

比如同样的问题，我能思考并得出结论，说明我阴阳和合的能力强，而你始终想不明白，说明你阴阳和合的能力弱。也就是说，解决生活问题的能力，驾驭生活的能力，在于心主神明的"神"的能力，是心主神明的"神"决定了你是你、我是我。由此可见，人与人最终的差异还是阴阳的问题，即阴阳能否相互作用的问题。

神明是否强大，是看思维的活跃度，心之官为思，心神强大，思维就活跃、通透。

关于心藏神，还得说一下心与脑的关系，因为神明的活跃度表现在脑力上，心之官为思，即心的官能在于思考的能力。神明强大的标志，不仅是心力强大，而且是脑力强大。记忆力衰退，逻辑性减退，反应力下降，其实根底是心力不足。

但不是所有的忘性大都跟记忆力衰退相关联。有一种"忘"，跟记忆力衰退无关，跟修行有关。我们必须保持生命有随时格式化的能力，这样生命才能翻新。这是生命的断、舍、离，比在日常生活中扔东西重要多了。"忘"，就是给生命减负，拖着一大堆垃圾行走的人，是走不快的，甚至是原地踏步的。

心理学家会说：你那不是忘，只是把它们都积压在无意识当中了。在我眼里，无意识比有意识要重要得多，体量也要大得多，所以更要保持无意识的精粹度，怎么保持呢？只关注有趣的灵魂、有趣的思想，读顶级的书，先让自己的记忆有高度的判断和选择性，尽可能不浪费自己的精力和时间。

关于脑部与忘性的问题，在督脉相关章节时还要重点讲，那时有一个专题：阿尔茨海默病和健忘。这里暂且放一放。

有人说，我真的健忘，经常思维断想，记忆不确，怎么办啊？《黄帝内经》讲"心之官为思"，有些中医医生认为这是因为心窍闭，于是多用石菖蒲、益智仁等来开心窍。但记忆力衰退一定是老年病，是阴阳俱虚的表现，如果不配伍人参补心血之虚，断然无用，心血如果已经大虚，纵使石菖蒲能开心窍，也不过随开随闭，一定要心血充足、阳气鼓荡，才能九窍俱通。

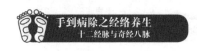

这，就是中药之妙。

药书上说，石菖蒲，味辛而苦，气温，无毒。能开心窍，善通气，止遗尿，安胎除烦闷，尤治善忘。那么用石菖蒲开心窍，必须以人参为君药，不用人参补五脏虚，心窍开了也会再闭上。用石菖蒲通气，必须以白术为君药。欲止遗尿，也要多加人参、白术，否则不能奏效。用石菖蒲治疗胎动不安，也要多加白术。

食物的药用价值

上节讲到中药之妙，咱们这节就讲一下生活中如何妙用葱、姜、蒜、辣椒等。

● 葱

葱有几个别名，如菜伯、和事草和肺之菜。这些名字的由来是什么呢？

在传统文化中，如果家里有四个兄弟，人们会依次称为"伯仲叔季"，老大称为伯，老二称为仲，依次往下类推。孔子叫仲尼，说明孔子排行老二。中医给葱取的名叫"菜伯"，就是认为葱是菜里的大哥。

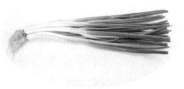

葱的另一个名称是"和事草"。葱的特性是生用主辛散，是开散的；熟用主甘温，偏甜、偏温性。这是葱的两种不同特性。我们吃北京烤鸭的时候会将葱丝卷入饼中一起吃，道理就在于鸭子本身是寒性的，与生葱一起吃就符合饮食特性了。

葱还有一个特性是外实里空，叶空茎直，气胜于味，主升散，通肺窍，因此，中医里把葱又叫作"肺之菜"，入足阳明胃经，以及手太阴肺脉。葱可以发汗解肌，通上下之阳气、通窍；此外，它还能通二便。葱既能补肺，又能滋润大肠，对人体的上下都有好处。

白通汤重用葱。有人会问：干姜既能通脉，白通汤里干姜已经那么多了，为什么还要用大葱呢？一是两者所作用的部位有别，干姜重在破脾胃寒，葱白重在破肺寒。二是干姜通脉有余，通气不足；葱白散气有余，通脉不足，所以合而用之，气通又不伤脉，脉通又不伤气，可以两两相济。

如果孕妇突然感冒了，怕吃药对胎儿产生副作用，该怎么办呢？可以用葱白和生姜煎汤煮，喝完后人会微微发汗，感冒就好了。孕妇身体处于高峰期，浑身的气血都会激发起来，以此来养胎儿。用食疗的方法解决感冒，对人体没有任何伤害。像妊娠伤寒、着凉感冒一类的疾病，可以一边喝煮好的葱白生姜汤，一边用热水泡脚，让身体微微出汗，这样既可治病，又不会对身体和胎儿造成伤害。

葱还有个好处，它可以通气解毒。古人认为葱可以解鱼肉之毒，所以在做鱼做肉时多放一些葱是非常好的。在菜中放葱对人体也有好处，会利耳明目。

但古人认为大葱不可与蜜、枣同食，大概是甜味能滞住大葱的通窜力吧。再者，葱有益而亦有损。益者，通气而散邪；损者，易昏目而神夺。凡事，都不可过。

● 姜

姜的特性是辛温、散寒、发表，分生姜和干姜两种。

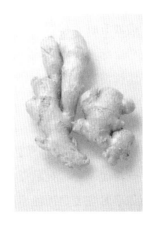

生姜，味辛、辣，大热。通畅神明，辟疫（所以防瘟疫的良法就是晨起口含生姜一片），且助生发之气，能祛风邪。

生姜主表，体表被憋住时，可用含生姜的方子来疏通气机。如果手足厥逆，腹痛绕腹而不可止，不妨多用生姜，捣碎炒热，热敷于心腹之外，以祛内寒。

生姜还有个绝顶的妙用，就是可以止呕，所以又称其为"呕家圣药"。生姜可以把痰邪、湿邪都散掉。姜皮还可以消水肿，利湿的效果特别强。

古代认为，生姜可以通神明，用于暴卒、中风、窍被憋导致突然的晕倒、昏迷等病证。中医里有一个方子，用姜汁和童便来降火，去救突然晕倒的人。就是因为姜可以开痰，姜汁能够把痰宣开，窍也就不再被憋了。童便因为是从人体出来的，用它时就会走熟路，向下走，对人体的损伤也小，可以降火，可以补阴，把上面壅滞的火邪给拽下来。

生姜还可以解野禽的毒。古人认为野禽非常喜欢吃一种中药——半夏，由于半夏具有一定的毒性，所以野禽身体内也会带有某种毒性。而生姜是最好的解药，能够解野禽身体内的毒。

生活中有的人有一个不良习惯，他们喜欢往黄酒里放姜丝，或者在其他酒里放姜丝。中医认为，久食生姜并同时喝酒，人体内会形成积热，这样就容易使眼睛出问题，还会使痔疮加重。所以还是尽量不要去做了，什么事情都怕过度，一过度就会出问题。

民间有两种说法，"冬吃萝卜夏吃姜，不用医生开药方"和"上床萝卜下床姜，不用医生开药方"，说的是一年四季中每天都有用姜的问题，道理何在呢？

夏天，人的阳气像大树一样，会浮在外面，而此时人体的五脏六腑很虚弱，内脏恰恰是最寒湿的，所以夏天一定要吃温热的东西。因此，汤里加上姜这种辛温的东西，会对人体起到一种保护的作用。

人在冬天也有自保功能，身体把阳气全部收回来，用以保护内脏，这时候容易造成五脏六腑郁热的格局，吃些清凉顺气的萝卜就可理顺气机。

"上床萝卜下床姜"的道理又是什么呢？上床前吃点清凉顺气的东西，让身体保持清爽，这样有利于睡眠。所以不妨把晚上吃水果的习惯改成吃几片萝卜，会对身体很有好处。起床时之所以吃姜是利用姜的生发之机，起床就是要生发起来，用姜可再助一把力。

还有人说，那中药里有姜，晚上服用，会不会对身体有影响啊？当然不会，一方面，药性在煎煮中已然发生了变化；另一方面，患者不同于正常人，吃药和平时吃姜是两回事。

干姜是母姜，是经过炮制的。所以干姜入里，干姜走而不守，能通脉散邪于外。另外还有炮姜，炮姜止而不动，能固正于内。所以，同是姜，也要看医生对其药性的把握。

四逆辈，多用桂枝、附子回阳，多用干姜、甘草调中，用上下之气机治病，药品虽少，但三气同调，可以说是治病之上上法。这就给了我们一个重要的思路，学会利用药之性味与人身气机之关系，才是中医理论最重要的东西。

●蒜

一般来说，大蒜是不入药的。从药性上讲，大蒜属辛温类，开胃健脾，但是由于其味道过浓，一般不把它放在药里。现在的人已经逐渐认识到，大蒜具有很高的营养价值，经常吃大蒜，对预防很多疾病有好处。

大蒜，味辛，气大温。入五脏，解毒去秽，除疟辟瘟，消肉消食，止吐止泻。此物亦可救急，但不宜多食，过食损胃脾之气。因为蒜是走清窍的，多吃尤其损眼睛，所以古人云：蒜有百益，其损在目。然而损不止在目也。过食还可能耗肺气，伤心气，动胃气，消脾气，伐肾气，触肝气，发胆气，因此，食蒜不可太过。

有的人经常流鼻血不止，民间有个方子，就是把大蒜捣成汁，贴在脚心的涌泉穴上。这样可以引壅上面的火下行，达到止鼻血的目的。

此外，如果腿上出现水肿，民间也有个方子，把蒜捣成汁敷在肚脐上，这种方法可以通下焦、利水，同时可以通便。

大蒜还可以用来做隔蒜灸。最好用独头蒜，把它切成厚片放在肚脐上，然后悬灸，对治痈疽、痈疮有良效。

●辣椒

辣椒也不入药。生活中，有的人特爱吃辛辣的、味道特别浓的或具有某种极端味道的食物，比如臭豆腐，这其实是因为脾胃郁滞不通，人就喜欢吃这些东西来帮助宣窍。中医认为奇臭或奇香的东西都能通窍，比如"苏合香丸"用了各种香料：苏合香、安息香、冰片、水牛角浓缩粉、人工麝香、檀香、沉香、丁香、香附、木香、乳香等，来救痰迷心窍所致的痰厥昏迷、中风偏瘫、肢体不利，以及中暑、心胃气痛。

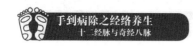

●其他

韭菜，味辛、微散，气温、性急。可以温中下气，归心益阳，暖膝胫，和脏腑，除胸腹顽固冷痛，止白浊遗精，活血解毒。少用则有益于肾，多食能令人神昏，有损于心。

乌梅，味酸，气平，可升可降。可以收敛肝气，固涩大肠，止血痢，安虫痛。现在人们喜欢夏日将乌梅做汤以止渴，这里需要注意的是：腹中无暑邪者，可以喝乌梅汤收敛肺气而止渴。倘有暑邪未散，而喝乌梅汤，就会把暑邪结闭于肠胃之中，到了秋冬，就有可能变为痢疾。

莲子，味甘涩，气平、性寒，无毒。入心、脾、肝、肾四脏，能够养神定志，善止泄精，清心气，去腰疼，禁痢疾。莲子最好不去莲心，莲子心单用，入之于人参、茯苓、白术之中，尤其治梦遗，取其能交心肾也。故用莲子断不可去心，一去心，则神不能养，而志不能定，精泄不能止，而腰痛不能除矣。

藕，甘寒。主治瘀血，止吐、止鼻血，破产后血积烦闷，解酒湿热。

甘蔗，味甘，气平，无毒。入脾、肺、大小肠。绞汁入药，养脾和中，解酒毒，止渴，利大小肠，益气，驱天行热（瘟疫），定狂，是绝佳的润燥之品。

小建中汤会用到饴糖，饴糖是麦芽糖，味甘、大温、无毒。味厚，守而不生，补中宫。

酒，味苦、甘、辛，气大热，有毒。无经不达，为引经药，势尤捷速，可通行一身之表，高中下皆可至也。其中，白酒，升而不守，入气分；醪糟，能升能守，入血分，但易生痰湿。

酒是最早的药。中医认为，酒可以通神明，还可以通行经脉。常被用来做引经药，比如说我们现在常食用的米酒、黄酒，在古代就是非常好的药引子。当归四逆加吴茱萸生姜汤和炙甘草汤都会用到清酒，瓜蒌薤白白酒汤会用到白酒，都有引经的作用。所以酒是治疗心病、肝病的良药。

中国的酒主要是由谷物酿造的，属于水谷之精华，古代很少有烈性酒，一般是薄酒一杯，并且讲究冬天饮酒要烫过再喝。酒呢，少饮有节，每天稍微喝一点点，对脾胃是有好处的，因为酒可以通血脉、厚肠胃、御风寒，同时还可以消愁，因为酒有宣散的作用。但如果喝得太多，就成了"借酒消愁愁更愁"，那就会加重情志的问题。

"无酒不成席"其实是说两点：一是酒能助兴，调节吃饭时的气氛；二是酒有化肉食的功效。有的人说吃山楂丸可化掉肉食，我没见哪个古代文献记载过一摆宴席就每人先发几个大山楂丸的，都是吃肉喝酒。

我们会发现，吃生鱼片的时候，一定要喝清酒，以及蘸芥末，因为这两样东西都有宣散和化肉食的作用。

中医认为，酒气彪悍，酒入到胃中，会使胃胀，然后气上逆满于胸中，造成肝胆的浮越。平常我们的肝胆都是"耷拉"着的，人喝完酒后，肝胆马上就"横"起来了。这就是俗话所说的"酒壮怂人胆"。人在喝完酒以后，胆量往往成倍增加，平时不敢说的话也敢说了，不敢干的事也敢干了。但往往是说了、做了，酒醒后追悔莫及，为时晚矣。

喝酒时有两点禁忌：一是不要与冰水同饮，二是不要与乳品同饮。喝酒以后常会感觉很热，有的人就爱喝杯冰水，这样做会使人体的精血受伤，出现手颤、手抖等症状。而酒和牛奶类的东西一起喝会"令人气结"，即使人的气机凝聚，阻碍正常的气机流动。现在很多宴席上都爱提供酸奶，我们要注意避免酸奶和酒混着喝。

醋，在中药里称"苦酒"。醋乃食物中必需，用之入药绝少。但《伤寒论》中有"苦酒汤"，专治喉痹证，**"少阴病，咽中伤，生疮，不能语言，声不出者，苦酒汤主之"**。这时已经不是咽痛了，而是咽喉生疮，有脓血了。苦酒就是醋，可以活血行瘀，清除疮上的分泌物。

醋，味酸、性寒，气温，无毒。入胃、大肠，尤走肝脏。醋必米造，始得温热之气，否则，味过于酸，过于收敛，会导致筋缩涩，故入药必取米醋。凡吐血，或肢体毛孔出血，肚脐出血的，可以用醋 2 L 煮开，倾在盆内，双足心泡之，少顷即止血。取其过酸，有敛涩之功。

蜜，味甘，气平、微温，无毒。有甘缓之力，益气温中，润燥解毒，养脾胃，止肠癖，除口疮，治疗心腹猝痛，补五脏不足，通大便久闭。蜜有黄、白之分，据说蜂采黄花则蜜黄，采白花则蜜白。花黄者得中州之气，花白者得西方之气。

跟古人相比，今人真是缺闲心雅兴，水、酒、醋通通不讲究。甚至药都懒得煮，总让人代煎，代煎的药和自己煮的药，颜色、口味都有很大的差异，更何况，在家里煮药，可以选择煮药的水，而且药香对屋内环境亦有影响。

吃的东西讲不完，就先讲这些吧。

中医用药奇观

食物和药物的区别：食物之本性在于平和，药物之本性在于偏性。平和的，可以天天吃，且养人；偏性的，必不能常服，而且可能害生。

药，最好放在方子里说，我们在《伤寒论》中已经认识了很多药，中药就是用药的偏性来纠正人气血的偏性。首先要明白，人是因阴阳气血偏胜而致病，用偏胜之药以制偏胜之病，则阴阳气血两得其平，而病乃愈。能够了解药之偏胜，也知自己气血之偏胜，则能去病矣。

中药的作用：**通经脉，调气血，发挥脏腑功能以祛邪。**今人多喜补剂，但经脉不通，补是补不进去的，中药方剂，重在"救急不救贫"，即急病如灾情，可用药急救；久病元气虚弱，要靠日常温养，而不是过度用药。

经络，还涉及一个药物的性味归经问题。中药归经不归脏，即使入脏，也是因为经脉入脏。所以经络是人体气血通道，也是药性的通道。有人会说：你凭什么说某某药归于那个经脉啊？现代人少修行之内证，所以对此不仅做不出结论，也说不出所以然，我们不懂的或做不到的，并不是不存在。关于药的归经问题，我们只能按古人的结论去做，并等待未来的科学做出验证。

比如当归，归肝经、心经、脾经。当归，既可以作君药，又可以为臣药。痢疾，非君之以当归，则肠中之积秽不能去；跌伤，非君之以当归，则骨中之瘀血不能消；大便燥结，非君之以当归，则硬粪不能下；产后亏损，非君之以当归，则血晕不能除。肝中血燥，当归少用，不能解决问题；心中血枯，当归少用，则不能润泽；脾中血干，当归少用，也不能滋养。因此，当归必宜多用，而后可以成功也。用之当，而攻补都可奏功；用之不当，而气血两无奏效。用之当，上下均能治疗；用之不当，阴阳各鲜成功。今人不知道古人是如何得出此结论的，但肝血虚，一定会用到当归建中汤或当归四逆加吴茱萸生姜黄酒汤。病，因为到厥阴了，首先要用当归以救血虚，甚至后者认为当归都无力救肝了，故又加酒，以通肝经。总之，不用当归，就难以解决肝血虚的问题。

此外，药性复杂，中药讲究性味，讲究天时与地利，含时空信息，几味药煮在一起，彼此又发生作用，即微弱信息可以引发突变。所以，方子、剂量，均为火候，所以，单讲中药的意义不大，只有结合方子，才能悟其中变化，这也是我不准备单讲中药的原因。

中医用药原则：**以五毒攻之，五气养之，五药疗之，五味节之。**

"**五毒攻之**"，中药的毒性指偏性，偏性越大，药性越强，治病效果越好，但越要谨慎用之。比如附子、半夏、大黄等。药书上说附子等通十二经脉，凡通十二经脉者，必能作用于关元。十二经脉怎么通？不是说我先通完肺脉，再去通其他脉，而是关元就像核基地，附子的作用如同引爆，它一旦引爆了，十二经脉就足了。

"**五气养之**"，五气皆是平性，平和、无偏，才养人。

"**五药疗之**"，指用偏性不太大的药物来调气血、通经脉。比如大枣、茯苓、当归等。

"**五味节之**"，指用药的五味来相互制约，比如"**春多酸，夏多苦，秋多辛，冬多咸。调以滑甘。**"即春天多用酸味药来收敛气机。夏天气机多宣散，用苦味药来肃降。秋气沉降，多用辛散药来疏通经脉。冬天阴寒，多用咸味药来调元气以散阴寒，并软坚散结。一年四季，都要用滑甘之品来养护，滑能通窍，甘能缓急，濡润。

凡药，**以酸养骨**（收敛才能藏精），**以辛养筋**（辛润才能舒筋），**以咸养脉**（软坚散结才能养经脉），**以苦养气**（苦降才能养气机），**以甘养肉**（濡润才能养肉），**以滑养窍**（滑能通窍）。你看，古人没说过用药活血化瘀。

咱们说几味常用药。

凡药物，讲究形、质、气、色、味、性。

形，指药物之外形，比如白术，剖面极似脊髓，故其可以利腰脐，要注意的是，白术利腰脐之气，不是利腰脐之水，腰脐之气利，则气可以通膀胱，由此水湿之邪，俱不能留，尽从膀胱外泄，所以利气就是利湿，湿去则精壮。

再比如当归，虽有当归头、当归身、当归尾之分，但补血是其要旨。

入心、脾、肝三脏。其性甚活跃，入补气药中则补气，入补血药中则补血，入升提药中则提气，入降逐药中则逐血也。而且用之寒则寒，用之热则热，无定功，甚奇妙。主咳逆上气，寒热，皮癣，以及妇人漏下绝子，诸恶疮疡。

药形又分根、茎、叶、花、果。

其中，根主里，比如山药是根，可以益精。山药，味甘，气温平，无毒。入手足太阴二脏，亦能入脾、胃。治诸虚百损，益气力，开心窍，益智慧，尤善止梦遗，健脾开胃，止泻生精。脾胃之气太弱，必须用山药以健之，但若脾胃之气太旺，再用山药，则容易胸腹饱闷，反而不美。

芍药也是根茎，味苦、酸，气平、微寒，可升可降。入手足太阴，又入厥阴、少阳之经。能泻能散，能补能收，其功全在平肝，肝平则不克脾胃，而脏腑各安。但也要防范产后患者，因其过于酸收，有引邪入内之嫌。且有赤白两相，一般而言白芍性凉、赤芍性温，要依准对病证的判断而决定用赤芍或白芍。

茎，主调达，比如肉桂是皮，有包敛、收藏之性；桂枝是梢头，可以有生发之性。

再比如，紫苏一物，有叶、梗、子之分，紫苏梗、叶，味辛，气微温，入心、肺二经。可以发表解肌，疗伤风寒，开胃下食，消胀满，除脚气口臭。而紫苏子降气定喘，止咳逆，消膈气，破坚癥，利大小便，定霍乱呕吐。但叶与梗宜少用，而苏子可多用，为什么呢？因为叶与梗散多于收，而子则收多于散，所以一定要临症斟酌才是。

再说说药的叶。现如今，艾叶、艾草用得多，咱们得讲一下。

艾叶，味苦，气温，阴中之阳，无毒。入脾、肾、肺三经。有纯阳之性，能回垂绝之阳，通十二经，走三阴，祛寒气而逐湿痹，安疼痛而暖关元。以之灸疗，能透诸经而除百病。胎漏可止，胎动可安，月经可调，子宫可孕。

《孟子》说："七年之病，求三年之艾也。" 七年之病指大病、难治之病；三年之艾，指三年以上的陈艾。孟子的原意是比喻凡事要平时准备，事到临头再想办法就来不及。但从医学上来讲，可以有两种解释：一是要提前备好艾草，陈艾可能更沉雄有力；二是治疗患病七年或多年的沉疴痼疾，必须连续灸三年，每年至少灸五百壮，才有可能治愈。有人得了十几年的病，其中还有无数次乱治，气血早就大乱了，治疗初始，只能先培补正气，正气足了，才可以攻病，这时又会是各种发病反应，但基本是发一个病，走一个病，患者要有耐心才行，那种想 5 付药就好的，基本上是不可能的。

属于叶的，还有青蒿，味苦，气寒，无毒。入胃、肝、心、肾四经。专解骨蒸劳热，泻暑热之火，愈风瘙痒，止虚烦盗汗，开胃，安心痛，明目辟邪，养脾气。另外，青蒿气香，其气能辟苍蝇等，苍蝇追逐腐气，有青蒿，苍蝇就不来了。

花主散，比如今人喜欢用金银花解感冒之病毒，古人是怎么看这个药的呢？金银花，味甘，性温，无毒。入心、脾、肺、肝、肾五脏，无经不入。古人认为其为解毒之神品，但不过是解痈疽之毒，据说发背痈，用金银花，加入甘草五钱、当归二两，一剂煎饮，未有不立时消散者。其余身上、头上、足上各毒，减一半投之，无不神效。

半夏以果为药。半夏，生于夏至日前后。此时，一阴生，天地间不再是纯阳之气，夏天也过半，故名半夏。生半夏多外用，消肿散结；清半夏（由白矾炮制）长于燥湿化痰；姜半夏（由白矾和姜汁）偏于降逆止呕；法半夏（由白矾、甘草、生石灰等炮制）善和胃燥湿，主要用于燥湿化痰，降逆止呕，消痞散结。半夏，味辛、微苦，气平，生者寒，熟者温，沉而降，属于阴中之阳。入胆、脾、胃三经。统治痰涎甚验，无论火痰、寒痰、湿痰、老痰与痰饮、痰核、痰涎、痰结俱可用。但不可治阴火之痰和孕妇。用于痰多咳喘，痰饮眩悸，风痰眩晕，痰厥头痛，呕吐反胃，胸脘痞闷，梅核气；生用外治痈肿痰核。

人身原本无痰，饮食入胃，化成精而不化成痰。痰，要么积湿而成，要么肾阳虚，水泛而为痰。积湿为痰与水泛为痰，都留于脾，所以"**脾为生痰之源，肺为贮痰之器**"。半夏性燥，正治寒湿之痰。

大家一定要记住：药，可不是种出来的，药是生出来的，什么地方长什么药都是它的命，得天气，得地味，我们用的就是药的这个命，是天气和地味。任何药，一定先看四气五味，看它得了什么"气"，看它得了什么"味"。如果不是"道地药材"，必在气、味上有问题。

比如，药又有气、质、色、味的不同。

先说药之质，指内涵，比如人参，形似人形，质又丰富，生于东北至

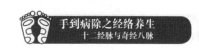
阴之地，得山之厚，得气之寒，而为至阳，故独参汤一味，就可以救人于危难。

另外，中药有五味子，味酸，气温，入肺、肾二经，乃收敛之药，有人认为五味子有五味，所以可以入补五脏。但是它补五脏跟红参补五脏虚完全是两回事。红参是真补，补气又补精。而五味子入五脏，只是用酸收之性敛一下五脏，因为五脏本来为阴，就应该主收。收的能力变弱了，用五味子来收一下即可。所以大家不要因为省钱直接用五味子，而不用红参，二者完全是两回事。

所以要想真学中医，说句实话，一定要在药房待三年。先在药房抓药，熟悉药性，熟悉方子，然后才能进诊室学望闻问切。

再比如，我在西北武威曾见过野生锁阳，非常震惊天下居然有如此和男子阳物相像之物，当地人说：冬天下雪时，只有此物周边的雪能化，可见此物之阳性、热性。一般当地人会在冬至日采之，并煮汤，认为可以壮阳、养生。但奇怪的是，中医喜欢用肉苁蓉，很少有人用锁阳，大概觉得锁阳非肉苁蓉可比，肉苁蓉，古人认为是野马精落地所生，故性能神，生时似肉，故曰肉苁蓉。而锁阳，非马精所化之物，虽能补阴兴阳，但功效比不上肉苁蓉，所以医家少用。

药之气，指温、凉、寒、热。比如甘草气平，味甘，一味即可缓急、解毒。其中，生甘草主治心包络有热，心肾不交。甘草梢可以引心阳下潜于肾水，通利膀胱，泻心经阴火。炙甘草主治心阳不足之症。甘草用蜜炙过后，化甘味，而略带焦苦，焦苦可以消导脾胃。

药之色，指颜色，也与五脏之色对应。比如甘菊花色黄，可以降胃火；白菊花，可以敛肺阴。

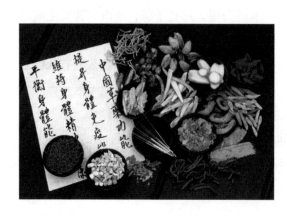

再比如大黄，味苦，气大寒，主降，无毒。入胃与大肠，可通达十二经。因为其性甚速，走而不守，善荡涤积滞，调中化食，通利水谷，推陈致新，所以在中药里又号称"将军"。可以用来导瘀血，滚痰涎，破癥结，散坚聚，止疼痛，败痈疽热毒，消肿胀，用之如神。欲其上升，须加酒制；欲其下行，须入芒硝；欲其速驰，生用为佳。

一般说来，人身体邪气重为"毒"，治毒之法：败毒必须用甘草；化毒必须用金银花；消毒必须用矾石；清毒必须加用黄芩、黄连、栀子；杀毒必须加用大黄。

再说下枸杞。西方人手里都握着黑黑的咖啡，中国人茶杯里都泡着红红的枸杞，泡枸杞水到底有没有用呢？

枸杞，味甘、苦，气微温，无毒。生于甘肃者，最佳。入肾、肝二经。古人认为此药可以明耳目，安神，耐寒暑，延寿，添精固髓，健骨强筋。可以说，此物滋阴不致阴衰，兴阳常使阳举，尤补房劳之伤。

常识认为，阳衰者，用枸杞，以其能助阳。但有人天天泡枸杞，也没见阳兴，又是为什么呢？一般说来，枸杞只有佐阳药后，才能兴阳，如果阳衰不厉害的，喝点枸杞水还行，阳气大衰的，断然无用。

再者古人还有"离家千里，莫服枸杞"的说法。因其久离女色，则其阳不衰，若再服枸杞，必致阳举而不肯痿，故戒之。而在家之人，容易阳衰，所以单服枸杞也无用，凡服枸杞而阳不兴者，乃阳衰之极也。

凡用药，只需问当与不当用，而不必问多与不多用，一切看医生之医理、药理之用。

最后是药之味，指五味，酸辛甘苦咸，也与五脏相应，比如附子色黑、味咸，可以治肾阴虚之喉痛。

任何一个事物，老天给的是"气"，大地给的是"味"。这个气，要的是时间；这个味，要的是空间。没有时空，任何生命都是窘迫的、短暂的。而我们要想活得好，就得不断地开拓和丰富我们的时间和空间，然后才是多气性、有味道的人生。

《黄帝内经》讲**"阳为气，阴为味"**。什么叫阳为气，阴为味？这个话题其实蛮有意思的，所有能感知的味道都是从"地"来的，比如大米的清香。那么它有没有气？到底什么是这个气？　是四季，是生长化收藏。

北方的大米就是得一年四季之气，冬天种，夏天收。但我们只食其味，不知其气。为什么大棚里的菜营养价值不高？因为没得气，只得味。大棚里的"气"是人为造出来的，所以是假气。所以老吃那种东西，人就会没劲儿。我们 20 世纪 60 年代出生的人，虽然穷，但吃的都是真东西，

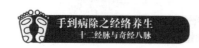
西红柿有西红柿的味道，黄瓜有黄瓜的清香，吃2根黄瓜，1个西红柿就够我们小孩疯一天。气，虽不可见，但那时的东西就是气足、味足，对生命就有滋养。

所以，气就是天，从四季里，得了寒热温凉四气。味呢？除了味道，还有方位。所以说"天出四气，地出五味"。"味"在《黄帝内经》里是五味，"味"就是"五行"，西方有西方的味，辛；北方有北方的味，咸；东方有东方的味，酸；南方有南方的味，苦；中央有中央的味，甘。所以，中药有一套系统，专门讲究"四气五味"。

我们打开任何一包西药，它里面全是成分，你的化妆品也全是成分。中药，从来不讲成分，而讲"性味"。也就是说，西医永远是成分论，中医永远是"气味论"和"性味论"。四气是温凉寒热，就是春夏秋冬；五味就是酸辛甘苦咸。比如麻黄、桂枝、附子属于温热，黄柏属于寒凉，这是气。麻黄，味甘、辛；桂枝，也是味甘、辛；而附子，其味辛，无甘味；黄柏，味苦、微辛，这是味。

怎么修心？

关于心，咱们再做个总结。

《黄帝内经》说：**故主明则下安，以此养生则寿，殁世不殆，以为天下则大昌。**故主明则下安，谁是生命之主？心是主。所以全世界养生、修行，都讲究修心。心为君主，修心，就是修心的明白，明白什么啊？明白天道，君主称"天子"，只不过是在替天行道。再者，修心，就是修心的尊严，没有这份君主般的尊严，人生就灰暗、毫无前途。心，明白，有尊严，有光明，五脏六腑就不能乱来，人身就安宁。所以后面有言：以此养生则寿，用心的安静来养生就长寿，殁世不殆的"殆"是危险的意思，就是活一生到死，都不会有危险。以为天下则大昌，"以为"是"以之为"，就是用这个（主明则下安）来治理天下，天下就大昌。

人之所以痛苦不堪、疾病缠身；首先是心无明，心无明，人就怨怼、愤恨，就有贪嗔痴。贪嗔痴一泛滥，人心就更不明，连带着五脏六腑都跟着受罪，就怒伤肝、恐伤肾、思伤脾、忧伤肺……继而伤六腑。

心，最重要的职能是"统摄脏腑"，也就是身体里的所有东西都归心管，不是具体地管，而是统摄，就好比君王威仪在上，任何人便不敢乱来。这也是在强调心气的厉害，有这股气在，五脏六腑就不敢乱来。反过来讲，如果心气一乱，五脏六腑皆乱，这就是后面所言："**主不明则十二官危，使道闭塞而不通，形乃大伤，以此养生则殃，以为天下者，其宗大危，戒之戒之！**"即心之神明大乱，则天下大乱。

主不明则十二官危。心，只要不明，十二官都会有危险，包括它自己也在十二官之内。为什么会有十二官危？因为使道闭塞而不通，身体就会大伤，以此养生续命则遭殃，同样，以君主之昏聩不明来治理天下，那政权就危险难保了。

何为使道呢？十二官都讲"……出焉"，这个"出焉"，其实就是"使道"，即各个官能正常发挥作用的途径，途径闭塞了，生命就无法正常运转了。心之神明不出，人就昏聩不明；肝之谋略不出，人就生机不旺；脾之知周不出，人就无法疏布四方；肺之治节不出，人就无权衡之力；肾之技巧不出，人就无法创造生命；膻中之喜乐不出，人就无法疏通气机。六腑的使道功能就更突出了：胆之决断不出，生命气机就无法启动；胃之五味不出，人就不得滋养；大肠之变化不出，人就被憋；小肠不能化物，五脏就不得其养；三焦水道不通，身体的网膜系统就堵；膀胱气化不通，津液就不能疏布全身。由此可见，使道对人体功莫大焉！进，重要；出，更重要！只进不出，危莫大焉！如果五脏六腑不守时守位，不正常发挥其功能，生命就危险了。此处"戒之戒之"，可谓语重心长。

《黄帝内经》里还有一句话：**知其要者，一言而终，不知其要，流散无穷。**即世间万物我们只要知道它的要领在哪里，一句话就够了。比如说生命要想好，就一条：心情得好。可是人得病，常不从情志考虑，只是找各种外因。孩子病了，家长从不在自身的戾气上找原因，孩子吃饭时大人一直喋喋不休，逼着孩子含着泪也得把饭吃完，久而久之，孩子的肚子就是硬的，脾胃自然不好。什么叫"不知其要，流散无穷"，就是不知道它的要领在哪里，说得再多也无用。

又有人问：怎么修心啊？打坐和站桩只是静心的方法，效果，有时还不

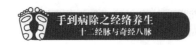
如专注于侍弄花草更静心。六祖慧能说：**心念不起，名为坐；内见自性不动，名为禅**。外离相、内不乱这两件事，对俗常之人太难了，而用自静自定补了真阴、真阳，就更难了。有一个大道至简的方法：一是众善奉行，做好事，心中就快乐，心"**在志为喜**"，快乐，就通经脉，就补真阳；二是诸恶莫做，守住良知，阴气就纯粹，就补真阴。真阴真阳纯粹，就"自净其意"，生命就浑然太极。

做好事和不做坏事其实是全凭良知、不假思索的，凡事一假思索，倒难断其好与坏了。良知，一思索就不是良知。做好事和不做坏事看着简单，但不刻意，于念念中见自性的清静，实则难矣！我们最好用生命、用生活去实践心的宁静，而不是用杂乱的想法，有句话说"好人一生平安"便是此意。

第七章

小肠经经脉循行及病证

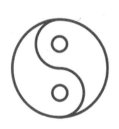

什么是人体免疫力？

心经**"循小指之内出其端"**，在小指处与小肠经相连。所以，下面我们讲小肠经。

《素问·灵兰秘典论》中说：**小肠者，受盛之官，化物出焉。"受盛之官"**指小肠的一个功能是主吸收，有点像税务局，总是吸收精华。它收了很多好东西，但是自己不能用，必须把其精华拿出来，上缴"国库"，然后由"元气"来做"国库"的管理员和支出官员。

西医也认为小肠在消化吸收方面占有重要地位。从解剖上讲，小肠位于腹中，上端接幽门与胃相通，下端通过阑门与大肠相连，是食物消化吸收的主要场所。小肠盘曲于腹腔内，上连胃幽门，下接盲肠，全长 4～6 m，分为十二指肠、空肠和回肠三部分。食物经过小肠内胰液、胆汁和小肠液的化学性消化及小肠运动的机械性消化后，基本上完成了消化过程，同时营养物质被小肠黏膜吸收了。

小肠中有大量指状突起的绒毛，可以使吸收面积增大 30 倍，达 10 m²。由于微绒毛的存在，又使小肠的吸收面积比上面所估计的数值增大 20 倍以上，而且小肠黏膜分泌有许多内分泌细胞，可分泌多种消化道激素，对胃肠运动和分泌有重要的调节作用。这种小肠的运动、分泌、消化及吸收，与药物代谢也密切相关。《伤寒论》里的小建中汤，**"法当腹中急痛，先与小建中汤""心中悸而烦者，小建中汤主之"**，其中饴糖的作用恐怕就是通过强化小肠的吸收，从而达到"建中"的目的。

再讲"化物出焉"。小肠接受容纳脾胃腐熟的水谷，并将之充分腐熟和吸收。以现代的话来说，就是将食物中能够消化的部分，都化成人体能够吸收的最基本、最简单的元素——精，这就是"化物出焉"。大、小肠的功能，大肠是"变化出焉"，小肠是"化物出焉"，所以光传导是没有用的，大、小肠的重点在于"化"字。"化"的字形是一个正立的人和一个倒着的人，即把一个人彻头彻尾地改变。这种彻头彻尾改变事物的能力，才是大、小肠的"道行"。道是精华，是能够滋补人、觉悟人的东西，没有小肠的"受盛"，没有大肠的"传道"，生命是无法精粹的。

由此看来，大、小肠属于重要的免疫系统。我们总说抗瘟疫和疾病要靠强大的免疫系统，那什么是免疫系统呢?

免疫系统由免疫器官比如骨髓、脾、淋巴结、扁桃体、阑尾、胸腺等，以及免疫细胞等组成，具有免疫监视、防御、调控的作用。所谓保护免疫系统，就是: ①不损骨之精髓; ②不伤脾，即保护人之后天; ③少生气，就不伤膻中; ④少忧伤，就不伤淋巴系统和大小肠。

其中，中枢免疫器官是骨髓和胸腺，这是免疫细胞发生、分化、成熟的场所，骨髓含有强大分化潜力的多能干细胞，是人和其他哺乳动物主要的造血器官，是各种血细胞的重要发源地。如果说骨髓像是制造抗敌士兵的工厂，那么胸腺就是训练各军兵种的训练厂。胸腺，我们讲膻中时会讲，对应的是心包，胸腺产生T淋巴细胞，而T淋巴细胞有防癌的作用。

除了中枢免疫器官，人体还有外周免疫器官，是成熟淋巴细胞定居的场所，包括扁桃体、阑尾、小肠集合淋巴结等，这些关卡都是用来防堵入侵的微生物。研究显示，盲肠和扁桃体内有大量的淋巴结，这些结构能够协助免疫系统运作，所以轻易地割除扁桃体、阑尾等，都是有问题的。还有盲肠，它扮演着交通指挥员的角色，指挥白细胞到身体的各个部位。在帮助局部免疫的同时，盲肠还能帮助控制抗体的过度免疫反应。

盲肠亦称阑肠，是大肠膨大的起始部分，位于腹腔的右下部，是小肠通大肠的门户，有防止大肠内容物反流入小肠的功能。因其远端闭塞不通，故称盲肠。在盲肠远端伸出一小管，称为阑尾。因其管腔细小，容易阻塞而发炎，称为阑尾炎，俗称盲肠炎。中医文献 《难经》中，称盲肠为 "阑门" ，是七冲门之一。**"唇为飞门，齿为户门，会厌为吸门，胃为贲门，太仓下口为幽门，大肠小肠会为阑门，下极为魄门，故曰七冲门也。"**这几个门，就是生命的关卡，都要好好守护。

最后说一下淋巴结。如果说骨髓是制造抗敌士兵的工厂，胸腺是训练各军兵种的训练场，那么淋巴结就是一个拥有数十亿个白细胞的小型战场。当因感染而须开始作战时，外来的入侵者和免疫细胞都聚集在这里，淋巴结就会肿大，作为整个军队的排水系统，淋巴结肩负着过滤淋巴液的工作，把病毒、细

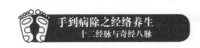
菌等废物运走。人体内的淋巴液大约比血液多出 4 倍。人全身有 500 ~ 600 个淋巴结，是结构完备的外周免疫器官，广泛存在于全身非黏膜部位的淋巴通道上。

其中，肠相关淋巴组织就显得非常重要。病原微生物最易入侵的部位是口，而肠道与口相通，所以肠道的免疫功能非常重要。小肠集合淋巴结是肠道黏膜固有层中的一种无被膜淋巴组织，富含 B 淋巴细胞、巨噬细胞和少量 T 淋巴细胞等，对入侵肠道的病原微生物形成一道有力防线。

健康的免疫系统是无可取代的，但仍可能因为持续摄取不健康的食物而失效，也就是说，各种食物的不恰当摄取会给大、小肠极大的负担，更何况，我们因为无知，在大、小肠上做了太多可能有伤害作用的功课，比如动不动就用各种酵素、益生菌等，扰乱其正常的菌群分布。而免疫力差的一个标志就是各种过敏症状。孩子如果总是服用抗生素，就会导致肠内菌群破坏，患过敏症的概率会增加。其中，最伤害大、小肠的，就是各种消极情绪了，悲哀、焦虑、怨恨等可以"深潜"于大、小肠，损害人的免疫系统，贪婪与自私也会"深潜"，破坏你的免疫系统，最后造成疾患。

把这些弄明白了，也许才真正知道如何增强免疫力，比如振髓法（背后七颠百病消），可以强健脊髓；揉腹法，可以强健大、小肠，艾灸中脘、关元也是提升免疫力的重要方法。

小肠经经脉循行

小肠手太阳之脉，起于小指之端，循手外侧上腕，出踝中，直上循臂骨下廉，出肘内侧两筋之间，上循臑外后廉，出肩解，绕肩胛，交肩上，入缺盆，络心，循咽，下膈，抵胃，属小肠；其支者，从缺盆循颈上颊，至目锐眦，却入耳中；其支者，别颊上䪼，抵鼻，至目内眦，斜络于颧（见图 6 小肠经经脉图）。

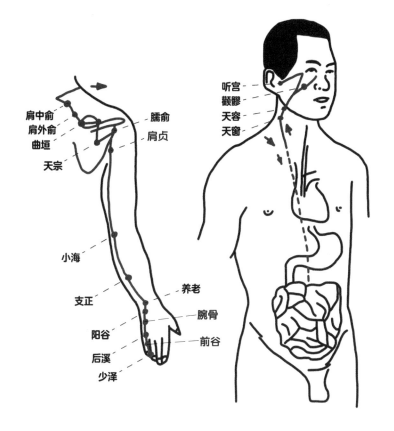

图 6　小肠经经脉图

小肠手太阳之脉　定位于手，定性于太阳。阳气足，则能"受盛"，亦能"化物"。受盛不足，化物无力，人就大病。

起于小指之端　起于小指之端少泽穴，与心经相连，心经"**循小指之内出其端**"，这就是心与小肠相表里。**少泽穴**，小肠经井穴，主治乳痈、乳汁少等乳疾，十个指尖的按摩，都可以用拇指和食指揉搓指端即可；少泽穴还治疗昏迷、热病等急症和热证，以及头痛、目翳、咽喉肿痛等头面五官病证。但孕妇不可用。

循手外侧上腕，出踝中　循手外侧上腕，出手腕高骨。这里有两个穴位很重要，一是**阳谷穴**，是生发阳气的要穴，现代常用于治疗腮腺炎、齿龈炎、精神病、癫痫等。将此穴在桌角按摩，可明目安神。另外就是**养老穴**，听这个名字就好，主治手麻、目昏、肩酸痛（《针灸甲乙经》说：肩痛欲折，养老主之）。现代常用于治疗视力减退、眼球充血、半身不遂、急性腰扭伤、落枕

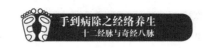
等。你要想让眼睛好，就要常按摩这两个穴位。

直上循臂骨下廉，出肘内侧两筋之间　肘部有个小凹陷，名小海穴，虽然小也是海。小海穴是小肠经的合穴，小肠经脉气至此犹如江河之水入海，故名小海。可艾灸 5 ~ 10 分钟。主治麻痹、癫痫、精神分裂症、舞蹈病、肩背痛、齿龈炎、过敏性结肠炎等。《医宗金鉴》："小海喉龈肿痛痊。"《针灸甲乙经》："风眩头痛，小海主之。"

上循臑外后廉，出肩解，绕肩胛，交肩上　其中，肩胛骨上有天宗穴，有理气散结消肿作用。主治肩胛酸痛、肩周炎、肩背软组织损伤、肘臂外后侧痛、上肢不举、颈项颊颔肿痛、乳痈、乳腺炎、胸胁支满、咳嗽气喘、乳腺炎等。天宗穴是最喜欢按摩的，我叫它"上瘾穴"，特别喜按喜揉，你一摁就酸痛，从肩胛传导至手指。按摩天宗、乳根，可以催乳。此穴可以用艾条灸10 ~ 15 分钟。

此处还有"肩贞穴"，在肩关节后下方，肩臂内收时，腋后纹头上一寸。主治肩胛疼痛、手臂不举、上肢麻木、耳鸣、齿疼、瘰疬及肩关节周围炎等。肩胛的问题，前面是大肠经循行，后面是小肠经循行，所以"打开太阳伞"这个动作，可以完美活动两经，同时对心肺有好处。

中医称脖子到肩膀这段区域为"太阳界面"，太阳之上，寒气制之。虽说此处阳气足，但也最容易受寒。"肩"字有"户"有"肉"，其实就是一"肉门轴"，所以要常活动，就是在打开"太阳伞"。此处一开，人就舒服。打开"太阳伞"就是两臂自然下垂，向前转动 9 次，这就是在"开膏肓"。两肩部再向后转动 9 次，这就是在"合膏肓"。这个动作可以把膏肓活动开，充分松开肩背部，长期练习，能有效解决肩背痛的问题；而反复地前后拉伸又能使胸腔得到扩张，这也能有效防治心肺疾病。

入缺盆，络心，循咽，下膈，抵胃，属小肠　入缺盆，大家要记住，所有的阳经全都入缺盆，比如胃经"**循喉咙，入缺盆**"；小肠经"**从缺盆循颈上颊**"，三焦经"**入缺盆，布膻中**"；大肠经"**下入缺盆络肺**"，所以缺盆是个要点。可以说它是人体之死穴，因为缺盆直接通五脏。因此缺盆的养护方法就是一条，就是用劳宫穴摁住缺盆，后面中指压的正好就是肩井，慢慢按揉就行了。平时戴围巾这事，可不只是保护脖颈不受寒，也是保护缺盆的方法，护住缺盆，就是护住五脏。

络心，就是心与小肠相表里，小肠的营养也由此灌注于心脏。

循咽，就是小肠经走咽部，小肠经受寒，咽喉也不利。

下膈，抵胃，属小肠，然后小肠经沿着食管下行，贯穿膈肌，到达胃部，入属小肠。我们总说肠胃，在经脉浮支，胃经与大肠经相连；在里支，胃经与小肠经相连。所以，有胃病时，大、小肠都跟着病。

其支者，从缺盆循颈上颊，至目锐眦，却入耳中 从这条支脉开始，小肠经开始走脸部和耳部。从缺盆循颈部上脸颊，至目锐眦（眼外角），再折回来进入耳中（听宫）。耳聋、耳鸣与小肠太阳经受寒有关；心与小肠相表里，所以伤心也和耳鸣有关；三焦入耳，胆经也走耳部，可见六腑的病都会显现在耳部。

听宫穴，是手、足少阳和手太阳三经之会，也就是胆经、小肠经、三焦经的交会处，所以也很重要。属于手太阳小肠经，位于面部，耳屏正中与下颌骨髁突之间的凹陷中，张口取穴。《针灸大成》："**主失音，癫疾，心腹满，聤耳，耳聋如物填塞无闻。**"主治耳疾、齿痛。

其支者，别颊上𬼘 小肠经另一条支脉，别颊上𬼘，"𬼘"就是眼袋，眼袋都和哪条经脉有关？胆经"**抵于𬼘**"，小肠"**上𬼘**"，三焦经"**下颊至𬼘**"，可见眼袋的问题与少阳、太阳相关，本质就是阳虚，代谢不了水液。人为什么年轻的时候没有眼袋，老了有眼袋，就是阳气虚弱。治眼袋就是把阳气提升起来。还有的人，眼袋上有好多小疙瘩，就是既有阳虚又有湿气。可以用砭石坚持刮一刮，灸中脘、关元，外加升阳祛湿的药，就会好很多。

小拓展

坚持用砭石刮脸，可以防衰老，其具体顺序：①从下巴承浆穴往两边耳部刮，可以提拉面部，防衰老。②从鼻翼迎香穴刮向太阳穴，可以提拉面部肌肉和法令纹，因为法令纹深，就显老。③刮眼袋部位，通三焦。④刮两眉中间印堂部，这个地方按揉感觉不出什么，一刮就觉得里面疙疙瘩瘩了，可见我们还是有心事在眉头。⑤再从颈部刮向两肩，可淡化颈部皱纹，对甲状腺等也有好处。

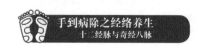

抵鼻，至目内眦，斜络于颧 这一支还从眼袋抵鼻，至内眼角，然后斜络于颧骨，脉气由此与足太阳膀胱经相接。所以长在颧骨部的黄褐斑也叫小肠斑，为什么生完孩子容易长黄褐斑？就是因为哺育孩子累心，心与小肠相表里，外加忧虑伤心，人就憔悴。

关于颧部的望诊：正色为黄而明润。颧红，属肺气虚和虚阳外越。颧青，肝郁，有带下病。颧白，肺金克肝木，多便血、咯血。颧黑，肝阳不足，多失眠、腹胀。颧黄如败土，主脾病。

小肠经一侧有 19 穴，8 穴分布于上肢背面尺侧，11 穴在肩、颈、面部，分别为少泽、前谷、后溪、腕骨、阳谷、养老、支正、小海、肩贞、臑俞、天宗、秉风、曲垣、肩外俞、肩中俞、天窗、天容、颧髎、听宫。本经腧穴主要治疗头、项、耳、目、咽喉病，热病，神志病及经脉循行部位的其他病证。

小肠经经证与里证

●经证

是动则病，嗌痛颔肿，不可以顾，肩似拔，臑似折。

嗌痛颔肿，不可以顾。什么叫嗌？嗌就是咽喉的上缘，就是喉咙口，喉咙口疼痛和心经与小肠经有关。颔就是双下巴颏这里。小肠与营养有关，营养好的就长双下巴。但营养过剩，小肠寒，此外就长痤疮，颜色黑，粗大，油脂多，跟阳气不足、化不开有关。长在胃经循行的脸部，一般叫粉刺；而长在颔（下巴颏）这里的，叫痤疮。痤疮比粉刺难消，年轻人一般长粉刺，青春痘源于胃寒和郁闷；年长的一般长痤疮，痤疮源于营养过剩和焦虑，属于小肠吸收不好的浊物堆积，跟营养过剩或小肠太阳经气瘀堵有关。也就是说，青春痘的根在于胃寒，痤疮的根在于小肠寒。

关于青春痘的治疗，基本有两种做法，大多数人认为青春痘是热邪，会用寒凉药；而我认为是寒邪，青春痘一般里面白，外面红，是典型的热包寒象，所以要用温热的药物，破里面的寒邪。这两种方法都可以治好青春痘，但预后很不一样。用寒凉药时，认为长痘就是火，用寒凉药就可以扑灭火。寒凉药把阳明胃火向下压，阳明胃火没劲，就无法向上带寒邪，于是青春痘就消失了，但里面就更寒了，寒到最后，火就没

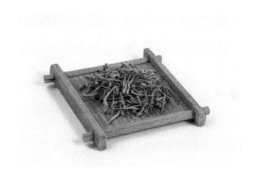

劲儿了，就升不上火了，大的青春痘没了，反而变成了皮肤粗糙的小粟米粒。这时胃会不舒服，吃寒凉药久了，嗓子还会哑，而且等年轻人身体好了，胃火一壮，又开始攻邪，青春痘又开始发作，而且嗓子也开始肿痛，如此这般，就永无宁日。

但用热药宣散寒邪，是治愈法。比如用通脉四逆汤或附子理中汤破胃寒，小粒粟米会马上消失，如果胃寒重，会快速发出一些痘痘，接着吃药，很快就都消失了，关键的是脸部会亮堂起来，那些鼻翼两旁的粗糙皮肤会收紧细腻起来。而最关键的是胃舒服了，也不喜冷饮、辛辣等食物，睡眠变好后，工作、运势等就都好起来了，所以很多年轻人总跟我说，老师的药就是"转运汤"啊。

痤疮，虽属于小肠寒，但其位置也不过是中下焦寒，用四逆辈的药物也非常好用。只是没有青春痘消得快，要想把黑色的印记全消了，时间要久一些。平常，如果用砭石一直刮刮此处，就不会长痤疮。

其实，这一段很重要，因为涉及治疗理念的问题，虽说两种方法都可以让症状消失，但治疗不等于治愈。一定要明白是赶走了病邪，还是向内压下了病邪，中医讲祛病邪法有汗法、下法、吐法和解法等，无非都是祛邪外出，所以，开方子就是给你的生命开方向。方向错了，不仅去不了病，还可能铸成大错。

"不可以顾"，"顾"就是回头看，就是下颔肿大，甚至不能回头看。

"肩似拔，臑似折"。形容肩膀活动不利，上臂三角肌叫作"臑"，上臂酸痛像要折了一样。这些都是小肠病。曾有个学生出了车祸，腰动不了了，针灸医生在肩贞穴、臑俞穴和人中穴各扎一针，学生就活蹦乱跳了。人中穴

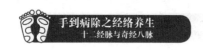

在督脉，肩贞穴在小肠经，小肠经又和膀胱经有关，二者同属于太阳经，所以如此取穴会有效。

●里证

是主液所生病者，耳聋，目黄，颊肿，颈颔肩臑肘臂外后廉痛。

先说**"是主液所生病者"**。小肠主"分清泌浊"，"清"就是液，靠太阳之气而分清、而化精。脾的功能在于"升清降浊"，就是小肠之液，要靠脾阳来疏布和升清。

小肠**"主液所生病"**，在这里，液有两种含义：一种是指液。分布到各脏器中，外在表现就是，肝液为泪，肾液为唾，脾液为涎，心液为汗，肺液为涕；另一种是指小肠主管液的分布。

关于"液"，《灵枢》有《五癃津液别》，其中，对人体之"液"的进一步解释是："水谷入于口，**输于肠胃，其液别为五。天寒衣薄则为溺与气，天热衣厚则为汗，悲哀气并则为泣，中热胃缓则为唾，邪气内逆，则气为之闭塞而不行，不行则为水胀。"**

先说"液"有五种状态：①天寒衣薄，则表现为多尿和哈气。②天热衣厚，就是汗流不止。③悲伤气乱，就是泪奔。④里热脾胃弱，就表现为唾液（这里应该指"涎"。涎黏，唾清，涎属于湿浊，唾属于营养）。⑤邪气堵塞，气脉不行，就表现为水胀。这里是指"液"的五种病态。而先前我们所讲的五脏之"液"：肝液为泪，肺液为涕，心液为汗，脾液为涎，肾液为唾，则属于液的正常表现。

那么"液"的病态是什么原因导致的呢？《黄帝内经》说：**故三焦出气，以温肌肉，充皮肤，为其津；其流而不行者为液。**这是关于津液的定义，津，随阳气而疏布三焦，滋养生命；液，流而不行，营养生命。

天暑衣厚则腠理开，故汗出，寒留于分肉之间，聚沫则为痛；天寒则腠理闭，气湿不行，水下留于膀胱，则为溺与气。天暑，衣厚，腠理张开，就会汗流不止。寒气留在腠理之间，凝聚成痰就会疼痛。天寒，腠理闭合，气机不畅，水湿不行，就会下流入膀胱，在下变成尿，在上是哈气。

五藏六府之津液，尽上渗于目，心悲气并则心系急，心系急则肺举，肺

举则液上溢。夫心系与肺不能常举，乍上乍下，故咳而泣出矣。 翻译过来就是：五脏六腑的津液都向上渗入眼睛。心一悲伤，五脏六腑之气就一下子聚于心中，整个心系脉络急紧，心脉络急紧，就会使肺部上抬，肺部上抬，则津液上溢。而心系与肺不能老那么高举着，于是忽上忽下，就引发咳嗽和流眼泪。

中热则胃中消谷，消谷则虫上下作，肠胃充郭，故胃缓，胃缓则气逆，故唾出。 也就是说，中焦有热，则胃消化谷物过快，胃肠中寄生虫或微生物也会上下蠕动，如此，则肠胃扩张，胃体迟缓，脾升胃降的功能一弱，胃气就可能上逆，此处"唾"为"涎"，涎沫由此而出。此"涎"又可以指胃酸上逆。

胃气本来应该下行，一旦胃气凝滞，就是胃呆（胃变傻了，不知饿，也不知香臭），胃气不往下走，就往上升，兼五谷腐化之气味，聚集口腔，轻者叫口气，重者叫口臭。由于胃气下降的功能被抑制，就会形成不同程度的胃气上逆现象。由于胃气上逆，就会将胃中的胃酸和胆汁逆向流入口腔，于是胃酸上逆就形成了严重的口臭，胆汁上逆就形成了口苦。

五谷之津液和合而为膏者，内渗入于骨空，补益脑髓，而下流于阴股。阴阳不和，则使液溢而下流于阴，髓液皆减而下，下过度则虚，虚故腰背痛而胫痠。 翻译过来就是：五谷之津液汇合而成为脂膏，内渗于骨髓中，向上可滋补脑髓，向下流入阴窍。有人说，津液补益脑髓可以理解，为什么还下流阴窍呢？阴窍也是人体的能量所在，阴窍不足，也不能创造和养育生命。如果阴阳不调，就会使津液溢出而向下，供应脑髓的津液就会减少。下流过度，身体会变虚弱，体虚则腰背疼痛且小腿酸软。

阴阳气道不通，四海闭塞，三焦不泻，津液不化，水谷并行肠胃之中，别于回肠，留于下焦，不得渗膀胱，则下焦胀，水溢则为水胀。此津液五别之逆顺也。 翻译过来就是：如果阴阳气道不通畅，就会使人体四海闭塞，三焦不能输泄，津液不能化生。水谷滞留在肠胃之中，最后入于大肠，停滞在下焦，不能气化渗入膀胱，从而导致下焦肿胀，如果水液充溢就会成为水胀。这就是五种津液运行的顺逆情况。

以上就是小肠、膀胱气化不足，导致体液代谢出问题的五种情况。

十二经脉，都涉及听力

小肠经的其他里证是：**耳聋，目黄，颊肿**，这些，无非都是由阳虚和津液失养所致。

"**耳聋**"，是小肠经的一个主症，因为小肠经"**循颈上颊，至目锐眦，却入耳中**"，如果小肠经受寒、心情焦虑，会直接引发耳聋。比较而言，突发的耳聋比耳鸣好治，因为突发的耳聋属于实证，而耳鸣属于虚证。但老人渐渐地失聪，则属于肾精亏损，则髓海空虚，哪怕添精补髓，阳不足也不能化精，治疗也没有大效。这么说吧，老病，只有慢慢养着，不乱治就不错了。

而耳鸣，则跟以下经脉有关，三焦经"**从耳后入耳中，出走耳前**"，三焦不通就会"**耳聋浑浑焞焞**"，也就是耳鸣；胆经"**上抵头角，下耳后**"，如果过度压抑或受寒也会造成耳鸣；足阳明胃经"**循颊车，上耳前**"，足太阳膀胱经"**从巅至耳上角**"。可以说六条阳经只有大肠经没有走耳部，其余均循行于耳，所以，耳鸣是阳气大虚。

春天的时候，还有好多人感觉耳部外在压力大，内部有塌陷之感，这是有点中气下陷，可以试一下李东垣的"补中益气汤"。

耳聋、耳鸣，西医、中医都不好治。《黄帝内经》说"**徇蒙招尤，目冥耳聋，下实上虚，过在足少阳、厥阴，甚则入肝**"。凡头晕眼花、视物不清、耳聋、耳鸣的，都属于"**下实上虚**"，其病变在于足少阳胆气不足和足厥阴肝血虚，严重时，就内传于肝。

《灵枢·邪气藏府病形》说："**十二经脉，三百六十五络……其别气走于耳而为听。**"可见听力涉及全身气血脉络。这也是所谓耳诊可以治疗全身的全息理论的根据所在。关于耳聋、耳鸣的原因和治法，我在《伤寒论》讲解中做了细致的分析，大家可以去看。

"**目黄**"。小肠经"**从缺盆循颈上颊，至目锐眦**"，又"**其支者，别颊上颐，抵鼻，至目内眦**"，也就是内眼角、外眼角都属于小肠经，小肠经太阳经气不足，则目黄。

"**颊肿**"。小肠经"**别颊上顿**"，即从脸颊上到眼袋，这个区域肿胀，也是小肠经太阳阳气虚衰的表现。有些老人有大大的眼袋和肿胀的脸颊，都是小肠阳虚病。

"**颈颔肩臑肘臂外后廉痛**"，这几个部位都是小肠经循行部位。总而言之，小肠经不能受寒，但是小肠经最容易受寒。肩颈如果受寒，最有效的方法就是艾灸和拔罐，按摩不太容易把寒邪赶出去，除非按摩的时候出汗。出汗后把汗擦干净，千万别再受风。

小拓展

发热的处理

小儿发热：

1）可以干姜葱白（1～3茎）煮水。如果有脾胃症状，用干姜5～20克。如果表受寒，用生姜3～6片，早晚各一煎，3付。

2）小儿发热，还可以刮大椎或者灸大椎穴。

3）上热下寒，灸天枢穴。或用麻黄附子细辛汤。

4）辨证准确后，用桂枝汤、麻黄汤、四逆汤、甘草干姜汤等。但这里最重要的是脉象上的辨别，如果脉浮数、脉浮紧，可以用桂枝汤、麻黄汤；如果脉沉，就要用四逆汤、麻黄附子细辛汤等。但多数家长不会脉法，所以最安全的做法还是用生姜、干姜葱白煮水法。有些家长心疼孩子，又加红枣又加糖的，反而会滞住姜的辛散之性，疗效自然差很多。

5）发热时，可以略微减食，并且饮食要清淡，不能强喂。孩子病愈了，自然食欲大增。

6）孩子不装病，只要孩子精神状态好，就不必急于上药。

7）讲完十二经脉后，大家要明白小儿疾患的最佳处理方法就是按摩。按摩腹部和后背，小儿发热时若大便燥结，可以喝甘草干姜汤，或按揉腹部，排便后，很快便会退热。

成年人发热：

成年人感冒发热时，不能几种感冒药一起用，比如同时吃退热药和镇痛药，造成对乙酰氨基酚摄入过量，形成急性肝损伤，严重时会引起肝衰竭甚至死亡。

中药、西药最好别混着吃

服药期间，中药、西药最好别混着吃。

首先，服西药，要明白其禁忌。比如，藿香正气水和头孢类药物一起吃，会造成双硫仑样反应，因为藿香正气水中有乙醇，而头孢类药物会抑制乙醇在体内的代谢，最后造成乙醇蓄积，严重时可诱发急性肝损伤，造成呼吸暂停或死亡。所以，成年人服药更要小心。

其次，服药期间，一定要禁酒。比如，镇静催眠药是大脑抑制剂，乙醇，对大脑中枢神经是先兴奋后抑制，和镇静催眠药等叠加后，可使患者出现血压极低、昏迷、休克，或呼吸衰竭。服用镇痛药时大量饮酒，会造成胃溃疡、胃出血等。服用降压药的同时，大量饮用葡萄酒，会出现心律失常、血压升高，或脑出血等。服用抗抑郁药时大量饮酒，会影响大脑思维能力，加重病情，也会使血压升高。服用治疗关节炎类的药物，也要禁酒，否则容易导致胃溃疡和肝损伤。

服用中药时，不太强调禁酒，因为酒本身就是药，但不可太过。服中药期间，如果有应酬，最好讲明正在服中药，不宜饮酒。

而且，服用中药期间，一定要禁房事，因为房事耗精太过，尤其是大病初愈者，行房太过，救都没得救。

在临床上，我特别强调西药和中药不能混着吃，因为两者有可能作用相反，甚至有可能有严重副作用。有些医生往往忽视了这一点，最后出了问题都搞不清楚问题出在哪里。

中国的很多老年人有一个问题，每天大把大把吃药，却不知代谢这些药对他的身体是一个多么大的负担。有一个老年患者，80多岁了，找我看病时，我让他把所有的西药和营养品都停了，否则不给他开中药。我旁边正好坐着一个来问诊的中医博导，吓得冷汗涔涔，问：都停了，不危险吗？我说：没事，有中药顶着呢。老人当过兵，上过朝鲜战场，至今身上还有弹片。我说：您死都不怕，还怕停药吗？老人呵呵一笑，说没问题。40付中药后，老人家神清气爽，说话都有了金属声，铿锵有力。

　　让老年人停用大量西药，也得从两方面考虑。一是要有中药顶着，可以停；二是不能逼迫老年人停药。有的人，越老越贪心，越老越固执，越老越怕死。所以，顺着他们也很必要，他吃着药，觉得自己是安全的，心里就高兴，那就让他高兴着。非得为这些事闹不愉快也不值得，自己能活明白都不容易呢，干吗还强迫别人？

　　人生在世，无病即是神仙。如果能恬淡虚无，自然身心泰然。见色忘命，见财忘义，总有忧愁怨恨之心，以及嗔怒斗争之事，如此耗精损气，自然百病丛生。又有几人，能服药于将病之时，觅医于已病之日？如果再讳疾忌医，因循等待，病已成之日，就生死各半了。所以劝大家还是早有主张。该找西医找西医，该找中医找中医，谁也不是万能的。

　　如果病已成，想几服药就解决问题，也是妄想。病之成，原非一日，病之愈，又怎能只在一朝。什么都需要一个气化的过程，什么都需要时间，但现如今，你若真得一场大病，才知道钱也起不了大作用。若钱真能解决一切，有钱人就不会死了。现代人不问医，只求药，不知病要好起来，也得一分一分地好。有人说，我可以花多的钱买一个更灵的药，这就是愚痴。所以，有病，但求正治，勿求速效。

心与小肠相表里

　　心在志为喜，不喜，则痛苦沉底，影响小肠。只要是得了肠癌的人，不管得大肠癌还是小肠癌，原因绝对有一条，常年的不开心，但很少有医生看到这个层面。癌症发病的一个原因就是死要面子活受罪。古语说，伤心，可以肝肠寸断，此言不虚。而沉底的这种不开心是哪种不开心呢？恕我直言，凡是沉底的不开心可能都跟自私、虚荣心和过分隐忍有关。如果我们坚持认为自己是对的，我们会把火气发出来，这样就不会形成内在瘀滞。

　　曾见过一个女患者，已经做过直肠癌手术了。她是那种外表喜性的女子，但是她得了直肠癌。我说："其实你骨子里不是那么高兴，有很大的痛。"她说："没有啊，曲老师，我天天开心死了，特别是看您的书的时候。"我说："是啊，看我的书开心死了，但是不见得在你的生命里开心死了，如果真开心，你不会得直肠癌。你有一个秘密一定藏得特别深。因为脑子拒绝自己总想这件事，所以你把这个秘密沉底了……"然后她就哭了，哭了就好。如果不哭出来，委屈就始终存在，手术做了也没有用。凡是六腑堵塞的东西基本上都属于本能的憋。藏在五脏的东西还不属于本能的憋，属于理性的憋。本能的憋，要比理性的憋，对人体伤害大。能哭，就是本能释放，就是放下自我的第一步。

什么是生命最美好的状态？

人这一辈子啊，越早活明白越好，别让虚荣心啊什么的挡了人生之路。先知道自己有什么、缺什么、最需要什么就好。如果你就想当美食家，一辈子就想吃好喝好，那就找一乐呵呵的厨师，天天给你做天下美味，别有什么门第观念，这一辈子吃好了、吃美了，也值了。别弄得自己一辈子啥都没享受到，除了生孩子，做家务，出去上班，成天劳累，还看别人脸色，最后还一身病！这样的日子，就是没活明白。

有人说：难道你年轻时就明白这些了吗？还真是，我这辈子最大的优点就是没有虚荣心，少走了许多弯路，也许老天就是想让我多干点正事吧，所以没给我很多人间烦恼。比如说我有才，就不必再追求什么才子。我缺什么呢？我不想过多地介入庸常生活，不想知道房子怎么盖，盐多少钱一斤，米放在哪里，面如何变成馒头等，所以我缺一个生活的魔术师，那就找一个生活的魔术师好啦，然后成天赞美他，给他口头发各种各样的证书：伟大的建筑师、大厨师、华佗再世大神医……哄得他天天开开心心、勇猛精进的，十八般武艺样样都成，关键我更开心啊。有人问：难道他没缺点吗？有啊，但只要不是人性的恶，一切都可以视而不见。你天天念他的好，他自然也不往坏道上走。

《黄帝内经》里有一句：“气和而生，津液相成，神乃自生。”

“气和而生”，指养好了五脏，五脏才能够有生发新事物的能力。六腑之运转，输布营养给五脏，五脏又生生命，生命是什么？细胞。免疫细胞是由五脏化生的。人体最理直气壮“收”好东西、“收”精华的，就是五脏。

我们生命最奇异的表现就是：六腑拼命让自己“空”，五脏就拼命让自己“有”。世上谁敢说：好东西都给我？五脏。这种自信从哪儿来？这种自信从明道而来。只要明道，就勇于“收”天下的好东西，并且用“收”到的好东西养“天下”。不明道，连好东西都不敢“收”，细胞就饿死了。五脏都是“君子”，都爱财，这个“财”，就是“精”，取之有道，就是得先明道，明道后人就不会扭扭捏捏的了，而是大大方方“收天下之美好”，同时，“供给天下之美好”。这就是“取之于民，用之于民”。

“收”了天下营养后，不仅五脏高兴，细胞也高兴，全体高兴，高兴这事才重要，高兴才生发。不高兴就“憋”着了。所谓“气和而生”，五脏气和才能生万物。

五脏“气和而生，津液相成”，津和液也随之相辅相成，津液是生命和合状态下的甜美之物，就是“精”，有了它们，“神乃自生”。即最终都不是收“精”的问题了，而是生“神”的问题。

我们靠什么开悟？精满气足，神明就壮，自然开悟。精不满，气不足，神无力，开什么悟？开悟就是全身细胞个个饱满、晶莹剔透，精满气足神旺，与天地气机同频，那一瞬间的体妙心玄，就是“天人合一”，就是开悟！所以成佛成道者多是壮年，鲜有老年开悟的，我们一瞬间的明白，顶多叫觉醒，也就是能在梦里醒过来一下，只能叫“惊醒”或“觉醒”，很少有持久的明白，很快又会回到梦中，称不上“开悟”。

大家看书看到现在恐怕也是明白一会儿、糊涂一会儿，这，太正常了。某天听到一句话，瞿然而惊，惊醒了，其实这句话前面也讲过，但没入你的心。就像吃饭一样，虽然吃最后一口才饱，但没有前面的无觉无识，也没有最后的饱。好比前面的内容，只是在添精补髓，到了现在机缘和合，人，就醒了。这一刻，就是“神乃自生”。

所以开悟，“神乃自生”，是自生，不是他生。从来都不是别人帮你“开悟”，而是自己精满气足神旺后，自己“开悟”。

读完本节内容，大家可以换一个视角去看待生命。现在的基因检测经常

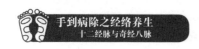
会得出结论，指出患某种癌症的概率，于是人就会心神大乱。学习了《黄帝内经》后，大家可以换一个角度想一下，思考自己是否过度焦虑，是否过度自我，是否因成天撒谎而内心愧疚，是否因众叛亲离而无比愤怒等。如果没有，那你得这种疾病的概率就不大。

生命可以被恐吓，但生命也一定要有自知，要有反省。有了一个新的视角，我们才能把生命看得更清楚。比如，你的心脏最近总突突跳，为什么突突跳呢？学习《黄帝内经》后，你知道这就是心悸。心脏只要一加速就说明它里面没有"劲"了，需要用加速来自保。那怎么办？要让它缓下来，就要给它"加油"。怎么"加油"呢？首先不能劳累，你不消耗就相当于"加油"了，你需要睡觉、需要休息；如果真的是心肌缺血、脉有结代脉，可以服用几付"炙甘草汤"。同时，还得自我反省为什么会心肌缺血——心跟"痴"有关。太过度地着迷于某物而产生妄念，一切执着，最初付出的都是心血，而不是肝脾肾，所以，这个时候你要思考自己是否因"痴"而得病。其实过于"痴"，不仅消耗自己的心血，对他人也有伤害，如果你总把注意力集中在孩子身上，哪怕是充满爱意，孩子也会心神不安，干所有事情都会缩手缩脚。过分凝视，就是伤害。

如果学习了经典，我们能"开"一点"小悟"的话，我们就先有了一份从容和自在，这份从容和自在带给家庭的，就是健康和祥和。

第八章
膀胱经经脉循行及病证

生命的本质，在于气化

小肠经经脉终止于"**目内眦**"，膀胱经经脉"**起于目内眦**"，二者在目内眦相连。

人体前面最长的一条经脉是胃经，后背最长的一条经脉是膀胱经，两侧最长的一条经是胆经。所以这三条经脉管全身，对人体至关重要。

《素问·灵兰秘典论》关于膀胱的定义是：**膀胱者，州都之官，津液藏焉，气化则能出矣。**

先讲"州都之官"。州都之官，现在一般认为是负责管理河流水道的官，我倒认为是管理水库的官，因为管理水道的官是三焦，《素问·灵兰秘典论》关于三焦的定义是：**三焦者，决渎之官，水道出焉。**水道不同于水库，水道管通利，水库管储藏和运用，二者是有区别的。《黄帝内经》怕我们不懂，特意在这里加了两句：**津液藏焉，气化则能出矣。**水库和州都是藏津液、藏好东西的地方，而且光藏没有用，还得气化，才能全身受益。

再讲"津液藏焉"，这可不是西医所言膀胱是储存尿液的意思。因为肾与膀胱相表里，肾主收藏，所以膀胱也有收藏的作用，收藏什么呢？收藏津液，津液是人体的营养，但这些营养是要拿出来用的，藏不是憋着不用。肾藏精，藏精不是目的，化精才是目的，就是要炼精化气，上输于脑。而膀胱属于太阳，其作用更是在于气化，所以，这里说"气化则能出矣"，气化了的津液，使之输布全身，才是太阳膀胱经气最大的意义。

后面说膀胱"主筋所生病"，所以津液不能被气化，人就会有筋脉挛缩的情况，年纪大了以后经常半夜腿抽筋，就跟膀胱气化不足有关。

大家只要领会了气化，就可以明白很多东西。气化少，尿量则少，因为尿的生成也得靠膀胱气化。阳气不足，收摄不住，还会出现尿频或尿失禁（即憋不住尿）。多思多虑，会使阳气虚损。少年时想事少，气血足，阳气足，就能

"迎风尿一丈"。年老后，阳气不足，收摄力也弱，尿失禁的人就特别多，有人咳嗽时都会有尿液溢出。

为什么女性"尿失禁"的发生率高于男性？第一，要考虑男女差异，男性本身为阳，女性本身为阴，收摄能力是阳的功能，女性先天在这个方面弱一些。第二，女性之所以要蹲着或坐着小便，是因为女性基本以胸式呼吸为主，唯有蹲着或坐着，肺气才能用上劲儿。而男性以腹式呼吸为主，所以站着小便，才能使上劲儿。人老后，肺气会比肾气先虚，所以女性尿失禁的发生率多于男生。但男性更难受的是前列腺问题（前列腺的问题我在《伤寒论》讲解中有专章，本书"肝经"内容时会有涉及）。

目前，中医治疗尿不禁（即小便淋漓不畅、点滴而下），甚者尿闭（即癃闭），一般用金匮肾气丸；而关门失阖，出现遗尿或尿失禁，一般用桂附地黄丸。我认为：尿淋漓，属于气化无力；尿憋不住，属于阳气固摄能力差；尿失禁，属于阳气固摄能力更差，已经无法控制；没有尿或尿不出，属于全无气化。所以，治疗还是应从阳虚入手，用理中汤或通脉汤等。

气化无力的最大问题是容易造成湿邪虚胖。中医不认为肥胖是病，而认为湿邪是病，真正能改变湿邪的则是真阳的强大和阳气的充盈，一旦阳气充盈，湿邪走掉，人体就轻松、轻盈。而没有湿邪的肥胖者，面色红润，性情柔和，照样身轻如燕。

人体水液在人体三焦中分三种状态，《黄帝内经》说上焦如雾，就是水液在上焦是一种气化的状态，一般不会凝结，气化不足则成痰涎。水湿上泛，还会造成上眼皮肿胀和眼袋。中焦如沤，就是水液在中焦是一种沼泽态，如果脾运化不利，就会成为湿邪，一般中医会用白术等药专门鼓荡腰脐以利湿。下焦如渎，就是人体下焦是一种水沟般哗哗啦啦的状态，这里尤其需要小肠和膀胱太阳般的气化作用，才能不形成湿邪。所以，归根结底，祛湿全靠阳气足。气虚者必胖，越累，人越胖。越不吃，也会气虚，总之，湿重就会虚胖，所以，中医讲究祛湿，不讲究减肥。

那什么能促成人体气化呢？

（1）肾的真阳能够让"精"气化。肾精能气化，就是真火生真土，"精"就补给了脾胃，脾主肌肉，精足了，人就有劲儿。反之，人没劲儿，要么精不足，要么是肾精无法气化。再者，肾精主收纳、收藏，但假若肾的功能出了问题，它藏的可能就是垃圾，兼之膀胱经气不足，气化无力，就可能形成"肾结石"。

（2）六腑阳气足、代谢正常，能促进气化。比如小肠气化足，人体营养就吸收得好；膀胱精气足，人就不容易生病。

（3）运动可以促进人体"气化"，现在人的很多疾病跟久坐不动有关，跟过分"宅"有关。

（4）激情、情欲、体力劳动等也可以促进"精"的气化。人若感觉活着没劲，情绪低落，气化能力就弱。其实呢，旅游、钓鱼、谈恋爱是生活，工作也是生活。只可惜，大多数人的生活只是重复性地工作，渐渐地，人的精气神就提不起来了，气化也就无力了。

关于气化，大家一定要深刻理解我原先讲的一个静脉输血的例子：为什么输血不能直接灌血，而是要一滴一滴地输血？如果输血速度太快，生命就会有危险，知道为什么吗？因为只有经过自己气化了的东西才是自己的，输注的药液、血液，对我们的生命都是异物，快速输注入体内我们是没办法气化的，生命急于气化，就需要调元气上来，患者本身元气就虚，输注速度太快，患者就无法承受，会越来越浑身发冷，甚至死亡。也就是说，再好的东西没有自己的气化，也不会变成自己的，所以说生命最重要一条，就是阳气的气化作用。

而且，"精"和"神"也是通过气化而相互转化的，精要变成神，也要靠气化转化。

学经典也同样，先吸收知识，就是收"精"，然后气化成自己的气质风貌，就自在祥和，就是"腹有诗书气自华"。

膀胱经经脉循行

我们讲一下足太阳膀胱经经脉。

膀胱足太阳之脉，起于目内眦，上额交巅；其支者，从巅至耳上角；其直者，从巅入络脑，还出别下项，循肩髆内，挟脊抵腰中，入循膂，络肾属膀

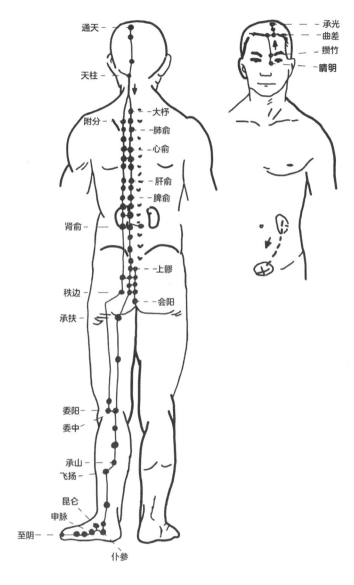

通天

天柱

附分

大杼
肺俞
心俞

肝俞

脾俞

肾俞

上髎

秩边

会阳

承扶

委阳
委中

承山
飞扬

昆仑
申脉

至阴

仆参

承光
曲差
攒竹
睛明

图7 膀胱经经脉图

胱；其支者，从腰中下挟脊，贯臀，入腘中；其支者，从髆内左右，别下贯胛，挟脊内，过髀枢，循髀外从后廉下合腘中，以下贯踹内，出外踝之后，循京骨，至小指外侧（见图7膀胱经经脉图）。

膀胱足太阳之脉　首先，定位于足经，定性于太阳。小肠经和膀胱经都属于太阳，太阳之上，寒气制之。凡是太阳经都最怕寒气，但若没有寒气的制约，太阳之气恐怕又会散光了。所以，生命其实无时不在美妙的相互制约当中。《黄帝内经》第三篇《生气通天论》篇专门讲一个词就是"卫气"。卫气，无非是太阳气的一种表现，保卫体表，与寒气相制约的气，就叫卫气。通天下之一气耳，万事万物都有阴阳，不必外寻，人体自身就有阴阳的表达。肝阳无非就是"木曰曲直"里的"直"；脾阳无非就是"土爱稼穑"里的"稼"；肾阳就是"水曰润下"的"润"。虽然肝、脾、肾都是阴经，但阴中有阳，没有阳，阴便无法发挥作用，这就是中医思维的妙处。

起于目内眦，上额交巅 起于目内眦睛明穴，**睛明穴**，是手太阳小肠、足太阳膀胱、足阳明胃、阴跷、阳跷五脉交会穴。主治目赤肿痛、目眩、近视等目疾。因为睛明穴属于膀胱经，所以还可以治疗急性腰扭伤及心动过速。此穴禁灸。

其上有**攒竹穴**，又称眉头、始光、夜光、光明等，由此可见，可以主治头痛、目眩、目翳、目赤肿痛、迎风流泪、近视、眼睑瞤动、眉棱骨痛，以及急、慢性结膜炎，面神经麻痹等。皱眉头就是要调阳气过来帮你想事，所以眉毛才是阳气的表现。眉头是足太阳膀胱经经过的地方，眉中是足阳明胃经经过的地方，眉梢是手少阳三焦和手太阳小肠经经过的地方，所以眉毛高挑就是阳气张扬，眉毛如果低平就是阳气不张扬。张扬者，"杀气"重；两眉压眼者，难交心；八字眉者，主慈悲和软弱。

上额交巅，指膀胱经从睛明穴上额头交于巅顶。"巅"者，指头顶正中高点，当百会穴处。头顶痛，是肝血虚和膀胱阳气虚的表现；眉头痛，是膀胱经阳气虚的表现；整个额头疼，是胃经病；头一周疼，就是脾湿重，同时跟带脉有关。

手法治疗，要学会"上病下治"。因为足太阳膀胱经上脑，所以有两个穴位很重要，一是腘窝的委中穴，一是踝关节（脚腕处）的昆仑穴。委中穴常会积聚筋结，把筋结拨开了，头痛、腰痛、腿痛等症立刻解决，因为"膀胱主筋所生病"，身体任何部位出现筋结，都与膀胱经气化不足有关。而昆仑穴可以主治头痛、目眩、项强、鼻衄、腰痛、脚跟痛、小儿癫痫、难产、胞衣不下、下肢麻痹或瘫痪、坐骨神经痛、足踝关节及周围软组织疾患等。头晕目眩，要么是精不足，要么是湿气重，弹拨昆仑穴可以发挥太阳膀胱经气的作用，祛湿、生阳。我们平时很少注意脚与头的关系，但着急时我们会反复踱步，其实就是在运动脚以清醒大脑。所以，坚持转脚腕等对脑部有益。

其支者，从巅至耳上角 它的支脉：从头顶分出到耳上角。

其直者，从巅入络脑　膀胱经的另一条支脉，从巅顶入络脑，所以脑病与膀胱气化无力有关。若想精满气足，一个是指先天督脉骨髓精足、气足，同时膀胱经气也要足。膀胱经气不足，精髓也入不了脑。

还出别下项，循肩髆内　指膀胱经从脑入后颈，上肩部。所以颈椎病的原因一般有三个。一是阳虚。因为颈椎走督脉、走膀胱经，阳气不足，则颈椎失养。二是长期的姿势不当和过劳。比如长时间低头会使颈部肌肉紧张而劳损，现代人总低头看手机就是一个问题，久而久之，"脖子"就变成"乌龟脖"，颈部会隆起，于是瘀阻经脉，久之会引起头痛、记忆力衰退。而晚上躺在床上刷手机，又会造成颈项强直，手臂麻木，再关着灯，眼睛也会受影响。三是受寒，颈椎居于阳位，最怕寒邪，所以要注意保暖，冬天最好戴围巾，围巾宜宽大，可以护颈椎、护缺盆、护肩。

挟脊抵腰中　然后沿肩胛内侧，夹脊柱两旁，到达腰中。

夹脊两旁有**夹脊穴**，非常重要，从第一胸椎至第五腰椎棘突下两侧，后正中线旁开 1.5 寸，一侧 17 个穴位，左右共 34 穴，乃华佗所创，所以又称"华佗夹脊穴"。有肺俞、厥阴俞、心俞、督俞、膈俞、肝俞、胆俞、脾俞、胃俞、三焦俞、肾俞等。现代常用于治疗相应内脏的病变，如血管性头痛、肢端感觉异常症、自主神经功能紊乱症、脑血管病、红斑性肢痛症、高血压等。古代有"**夹脊一通，百病不生**"的说法。因为，足太阳膀胱经是人体经脉的核心，督脉是阳经的统领，夹脊穴旁通督脉，与足太阳膀胱经经气交通，是脏腑之气疏通出入之所。

小拓展

捏脊法：先用双手拇指及食指中指夹起腰椎两旁的皮下组织，从尾椎开始上推，食指及中指在前导引，拇指下压并往前推，一松并一紧，由尾闾开始往肩颈部有规律地捏。最好不要中途间断，到颈部时，手顺着脊椎滑下来，把气由上导到下，再重复第一步，由尾椎往上捏脊，至少做三次。此法可强腰肾、壮脾胃、松筋骨。对小儿脾胃不和，尤其有益。

其中，**肾俞**可以治疗遗尿、小便不利、水肿、遗精、阳痿、月经不调、白带、耳聋、耳鸣、咳嗽、气喘、中风偏瘫、腰痛、骨病等。**大肠俞**可以治疗腹胀、泄泻、便秘、痔疮出血、腰痛、荨麻疹等。**小肠俞**可以治疗腰骶痛、膝关节痛、小腹胀痛、小便不利、遗精、白带异常等。

刺激夹脊穴可以采用按揉的方式，用双手的拇指沿脊柱两侧由上向下反复推揉夹脊穴 5 分钟，痛点要多揉，长期坚持按摩夹脊穴可以防治很多五脏疾病。每穴还可各艾灸 5 分钟。用砭石刮亦可。

入循膂，络肾属膀胱　膂，到底指哪里，有人说是脊旁筋肉；有人说是肾（俗称腰子）上包着的两团油脂。古人形容一个人力气大，叫"膂力过人"，或膀阔腰圆，大概就是指"膂"这个地方，也就是人的腰部要浑圆，才有力气，而浑圆是靠锻炼出来的，比如扎上宽腰带去举重。腰带是把上下气勒住了劲才能使出来。举重的人都要系上腰带，练武的人也是先用布袋一圈圈地缠腰，这样浑身上下才有劲。

络肾属膀胱。意思是肾与膀胱相表里。西医认为膀胱的功能是储存尿液，不知道膀胱主气化。其实，尿从来都不是流出来的，而是喷出来的，全靠膀胱阳气的推动作用才能喷出来，年轻的时候，阳气足，膀胱气化足，尿就喷得远。年老后阳气衰败，尿就滴滴答答。有人说那怎么办？可以推膀胱经，同时捶打气街。

其支者，从腰中下挟脊，贯臀，入腘中　还有一支从腰中分出，夹脊旁，通过臀部，进入腘窝中。

现在很多人的臀部就像一个大冰袋，如此上下一定不交通。此处有八髎穴：上髎、次髎、中髎、下髎，左右共八个穴位，分别在第一、二、三、四骶后孔中，合称"八穴"。主治腰骶部疾病、下腰痛、坐骨神经痛、下肢痿痹、小便不利、月经不调、小腹胀痛、便秘、盆腔炎等病证。这个区域，邻近胞宫，所以妇科病先要艾灸八髎穴。该区域的皮肉，应该很松软，能捏起来，如果不松软，说明经络肌肤之间有粘连，这种粘连，正是体内尤其是胞宫有毛病的外在表现，而妇科的一切疾病，都与胞宫紧密相连。在八髎区域进行提捏、推拿、按揉、拔罐或艾灸，正是从外而内调理胞宫。八髎是支配盆腔内脏器官的神经血管会聚之处，是调节人一身的气血的总开关，务必畅达无阻。胞宫健康，妇科就没有问题，困扰女性的很多情况，比如失眠、便秘、爱生气、急躁、慵懒等，都会自然消失。

在臀下还有承扶穴，承扶穴位于大腿后面，臀下横纹的中点。主治腰骶臀股部疼痛、痔疾等。臀部发凉，也可以按摩承扶穴，往上推承扶穴，还可以翘臀。

腘窝处有**委中穴**。腰背委中求，即腰背部的病患，可以针刺或按摩委中穴。此外，针刺或按摩委中穴还治疗头痛，因为膀胱经入脑；也可以治疗半身不遂、下肢痿痹、丹毒、周身瘙痒等。

其支者，从髆内左右，别下贯胛，挟脊内，过髀枢，循髀外从后廉下合腘中，以下贯腨内，出外踝之后，循京骨，至小指外侧。在背部，膀胱经还有一支，从肩胛内侧分别下行，通过肩胛挟脊内，经过髋关节部（在此处会合胆经环跳穴），沿大腿外侧后边下行，会合于腘窝中（委中）——由此向下通过腓肠肌部（这里有三个穴位：合阳、承筋、承山），出外踝后方，沿第五跖骨粗隆京骨穴，到小趾的外侧**至阴穴**，与足少阴肾经相连。

足太阳膀胱经是十四经络中最长的一条经脉，也是分支最多的经脉，还是腧穴最多的一条经脉，本经共有 67 个穴位，左右合 134 穴。其中有 49 个穴位分布在头面部、项背部和腰背部，18 个穴位分布在下肢后面的正中线上和足的外侧部。首穴睛明穴，末穴至阴穴。本经腧穴主治泌尿生殖系统、精神神经系统、呼吸系统、循环系统、消化系统的病证及本经所过部位的病证，如癫痫、头痛、目疾、鼻病、遗尿、小便不利及下肢后侧部位的疼痛等。

到底哪里是"命门"？

《黄帝内经》说**"太阳根于至阴，结于命门"**，是说足太阳膀胱经根起于至阴，终止于命门。根与结分别意味着什么呢？

岐伯曰：不知根结，五藏六府，折关败枢，开阖而走，阴阳大失，不可复取。九针之玄，要在终始，故能知终始，一言而毕，不知终始，针道咸绝。

这句是说：不懂根结，根，指生发；结，指收藏。也就是如果不懂生发、收藏之道，不懂五脏六腑之开阖枢，就会出现机关损折、开阖失常、阴精泄露、阳气大伤，生命就此一败涂地。针法治疗的玄机，就在于明白终始根结，明白了终始根结，一句话就能解决问题；不明白终始根结，治疗之道就此灭绝。可见根与结的重要性。

先说根，经脉自肢端走向头身的起始处为"根"。经脉盘旋收束终止处为"结"。以太阳膀胱经为例，"**太阳根于至阴，结于命门。命门者，目也**"。这里的命门指眼睛。按《灵枢·经脉》篇的说法，足太阳膀胱经起于目内眦睛明穴，截止到小趾外侧至阴穴。而《灵枢·根结》篇以足为根，以上为结，则是膀胱经根于至阴穴，结于睛明穴。通常人们以腰为命门，但此处眼睛也叫命门。有趣的是，"太阳根于至阴"，太阳的根在最阴处，最大的阳根于至阴，这就是中国文化，就是阴阳的关系所在，没有至阴，何来至阳？就好比人参，至阳产于至阴。

人体的**至阴穴**在哪里？至阴穴在小趾指甲的外侧，是膀胱经的根，并在此处交于足少阴肾经。

膀胱经起于哪里？起于两侧眉的眉端，通常有的人此处长痦子，就是膀胱经起始点堵了，如果眉心有痣，面相学上又叫二龙戏珠。如果长在两侧眉头，即膀胱经的起始点都有问题。我们在生活中遇到问题时，也习惯掐住目内眦想问题，这也是调动阳气的方法。在目内眦眉骨处细细按揉，会发现两个凹陷处，即为膀胱经的起始点。经常按揉这两个点，会让自己眼睛明亮、阳气活跃。阳气不足，会沿着鼻梁正中线向上，形成川字纹，这也是因为阳气不足，所以人靠皱眉来调阳气上头。而善思维、想得特多的人，还可能在前额形成一悬针纹，这种纹路有"杀气"，也会伤害到自己。

事儿呢，不怕想，就怕想不通。人家北大、清华老教授想的事比我们多，还长寿，还少生病，为什么啊？人家虽然多思，但思维圆融，关键在于能想明白事，内心通透，脑子自然没病。一些人是老想事还想不明白，最后只能得病，想不明白索性就别瞎想。不是说过吗？年年难过，年年过，天无绝人之路。

再说"至阴"，阳的根在至阴，至阴穴在小趾甲外侧0.1寸处。先说此名的意思，首先，足太阳膀胱经至此处与足少阴肾经相交，足太阳之脉从头走足，行至至阴穴已属于阳尽阴生，交入足少阴之经脏了，故以至阴为名。另外，《金匮真言论》说："**腹为阴，阴中之至阴，脾也。**"所以人体五脏之"至阴"指脾。脾属太阴，太阴为三阴之始，故脾也为至阴。

至阴穴在治疗胎位不正时可以发挥重要作用。比如胎儿在母腹里呈横位或臀位，出生时就会有危险。过去有时产婆会推腹，会艾灸至阴穴，现在很少有人会这种方法，只好剖宫产。滞产（即孩子总生不下来）时，也可以针刺至阴穴。

针刺至阴穴还可以治疗头痛。为什么中医说上病下治，下病上治？就是因为有经脉循行。膀胱经根在至阴，与肾经相连，肾精不足会导致头晕目眩，针刺至阴穴可以缓解症状。膀胱经结在睛明，又与小肠经相交，所以针刺至阴穴对营养不足造成的神经性头痛和后脑勺跳痛也有效。对小肠经受寒造成的耳鸣、耳聋，也有良效，因为小肠也归属于太阳。此外，针刺至阴穴还治疗目痛、鼻塞和流鼻血。如果是前额疼，则要针刺足三里，因为前额属于胃经地界。

对于人体来讲，小趾上有至阴穴，阴部会阴穴区域也是至阴，少腹也是至阴，太阴脾也属于至阴，人体上，凡名称相同的，都有某种相似的属性，所以针刺至阴穴对阴部和少腹病都有效。其实，治病治到最深处的时候，阴部就会狂痒，并且流污浊之物。年轻的女性阴部瘙痒，一般会有两个时期，一个是排卵期，这时痒，属于阳气生发；一个是月经开始或结束时，这时痒，属于血不足。如果血不足，服用当归四逆汤配合针刺或艾灸至阴穴，非常管用。

"太阳根于至阴，结于命门。命门者，目也。"这里说的命门就是眼睛。一般说来，命门包含四种说法：

（1）命门一词最早见于《灵枢·根结》，指眼睛。

（2）在五脏学说中指肾（有左肾、右命门之说）。

（3）在经脉学说中指督脉命门穴。此穴位于腰部，当后正中线上，第二腰椎棘突下凹陷中。

（4）命门，男为精关，女为产户。《医学实在易》说："**凡称之曰门，皆指出入之处而言也。况身形未生之初，父母交会之际，男之施由此门出，女之受由此门入。及胎元既定，复由此门而生……重之曰命门也。**"

命门，是人体生命的根本。中医学认为命门蕴藏先天之气，集中体现肾的功能，肾又能"造化形容"，即能够创造生命，因此，第四种说法最贴近命门意。也就是说命门，在男性能藏生殖之精，在女性则紧密联系着胞宫，直接关系生殖功能。命，人之根本也；门，出入的门户也。

中医诊脉理论中，有左肾右命门之说，即左手尺脉看肾功能、看肾阴，也就是看肾精足不足，肾精不足，则需要填精补髓；右手尺脉看命门、看肾阳。

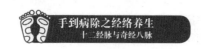
一般命门火衰的患者，会出现表情淡漠、四肢清冷、五更泻，男性阳痿早泄，女性宫寒不孕，舌质淡，脉沉迟等虚寒现象。治疗多采用温补的方法。

从某种意义上说，命门是一个关乎生死的大概念，而命门穴则是小概念。命门穴在督脉上，正对肚脐神阙穴，由此可见，真正的命门当属肚脐与命门穴之间的这块区域，也是藏男精女胞之地界。真正能鼓荡此处的药物就是白术，如此便知白术为何是胎产要药了。命门穴主治性功能障碍、前列腺炎、月经不调、慢性肠炎、腰部疾患等。此穴也可以用按摩法、艾灸法和针刺法。比如在按摩院经常有人搓热手掌后来回搓擦命门穴及两肾，以感觉发热发烫为度，但很少有人能把该流程做完整，最重要的是搓热后要用两掌捂住两肾，意念守住命门穴约 1 分钟，如此才有良效。

还有一种采阳消阴的方法：背部对着太阳，先攥拳，用拳头上的骨节棱按摩揉搓两肾俞，然后意念太阳的光、能、热，源源不断地进入命门穴，心意必须内注命门，时间约 10 分钟。然后再打一套易筋经或八段锦就更好了，持之以恒，便可达到强肾补阳气之功效。

关于命门，有人说命门内含有真阳（真火）、真阴（真水），五脏六腑以及整个人体生命活动都由它激发和主持。也有人持命门只含真火而不含真水的见解，尤其是近代，持这种观点的人太多了，以至于在临床上出现很大的问题。怎么可能不含真水呢？如果说真阳是龙，龙的任何表现都要看真水，水浅，潜龙勿用；水大，龙才可以"或跃于渊"。至阴之地，必有真阳，此真阳乃人立命之根，是真种子，所以称为真阳。真阳二字，一名相火，一名命门火，一名龙雷火，一名无根火，又名阴火、虚火。名不同，全因为其状态不同，发而为病的话，又可以称作元气不纳、元阳外越、真火沸腾、气不归源、虚火上冲等名称。名目再多，也不过指坎中之一阳也。一阳落于二阴之中，是阳为阴根，阴为阳根之意，水盛一分，龙亦盛一分（龙即火也），水高一尺，龙亦高一尺，是龙之因水盛而游。而阴盛者，阳必衰，此处的"阴盛"指的是阴邪盛，阴邪太盛，则逼火上炎。这就是为什么用药一定要扶阳抑阴的原因。

比如，最常见的虚火上炎之症，如上火、口舌生疮、慢性咽炎、喉炎等，当属阳虚，但现今医生多判断为阴虚火旺，一味以清热解毒、滋阴降火等法治疗，如服用六神丸、喉炎丸等，由于方向性的错误，使得病积久难愈，且反复发作。如用扶阳抑阴法，用甘草干姜汤、附子理中汤等方剂施治，定获良效。

患者不懂这些，一见姜附等燥烈之药，便说：我总上火，医生不让我碰姜附之类的药。之所以上火，是因为身体全被阴寒占领了，才会逼火外出，真正的治疗方法就是破寒，把"跑"出去的虚火"拽"回来，唯有破下焦寒邪，才能引火归元，这才叫正治法，而不是用"灭火器"的方法。别忘了，飘在上面的火，也是真阳，不可灭之，只能收之，如果一味消炎，则反复难愈。

命门火衰，不仅仅是虚损的问题，还会引发很多症状，如遗尿、腹泻、疲劳感、尿频、遗精、白浊、阳痿、胎儿停育、头晕耳鸣、癫痫、惊恐、手足逆冷等。比如常年腹泻，就是阳气大虚，因为大便能成形是靠阳明燥火和阳气。人老腹泻就会营养缺失，治疗长期腹泻，可以吃药，用艾条灸命门的方法也不错，同时，可以灸八髎。但灸命门我个人认为不如灸中脘和关元。

为什么让大家灸中脘、关元？有人认为上火后不能用艾条，但其实用艾条灸下焦，可以破下焦寒邪，引火归元。又有人问：那只灸关元行不行？不行，中焦有寒邪，火不能下行，所以一定要灸中脘，只有坚持同时灸这两个穴位，火才能下去。此时

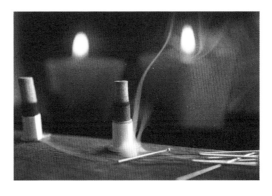

不可灸上焦，否则只会让上面的火更虚，因为病根未除。病根是下焦，破下焦寒邪，才能给归源的真阳让出地方来。

总之，生命有些穴位轻易不要使用，即生命的"重地"轻易不用，"重地"都是用来救命的。比如命门、会阴、百会、涌泉，这都叫"重地"，轻易不用。但拍涌泉没事，针刺法不可滥用，尤其是生命"重地"，因为针刺一般都属于泻法。现在有人动不动就针刺会阴、涌泉，这种动辄动用"重地"的用法，因为重调了元气，治疗当然有效，但也是不顾后果的急功近利法。如果有人说可以给你针刺会阴，我认为患者有权利拒绝，不到万不得已，坚决不用。因为用这些地方就相当于用激素，属于重调元气法。

命门火衰，精就收不住，就会遗精。年轻时精满自溢，家长不必担心。应该担心的是手淫过度和性生活过早、过度，因为手淫过度造成的遗精特别难治。治疗这种患者，有以下方法：

（1）讲道理，鼓励其读书、交友，以解除空虚寂寞感。凡是成瘾性的行为，一定要找一个成熟的、充满正能量的好朋友带患者一起做事，以期用"人"替下"瘾"。在这件事上，父母越干预、越情绪化，孩子越逆反。

（2）找事情给患者做。遗精的孩子，头脑易昏沉、空虚，记忆力差，自然厌学，可以送孩子念军校或武术学校，集体生活会把孩子从孤独寂寞中拯救出来。

（3）用锻炼强健孩子的腿和腰。身体"动"起来了，自然慢慢强壮，头脑就不空虚了。

（4）用潜阳药收敛孩子的虚火，用粮食和药强壮孩子的精。

（5）教育孩子的父母，告诉他们遗精的真正原因。告诉孩子的父母不可以滥用权利来掌控和威胁孩子。其中，最不靠谱的是让孩子吃所谓的壮阳药，这会彻底摧毁孩子。

现在有的人婚恋生活出了很大的问题，再加上精神压力大，婚姻关系紧张，甚至出现了无性婚姻。孩子，不能光生不养啊！养育问题才是大问题啊！心智不成熟、身体不成熟的人，怎么能够维持现代婚姻？现在的病特别难治，因为不仅要治疗身体，还要治疗心理。以后，我可能会专门讲一下亲子问题这个话题。

筋长一寸，人多活十年

● 经证

是动则病，冲头痛，目似脱，项如拔，脊痛，腰似折，髀不可以曲，腘如结，踹如裂，是为踝厥。

首先是**"冲头痛"**，即好似血管鼓胀一冲一冲地往上涌着疼，其实和肝血虚有关。血管是有弹性的，属于筋，膀胱主筋所生病，筋不得血养是头痛的一个原因。再者，膀胱为太阳，虚阳外越，也会气机上冲，引发冲头痛。还有的人来月经前经常会眉头疼，眉头是膀胱经的井穴，下焦充血，上焦血不足，所以会眉头疼。

"**目似脱，项如拔**"。这种头痛会引发眼睛外鼓、颈部发僵等症状。该病也像甲亢，病根在肝、肾，也与膀胱经阳虚有关。这种情形可以按摩膀胱经，或多做打开太阳伞等动作，把肩膀松开了，颈部发僵等症状会有好转。如果颈部老受寒，可以用热毛巾热敷，或用电吹风机吹，也能舒服一些。也可以用砭石刮痧。颈部等部位，最关键的是日常养护。

"**脊痛，腰似折，髀不可以曲，腘如结，踹如裂，是为踝厥**"。膀胱经走脊背和腰部，膀胱经受寒，就会脊背痛，腰好像折了一样，同时胯骨也不灵活，坐也坐不住、站也站不直，大腿后侧、腘窝、小腿后区（即小腿肚子），疼得像裂开似的，这就叫"**踝厥**"。要想不得这些疾病，一是不要受寒，二是要有人每天替你捶腿捶背。

● 里证

是主筋所生病者，痔，疟，狂，癫疾，头囟项痛，目黄，泪出，鼽衄，项、背、腰、尻、腘、踹、脚皆痛，小指不用。

先说膀胱"**是主筋所生病者**"。为什么说这句非常重要呢？因为经脉是生命能量信息通道，但经脉的致命问题是看不见、摸不着的，只能感知，"返观者能照察之"。经脉是气的表现，经脉看不到，但跟经脉相关的"筋"是看得见、摸得着的。而且"爪者筋之余"，就是从外在爪甲也可以知筋的问题。所以在《灵枢·经脉》篇的后面特意写了一篇《灵枢·经筋》篇，就是圣人的慈悲，看不见的经脉可以通过看得见的经筋来了解，让我们能更好地理解经脉，因为各条经脉都有经筋以及所连带的疾病表现。

所以，我们讲一下经筋的问题。

在《灵枢·经筋》中，指出足太阳膀胱经筋病，就是"**其病小趾支跟肿痛，腘挛，脊反折，项筋急，肩不举，腋支缺盆中纽痛，不可左右摇**"。意思是指小趾肿痛，腘窝痉挛，脊背反折，脖颈僵硬，肩膀不能抬高，腋下肿痛，身体不能左右摇动等。

具体怎么治疗呢？广西壮族自治区有位黄敬伟老师专门研习《灵枢·经筋》，发明了经筋疗法。比如，膀胱经经筋在小腿上有四个关键点：**结于踝、结于膝、结于踵、结于腘**。因此，脚踝问题、膝盖问题、足跟问题、腘窝问题，都跟膀胱经筋结有关，为什么会形成筋结呢？首先是膀胱经经气不足，阳气大虚造成的，此外，还有太阳经受寒的问题。具体治法是：先理筋，即找到筋结，然后针刺或放血拔罐，如此，腿脚立刻放松，同时，因为膀胱经"上额交巅"，头痛等疾患也能得到缓解。

小腿抽筋跟受寒、阳虚等都有关。中药一般用"芍药甘草汤"，此方主治伤寒伤阴、筋脉失濡、腿脚挛急等。现用于血虚津伤所致的腓肠肌痉挛、肋间神经痛、胃痉挛、胃痛、腹痛等。如果不敢用药，可以每天按摩足趾，特别是第二、三、四三个足趾，主治肌肉痉挛。同时艾灸足三里等。

再比如，足阳明胃经经筋病，是"**其病足中趾支胫转筋**"，即足中趾肌肉痉挛、足趾不灵活、小腿肚子肌肉痉挛。**脚跳坚，伏兔转筋，髀前肿，㿉疝**。还会出现大腿根肿痛、前列腺疾病、疝气等。**腹筋急，引缺盆及颊，卒口僻急者，目不合，热则筋纵，目不开。颊筋有寒，则急引颊移口，有热则筋弛纵缓不胜收**。小腹肌肉痉挛、脸颊抽搐、嘴歪、眼睛闭不上或打不开等，都是足阳明胃经经筋病。

再看足少阴肾经之筋，起于足小趾的下面，结于足跟，结于阴器，结于枕骨等，本经之筋所发生的病证有：足跟痛、脚肌肉痉挛、后脑勺痛、癫痫、腰脊受寒不能前俯、病在内不能后仰。甚至后背肌肉痉挛、腹部肌肉痉挛，都是肾经的经筋病。治疗时，应当采用火针法，以病愈确定针刺的次数，以痛处作为腧穴。如病在内，可用熨经、导引、饮服汤药。如转筋次数逐渐增多而程度又加重的，为不可治的死症。

总之，**经筋之病，寒则反折筋急，热则筋弛纵不收，阴痿不用。阳急则反折，阴急则俯不伸**。就是说：所有经筋病，寒伤筋就是强直、肌肉痉挛；热伤筋就是经筋萎软松弛，阴器萎软不用。要么身体反弓，要么伸展不开。这些经筋病，都跟膀胱经"津液不藏"有关，一个是阴液不足，一个是不能气化。所以，要想治疗经筋病，就要从膀胱入手，一是补阴液，二是补阳气，使之能够气化。这就是膀胱"**是主筋所生病者**"的内涵。

另外，"肝主筋"，肝血虚也是经筋病的一个根源。《灵枢·经脉》说："**足厥阴气绝则筋绝。厥阴者，肝脉也；肝者，筋之合也；筋者，聚于阴器，而脉络于舌本也。故脉弗荣则筋急，筋急则引舌与卵。故唇青、舌卷、卵缩则筋先死**。"这句是说，足厥阴肝气绝，则筋绝。厥阴，指的就是肝脉。肝者，是经筋之总和，筋，聚于阴器，即男女生殖器官，男女最大的经筋表现，男子是生殖器，女子是子宫，怀孕时可以极大，未怀孕时又极小，就是筋的弹性的表现。同时，肝脉络于舌本，因此，肝脉血不足则筋挛急，筋挛急则舌头与阴卵急缩。如果出现唇青、舌卷、卵缩等现象，就是经筋先亡的表现。

由此可知，经筋病应从太阳膀胱或厥阴肝治疗，血荣筋，气化足，则人体经筋正常。

为什么"筋长一寸，人多活十年"呢？因为经筋就是经脉的物质体现，经筋弹性好，有活力，就说明人的经脉状况也是正常的、通畅的，经脉养护无下手处，但经筋养护却可以通过锻炼、按摩、拉筋等得以实现。

易筋经，就是通过经筋的改变来延年益寿。所谓"易"，有变易的意思；"筋"，就是指筋脉。古代有"**一年易气，二年易血，三年易精，四年易脉，五年易髓，六年易骨，七年易筋，八年易发，九年易形**"的记载，想要改变筋脉，要有七年之功，可见易筋之难。

黄敬伟老师这一辈子就品读《灵枢·经筋》这一篇，对筋性成因病证，采用理筋手法—针刺—拔罐—辅助治疗的"四联疗法手段"进行治疗，简而言之，就是先找到筋结，然后处理筋结，对常见的顽固性疾患如偏头痛、慢性腰腿痛、坐骨神经痛、肩周炎、慢性风湿性关节炎、顽固性面瘫、中风偏瘫、骨质增生症等具有独特的疗效，而且对于现行医学面临的多种难治病如神经衰弱、儿童智力障碍、儿童脑瘫、先天性斜眼病及慢性疲劳综合征等常见病具有特殊疗效。

其治疗原则，都是"**治在燔针劫刺，以知为数，以痛为输**"，这句话特别重要，指出了经筋疗法的根本是用火针等治疗，以患者的感觉为准，在痛点筋结上下功夫。火针对寒性病特别有效。

治疗经筋病，最重要的是先要知道经筋的走向，然后寻找筋结痛点，所以说第一步"理筋"最见功底。学好《灵枢·经筋》篇，对中医医生来说，是最稳妥，也是最容易成功的。我有一学生，就是把黄敬伟老师的经筋疗法和正骨结合在一起，颇有见树。

前几年还出现过拉筋法和拍打法，对不对呢？懂得了原理就对，不懂原理，就会有危险。拉筋法没错，身体强壮的人，拉筋时产生疼痛，使得血流顺畅，渐渐地，筋得血则有弹性和柔韧。但血不荣筋，也就是血虚的话，就会重调元气，元气虚的人就受不了。而经筋"理筋"法，就比纯拉

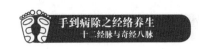
筋法要高效得多，且安全。而拍打法造成身体瘀青黑紫，人体就要调元气来除瘀，元气虚的人就会出现危险。所以，无论市面上出现了哪种养生法，都要在《黄帝内经》中找到理论依据，否则就可能对身体造成损伤，甚至导致人死亡。

背为胸之府

下面仍是膀胱经脉的里证表现。

痔，疟，狂，癫疾，头囟项痛。也就是说长痔疮、疟疾、发疯、囟门痛、颈后区痛都跟膀胱经有关。

痔疮，是括约肌病变，其实就是筋的问题。关于痔疮的成因，《素问·生气通天论》第三篇里讲过："**因而饱食，筋脉横解，肠澼为痔。**"原因有三：①饱食伤脾。②肝气下陷，伤筋。肠澼，就是大便脓血病证，可见于痢疾、溃疡性结肠炎、痔漏等肠道疾病。③人腹泻久了，伤三焦气化，三焦之火也随着肝木陷下，若无火邪，痔疮不至于发作，等三焦火一来，积聚肛门，形成热肿，痔疮就发作了。很多妇女怀孕后，胎儿压迫直肠，也会导致痔疮发生，一般先是内痔，年纪大后，阳气虚，就是外痔。

也就是说，痔疮、便血等病，跟膀胱"**是主筋所生病者**"、肝主筋、脾湿下陷、肠胃阳明火衰等几个功能有关。治病，要看首要原因。如果是脾胃虚弱造成的中气下陷，可以用"补中益气汤"。也可以艾灸百会穴，百会穴是诸阳汇聚的地方，有提拉阳气的作用。再者，坚持用单腿轮流跳的方法，治痔疮效果也很好。而回春术，也许更管用。

回春术即提肛法，人体从脑部的百会穴到下身的会阴穴，是一条中轴线，这是人体内一条非常重要的无形的线。提肛法，有点类似于站桩，就是把会阴提起来的动作。提肛动作，也叫"撮谷道"，实际上就是挤压按摩人体的脏腑，做这个动作时最好收腹、屏息，分次把动作做到位，就可以按摩五脏六腑，并保持五脏六腑的年轻化，所以在古代，人们把这种方法叫回春术。总之，这是最好的预防痔疮的做法。

疟疾属于寒热错杂，也是筋病。疟疾，一般是因为冷物积滞而成，不过十日、半月，就可以自愈。但若延绵不绝，就成了脾疟，属于气虚，久则元气尽脱而死，治法：灸中脘及左命关各百壮。

"头囟项痛"，是因为膀胱经**"从巅入络脑，还出别下项"**，所以巅顶痛、颈后区痛。

膀胱经里证还有狂病和癫疾。关于狂和癫疾，《灵枢·癫狂》说："**狂始生，先自悲也，喜忘、苦怒、善恐者，得之忧饥，治之取手太阴、阳明，血变而止，及取足太阳、阳明。**"是说躁郁症刚开始时，容易悲伤、喜忘、苦怒、善恐，这时治疗从手太阴肺和手阳明大肠治疗，或从足太阳膀胱经，以及足阳明胃经治疗。

"**狂始发，少卧，不饥，自高贤也，自辩智也，自尊贵也，善骂詈，日夜不休，治之取手阳明、太阳、太阴、舌下、少阴**""**狂言、惊、善笑、好歌乐、妄行不休者，得之大恐，治之取手阳明、太阳、太阴**"。躁郁症发作出来时，人不睡觉，不知饥饱，自视甚高，喋喋不休，骂人日夜不休。这时治疗要从手阳明大肠、手太阳小肠、手太阴肺、舌下、手少阴心入手。

"**狂，目妄见、耳妄闻、善呼者，少气之所生也，治之取手太阳、太阴、阳明、足太阴、头、两顑。**"疯到一定程度，就会出现幻视、幻听，大呼小叫，这是气不足导致的。这时要从手太阳小肠、手太阴肺、手阳明大肠、足太阴脾、头和两顑入手治疗。

"**狂者多食，善见鬼神，善笑而不发于外者，得之有所大喜，治之取足太阴、太阳、阳明，后取手太阴、太阳、阳明。**"还有一种躁郁症是狂吃者，总是与鬼神对话，笑容神秘，情绪善变。治疗先从足太阴脾、足太阳膀胱、足阳明胃入手，然后取手太阴肺、手太阳小肠、手阳明大肠。

这些，都为我们治疗抑郁症、躁狂症等病指明了方向。

另外，膀胱经里证还有"**目黄，泪出，鼽衄**"。这些不过是膀胱津液不藏的缘故。鼽，指的是鼻塞；衄，指流鼻血。常年鼻塞，人会头痛；老流鼻涕，人会空头痛；总流鼻血，会伤头部精髓，比如小儿白血病初期有鼻出血或齿龈出血等。《扁鹊心书》说："**凡鼻衄不过一二盏者，气欲和也，不汗而愈**（即少量流鼻血可以自愈）。**若衄至升斗者，乃是真气欲也，针关元入三寸，留二十呼，血立止；再灸关元二百壮。**"不然，恐成虚劳中满。

衄血一症，在古代还有很多。大肠经有，属"津"病；胃经也有，属"血"病；膀胱经也有，属于"筋"病。所以，要具体分析。还有一种是因为元阳久虚而流鼻血，或吐血、齿缝流血、耳出血、毛孔出血、便血等。这种人一定有唇舌淡白、困倦无神的表现。主要是因为阳虚不能统血，所以这时要用扶阳收纳法，如封髓丹、甘草干姜汤、四逆汤之类。对于初学者而言，一定要掌握阴阳实据，万万不可见病治病，误人性命也。

最后，**项、背、腰、尻**（臀部）、**腘、踹**（小腿肚子）、**脚皆痛，小指不用**。这些都是膀胱经经脉循行处，一句话，只要后背的病全是膀胱经的病，所以按摩先按摩后背，是对的。按摩后背比按摩前胸要重要得多。

为什么按摩后背比按摩前胸重要呢？五脏在胸，满满的，是实，治病不能作用于"实"，这就是中国文化的妙处，中国文化的妙处从来都讲究"虚实"。要想解决"实"的问题，必须从"空"入手。有"空"的地方才有可能有作为，"实"的地方作为的可能性极小。中医说"背为胸之府"，即后背是五脏的"腑"，是五脏"实"之"空"，五脏里面所有的病都会在背上显现。

而"府"，就是空，为五脏神明的府邸。府邸宽大、通畅，则诸神舒适，有助于其能量的释放。六腑为阳，又为夫。丈夫是什么？丈夫就得有很博大的胸怀，而且要有本事及时地空掉，不能藏。所以，空就是六腑的本性。

所以，养生大法在于养"府"，六腑常空，运化得力，水道温煦条畅，五脏神明则安定、强大，诸神安稳，人就昌明，诸事顺遂。

在人体，背为胸之府，是说后背就是胸"空"的那一面，要想治胸里面的脏病，都要从后背治。反过来讲，后背上反映出的一切问题，都是五脏的问题。比如后背掣痛，可能是心脏的问题，后背冷痛，好像背个包袱，是心脏被憋的问题。西医通常认为背痛只是肌肉的问题，会建议患者泡澡。但如果是心脏问题，泡澡可能会更危险，因为汗为心液。

如果用一座房子来比喻，家里塞得满满的，就不能称府上。大庭院、大门厅，才叫府上。那么，房间便是"实"，院子则为"空"，有院子，人的精神才有着落，所以院子是人心胸的外化。有了院子和公园，才有星空，才有阴晴，才有四季的花草和树木，才有习习不断的风。实，是用来吃、住和自己使用的；而院子和公园，是用来闲的，那份老树蝉鸣下的闲情，可以放空自己，可以滋润自己。所以，哪怕没有院子，人也得有客厅和阳台，敞亮的是自己的心情。

在宇宙，日月星辰是"实"，而苍穹是"空"，没有苍穹的空，日月就不会存在。整个苍穹就是气，看不见、摸不着，但不能没有。《素问·生气通天论》第三篇里**"阳气者，若天与日"**，阳气就好像是天和太阳，天和太阳有何区别？天是气，太阳是阳，是能量源。天若不明，则气虚，太阳若不显，则火力弱。这两项一弱，对应人体就是折寿，就是生命的虚化不彰和暗淡。日与月，是阴与阳，是可见的能量源，但苍穹之"气"，是更大的能量源，虽然看不见、摸不着，但对人体的影响更大。这也是中国文化既讲阴阳，又讲"气"的原因。

第九章

肾经经脉循行及病证

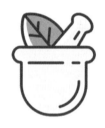

肾，作强之官

膀胱经终止于小趾外侧至阴穴，肾经与之相连，这就是膀胱与肾相表里。所以膀胱经过后，我们要讲肾经。中国人又爱补肾，所以本节细讲肾。

在《素问·灵兰秘典论》中，岐伯把中医五脏六腑按社会职能作了类比，比如心是君主之官，肝是将军，脾胃是仓廪之官，肺是宰相，大肠是传道之官等，这些都好理解。但《素问·灵兰秘典论》说肾，是"**作强之官，伎巧出焉**"。突然冷不丁来个"作强之官"，不太好理解，它的具体职位到底是干吗的呢？

我打个比方吧。"强"就是"强有力"的意思。春秋时代的人们打仗不是骑马，而是坐在战车里。为什么呢？因为上古以裙装为美、为尊，所以古人一直不会把裙子做成裤子，男女只能都穿裙装，而穿裙装，就无法骑马。打仗时，君主和将军们穿着裙子坐或站在战车里，战车上一般站三个人，前面是车夫，"左边为尊"，为君主或将军，右边是大力士，这位大力士就是"作强之官"，是保护君主或将军的。大力士除了保护君主以外，还有一个作用，就是在打仗的过程中，如果战车陷到沟里、泥里，大力士一定要把它扛出来，所以大力士必须有劲。这实际上就已经说出了肾的功能：第一，要保护君主（心）；第二，要有力气；第三，不是光"作强"就可以，还得有创造力，可以出"伎巧"。

所以该"作强之官"，打仗的时候保护君主，不打仗的时候，就相当于九门提督，保护君主和皇城。

强，从弓，就是弓箭，要拉弓射箭首先要有力气。所以"强"实际上就引申为特别有力，是肾气足的表现。人们的力气或者"劲"都是从肾来的，也就是从腰来的。人有没有劲，其实全看腰有没有劲。如果肾已经虚了，人就会老佝偻着腰，这是肾气大伤的表现，而驼背呢，说明肾护佑心的功能也出问题了。

"伎巧出焉"又是什么意思呢？伎巧，指肾精能出技巧，就是父精母血能孕育胎儿，这个"伎巧"是出乎我们想象的，是天地之造化。"造化"就是不可思议，"伎巧出焉"就是指创造力，这种先天的创造力有一个特点就叫不可思议。这孩子最终像谁，都是老天的造化，都是天意。在五脏当中，真正能创造生命的，是肾精，具象到精子、卵子，可以创造一个新生命。

再者，肾精如果足，而且气化功能强的话，精就可以上输于脑，如练功或道教里面所说的"补精还脑"，就能强化此人惊人的创造力。肾精足，大脑、小脑作用强，人就才思敏捷、心灵手巧，这也是"伎巧出焉"。如果大脑迟钝、思维迟缓，一是肾精不足，二是阳气不足。治疗，也要从这两个方面入手，一是强肾，二是壮阳。

关于肾，有几个要点：

（1）肝肾同源。肝不好，肾就不好。肾水是肝精的源头，肾精不足，则肝阳上亢，即血压高。不仅收缩压高，舒张压也高。

（2）肾与肺相关。金水相生，肺金生肾水，肾不好，肺也不好，比如哮喘。

（3）心肾相交。心肾不交，人就失眠健忘。

（4）肾与膀胱相表里。膀胱经气不足，肾也虚。肾，若没有膀胱的气化作用，则完不成把物质变成"精"这个"藏"的功能。

（5）肾司二便。大小便的问题，也是肾的问题。比如尿不出，或常年腹泻，都要考虑肾功能。

（6）肾神为志。志，在此指人的定力和志向，肾神不足，则人缺乏定力和志向，且考虑事情不长远。从肾神的角度说，肾阴可比喻为欲望，肾阳可比喻为志气。所以不要把欲望当作志气，欲望耗散人的精神，志气提升人的精神。志气高远，就是阳；欲望低下，就是阴。西方认为欲望是推动人类历史往前走的车轮，中国人则认为欲望太过就可能让历史倒退，而志气则可能推动历史进步。所以，不要老觉得正能量这些词是可笑的，一点都不可笑。正能量，源于阴阳，凡是可以提升你的，都是阳；凡是可能消伐你的，都是阴。

（7）肾主恐。反过来讲，恐惧就伤肾。恐惧，神明动荡而不收，不仅伤肾、伤精，还伤元气。孩子如果总在恐惧中，就长不高。人之所以害怕、恐惧，是因为无明，所以"**思胜恐**"，就是土克水，人只要活明白了，就不害怕恐惧了。

只要是肾的问题，就要从以上几个方面考虑。

再讲一下心肾相交。肾为"作强之官"，意思是这个官是保护君主"心"的，要时刻在一起才行。在身体里，不是说它们一定要挨着，而是气息要时时相连。

什么叫心肾相交？五脏之中，肝、肺是后天夫妻，其间有欲望的胁迫；脾是媒婆，要协调肝肺，照顾心肾。在道医文化中，心为真阴，为姹女，肾为真阳，为婴儿，所以"心肾相交"，是指心与肾像两小无猜的儿童那样的和合状态。这种和合状态，是生命最好的一种状态。阴与阳的绝对搭配，还得靠阴和阳的纯粹。肝和肺不纯粹，它们就像人间夫妻，是互相管制和反侮的关系，而心和肾就是纯粹，它们的气息浑然一体，心为离火（外阳内阴），肾为坎水（外阴内阳），练功所追求的"抽坎填离"，就是把坎中之真阳填在离火之中，离卦就变成了三根阳爻的乾卦，就是一个大阳气卦，属于生命的顶级纯粹。而把离火之真阴放到坎中，就是三根阴爻的坤卦，如此坎离变乾坤，就是后天变先天，就是心肾相交的本意（所以说，学中医最快的方法，是先精通传统文化，把《易经》《道德经》等学好了，就是"秀才学医，笼中抓鸡"）。

把这件事弄明白了，我们可以懂很多大道理。心为火，火的本性是上炎，肾为水，水的本性是下行。如果心、肾都按照本性走，心火上炎，人就口鼻冒火，眼睛发红；肾水下泛呢，腿就好像一堆烂泥，如此生命就有大病，心肾若彻底分离了，生命便不复存在。所以生命是既要有本性又要会用本性的一种存在，自己能成就自己，自己能克服自己，也是一种自组织行为。于是，心肾相交便是：火之用在于真阴，水之用在于真阳。即火的本性虽向上，但生命之用是向下；水的本性虽然下行，但生命之用要向上。如此，便有真阴、真阳之交合氤氲。反过来讲，心火不照，则无以得水之清润自己；肾水不温，则无以得源源不断之甘霖。把这段琢磨透了，我们在生活中，才会明白付出比索取更有意义，而由付出得到的，恰恰是对自己的滋养。

为什么学《黄帝内经》如此重要？因为中国文化都是从内来，文化的核心一定是返观内视，要想明白中国文化，必须向内看，而《黄帝内经》就是内观的模本。懂五脏六腑，才懂人性，才懂社会。

如此看来，"作强之官"这个词太妙了。什么能让生命强大？肾。聪明是弯弯绕，而智慧就是直指人心，很直截了当的东西。

癫痫是脑病，惊厥是肝病

关于强肾，八段锦里有"攒拳怒目增气力"的动作，先蹲好马步，就是强肾，要把精气灌输于肾，手攒拳就代表着肝的握力，所以这个动作就是"肝肾同源"的表证。

说到攒拳、抽搐等，就要谈一下癫痫。

例如，有一个孩子，西医一会儿诊断为癫痫，一会儿诊断不是癫痫。因为癫痫会有脑子里的问题，如果拍 CT 片后，脑子里没有瘀血肿块或异常放电，就不好确诊。因为西医不讲"气"这个概念，就不好判断抽搐与癫痫的区别。

孩子犯病的时候有几个要点，第一，夜里 1～2 点犯病，有抽搐表现。第二，犯病时攒拳，同时牙关紧咬。第三，季节轮换的时候多犯病。通过这三个要点，我们首先要知道这是一种肝病，为什么是肝病？ 1～3 点是肝经当令，胆为少阳，肝为厥阴，从阳入阴之时，气机被憋，就会犯病。犯病时攒拳，用《黄帝内经》原话肝**"在变动为握"**。攒拳和攒不了拳，都是肝病，能够收放自如，肝就没病。换季的时候发病频繁，如前面内容所述，少阳与厥阴相表里，二者同为枢纽，所以，还是肝胆的问题。有人问，肝病可以换肝吗？但这是气机病，换肝没用。

孩子出现抽搐，跟孩子发育过程中的阴阳不平衡有关，即为惊厥，中国人称为"抽风"。大人的神经系统平稳了，所以大人发热很少见"抽风"。孩子高热则容易"抽风"，其表现是抽搐，是气机病，而不是癫痫，因为癫痫一般是脑部有器质性病变。从治疗上说，"抽风"抽搐，从调理气机治。而癫痫，则要考虑脑部病变的问题。还有一点，"抽风"随着身体长大，会慢慢平息，与其乱治，不如慢慢等孩子长大。

癫痫，即俗称的"羊角风"或"羊痫风"，西医认为是大脑神经元突发性异常放电，导致短暂的大脑功能障碍的一种慢性疾病。在中国，癫痫已经成为神经科仅次于头痛的第二大常见病，所有的癫痫患者到医院都要做脑部的CT，看有没有脑部损伤。而且该病总犯，也肯定伤脑。

《素问·奇病论》中，黄帝曰：**人生而有病巅疾者，病名曰何？安所得之？**

岐伯曰：病名为胎病，此得之在母腹中时，其母有所大惊，气上而不下，精气并居，故令子发为巅疾也。

岐伯说：这种病的名字叫胎病，病是胎儿在母腹中患上的，由于其母曾受到很大的惊恐，气逆于上而不下，精也随而上逆，精气并聚不散（脑部有瘀血），使胎儿生下来就患癫痫。

还有一些是后天创伤导致的癫痫。一方面，有可能是生产时的创伤，头部有瘀血，没能及时化掉。另一方面，幼儿阶段时的摔伤。因为癫痫有时候跟头部摔伤造成的瘀血有关，所以带孩子一定要小心。

在西医看来，癫痫要么治不好，要么动手术，而动脑部手术，家长一般都抗拒。

在中医眼里，癫痫要么是寒凝，要么是痰。我治的最严重的一例癫痫患者，一天会犯五六次，老犯癫痫一定会折寿，因为癫痫会刺激整个神经中枢。该患者已经40多岁了，她个人认为是中学一次跑步摔倒后引发的癫痫。她在月经期反应最强烈，犯的次数最多，因为这时气血最不稳定。按脉象服中药3个月以后，基本上2个月犯一次，最长时是半年没犯病。原先是天天犯病，甚至月经期是一天犯七八次，现在是月经期偶尔犯一次，这已经算相当好了，基本上已经是正常人了。

我强调真正的治病是要去除病根。去除病根不全靠吃药，也要靠正常的生活治愈。但有些病根是无法去除的，比如贪、嗔、痴，因此，必须学会调整自己的情绪。

治疗癫痫也可以重灸中脘穴，也就是瘢痕灸，疗效甚佳。中医称癫痫属于"痰迷心窍"。所谓"心窍"，心主血脉，就使经脉通行无阻。"痰"为湿邪，也就是说，由于湿邪阻塞经脉，造成气血上壅而不能下降，导致脑缺氧而昏迷，下焦还不甚虚弱的元气不能与上焦交通而鼓动憋胀，刺激中枢神经而造成身体抽搐、口鼻发出怪声，这就是中医对癫痫的理论认知。而交通上焦和下焦的关键在于发挥中焦的输布功能，所以，重灸中脘穴就可以解决这个问题。

什么叫肾主藏精？其实，光是"士兵"多了也没有用，那叫乌合之众，要把"士兵"化成"精英"才行。"精英"才是生命的核心力量。肾收藏的力量强大变现的"精英"就多，肾收藏的力量弱变现的"精英"就少，生命因此而有力或者无力。肾精强大的时候，人就有劲，人就不恐惧。都说"一朝天子一朝臣"，其实先稳固"军权"才重要。所以"**肾者，主蜇封藏之本，精之处也**"。你要想强大的话，封藏的力量一定要大。

经常有人拿着药问：您这到底是治我的耳鸣还是治我的肾？我说：我就是给你强壮身体。身体强壮了，阳气运化有力了，人就能多吸收阴精，阳气足了，就祛湿，湿气没了，经脉就畅通，经脉畅通了，就肝肾强壮、耳聪目明。有人吃着吃着药，又说：哎呀，不行了，我这儿肿了那儿也肿了，怎么办啊？湿邪，都从太阴走，太阴，一个是足太阴脾，一个是手太阴肺。所以，要么走大便，腹泻；要么从皮肤走，肿胀。唯有生命，知道自己要走哪条道。所以要想除病，必须静静地等待生命的呼应，有的人吃完就肿，有的人吃完就腹泻，腹泻一段时间后脸上黄斑都没了。而身上、脸上肿的，就得忍受下，得让湿浊有个出口，等阳气足了，自然肿就消了。

藏精，在内，是为了巩固自己的生命，在外，则可以创造新生命，也就是让自己的基因能够更好地传递下去。

肾经经脉循行

《灵枢·经脉》篇中说：肾足少阴之脉，起于小指之下，邪走足心，出于然谷之下，循内踝之后，别入跟中，以上踹内，出腘内廉，上股内后廉，贯脊、属肾、络膀胱；其直者，从肾上贯肝膈，入肺中，循喉咙，挟舌本；其支者，从肺出，络心，注胸中（见图 8 肾经经脉图）。

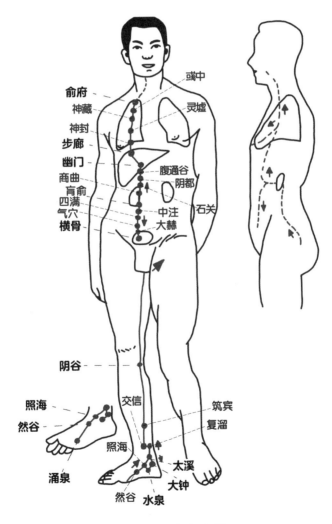

图 8　肾经经脉图

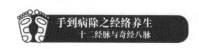
肾足少阴之脉 首先定位定性，肾，足经，是定位；少阴，是定性。手少阴是心经，足少阴是肾经，二者同属少阴，只是手足的不同，都是人体最重要的动能，太阴主开，少阴主阖，厥阴主变化枢纽，所以少阴是阴经里最重要的能量所在。

起于小指之下 因为膀胱经终止于小趾外侧至阴穴，而肾经与之相连，故起于小趾下面，这就是膀胱与肾相表里。现在一般认为肾经起于涌泉穴，这是不对的，所以光看经脉图是不够的，必须要看这段原文，凡是讲经脉一定要看原文。

肾经起于小趾之下，也就是小趾的上面是阳经膀胱经，下面是阴经肾经，阴是阳的本，肾经是膀胱经的本。肾精不足，小趾就痛，或没有感觉。针刺至阴穴可以调整胎位不正，但其根本的力量，应该在于使肾精足。

邪走足心，出于然谷之下，循内踝之后，别入跟中 此处"邪"是一个通假字，应该通倾斜的"斜"，不是邪气的意思。这句是说，肾经从小趾下斜着走向足底涌泉穴。然后从足弓的然骨穴沿内踝后缘进入足跟。于是，足底、足弓、足跟的问题，都是肾经的问题。比如，小趾下生茧，足弓痛和足跟痛，全是肾精不足所导致的，最后，还会引发腰痛、背痛。

有一个女患者，其足底有一层厚茧，她同时有两种症状，一种是足底厚茧去不掉，另一种是头皮特别痒，有厚厚的头皮屑。足底厚茧是肾精不足，有头皮屑是脾精不足，所以病在脾肾。把脉吃药，很容易康复。

"邪走足心"，足心就是涌泉穴，为什么用手心拍足心特别好？因为手心是心包的劳宫穴，心包的劳宫穴去拍打足心就是心肾相交，所以揉搓足心对失眠、高血压都是有好处的。按揉涌泉穴配然谷可以治喉痹；涌泉穴配阴陵泉可以治热病挟脐急痛、胸胁满；配水沟、照海治癫痫；配太冲、百会可以治头颈痛。

涌泉穴是足少阴肾经的井穴，位于足底部，蜷足时足前部凹陷处。涌，外涌而出也。泉，泉水也。该穴名意指体内肾经的经水由此外涌而出体表，可以散热生气。主治昏厥、中暑、癫痫、小儿惊风等急症及神志病患；另外还治头痛、头晕、咯血、咽喉肿痛、小便不利、便秘、足心热。现代常用于治疗休克、高血压、失眠、癔症、癫痫、小儿惊风、神经性头痛、遗尿、尿潴留等，为急救穴之一。

"别入跟中"。跟中就是足跟。有的更年期妇女总觉得足跟里长了一块骨头，或是骨刺，其实是肾精大伤造成的足跟痛。还有些孩子在快速成长期的时候，也会出现足跟痛、腿骨痛，西医基本上让你吃钙片，其实这只是因为孩子长得太快，骨头里面的精髓跟不上而造成的酸痛，服用附子理中丸或理中汤就很有效果。因为服用附子理中丸或理中汤以后，人会特别能吃、能代谢，能吃、能代谢就长精。孩子会恢复得快，更年期妇女恢复得慢一些。

有人会不理解，附子理中丸或理中汤不是专门治脾胃不好的吗？肾精不足，不该用六味地黄丸吗？貌似很对，但中焦若是不通，什么都补不进去！遗精早泄的人为什么服用六味地黄丸不管用，反而服用附子理中丸或理中汤有良效呢？这就是看医理通不通，胃与肾，互为关卡，土恰恰可以克水，脾胃好了，肾水才能足，而一味在肾水上下功夫的人，就是没学好五行相生相克，就是医理不明。

以上腨内，出腘内廉，上股内后廉，贯脊、属肾、络膀胱　肾经从足跟向上行于小腿肚子内侧，出腘窝内侧，上经大腿内侧后缘，通向脊柱，属于肾，而络于膀胱经。

所以小腿肚子内侧的问题跟肾有关系，跟膀胱有关系。千万别小瞧小腿肚子的问题，所有的老，都从小腿肚子开始，人老腿先老，就指小腿肚子。小腿肚子发硬，跟膀胱经的阳气大衰也有关，腿正中线走膀胱经，偏内侧走肾经、肝经、脾经，前面走的是胃经，外侧走胆经。膀胱经气亏是阳气虚，肾经虚是阴精虚，所以小腿肚子是生命很重要的一个健康指标。有些老太太没事时就用一根棍子滚小腿肚子，就很好。

除了涌泉穴，足上还有几个重要的肾经穴位。比如**然谷穴**，配承山治转筋；配太溪治热病烦心、足寒、多汗。比如**照海穴**，主治咽喉干燥、痫证、失眠、嗜卧、惊恐不宁、目赤肿痛、月经不调、痛经、赤白带下、阴挺、阴痒、疝气、小便频数、不寐、脚气等。没事时，把足上的这几个穴位好好揉揉，可防衰老。

贯脊、属肾、络膀胱：脊背痛，跟肾精大亏有关。肾精大亏，就是佝偻病。男人越老腰越弯，就跟年轻时候的纵欲有关。而年轻人的强直性脊柱炎，也是肾经、膀胱经、督脉病。强直性脊柱炎一般起病比较隐匿，有些患者在早期可能表现出轻度的全身症状，如乏力、消瘦、长期或间断性低热、厌食、轻度贫血等。后来便表现为骶髂关节炎，以后上行发展至颈椎，表现为反复发作的腰痛、腰骶部僵硬感、间歇性或两侧交替出现腰痛和两侧臀部疼痛。中医治疗该病，首先是正确地用药，并用药来泡脊柱。其次选择正确的灸法。同时，坚持练习"易筋经"，这是最锻炼脊柱的方法。每天坚持，有良效。

总之，后背中间的督脉、两边的膀胱经、左肾、右命门，怕阳虚，怕寒，怕邪风。都是要命的地方。

属肾、络膀胱，肾与膀胱相表里，即少阴与太阳相表里。

中国人最关心养肾的问题了，怎么养呢？其实，养肾应温灸升阳、多喝羊汤、多睡少语，忌减肥、纵欲、生气、晚睡、情绪起伏。具体方法如下。

（1）收色心。"肺金生肾水"，肺气足，则肾水旺，也叫"母壮子肥"。肺不足，则肾不足；肾不足，精满则不思淫，精不满则思淫，也就是肾精越不足，越思淫。肾气大伤也是有指标的：第一，无晨勃。第二，举而不坚，不能持久。第三，想得多、做得少，即"精不满则思淫"。第四，精子质量不好。

（2）晚上睡觉养肾，元气藏于肾，所以夜里睡觉就是养元气。我们现在很多人就是不好好睡，有的人呢，是舍不得睡，白天都奉献给别人了，只有晚上是自己的，所以晚上很多人都不想睡，包括我自己，我也是舍不得睡的。久之，肯定对身体不好。怎么办呢？只能强行规定自己必须晚上11点睡。

（3）养外肾法。很多老年人都有前列腺或"颓疝"的毛病，现在治疗此症，多用手术。古代没有手术，所以只好发明一些养生方法。因为下部为至阴，所以越老越寒湿，比如老年男性的养生方法就是每天晚上睡觉时用手兜住阴囊，叫作养外肾法。

（4）多吃豆类。大豆甘咸，入肾，古人认为豆子的样子就是入肾的，腊八就得煮各种各样的豆粥，还得施粥，为什么？因为到了腊八就是最寒冷的，腊七、腊八，冻掉下巴，元气足才能御寒，元气藏于肾，所以冬天从腊八开始要天天滋补肾。过去中国文化讲滋补肾不是靠吃滋补药，而是靠多吃豆类。但身体弱的人不能多吃豆类，不易消化。

（5）还有一些锻炼方法可以达到养肾的功效。首先是站桩，但这时的站桩要跷起足跟，方能强肾、强腰脊。再者，练六字诀的"吹字诀"，即两手抱膝，然后不出声地发"吹"音，其实这个动作可以平躺在床上做，会觉得有热气温熏两肾，为大补。

其直者，从肾上贯肝膈，入肺中，循喉咙，挟舌本；其支者，从肺出络心，注胸中。

"**其直者**"，指的是肾经支脉。"**从肾上贯肝膈**"，就是从肾到肝，一直到膈肌。这句"贯肝"就是"肝肾同源"，肾水不足，则不能生肝，二者一损俱损。"贯膈"，膈肌就是胸膈，肾精不足也会胸闷、气短。"**入肺中**"，肺金生肾水，肺病的深处就是肾病。肺精足，就母壮子肥，肾精就足。古语说"膀阔腰圆"，膀阔，就意味着肺气足；腰圆，意味着肾精肾气足。

"**循喉咙**"，肾经循喉咙，即沿着喉咙走一圈，喉咙一圈不舒服就是肾经的问题。我说过，喉咙病意味着人际关系的紧张，比如有个二线演员有严重的咽炎，她的解释是只要跟父母吵架就得咽炎，因为父母无非要求孩子好好吃饭，好好睡觉，不要吃减肥药，可哪个演员能好好吃饭、好好睡觉呢？女儿不服管，自然咽喉不适。但我认为她更深的原因是没有安全感，因为要冲一线演员是很难的，而喉咙病则意味着自我焦灼。本能和理性的冲突，也表现在喉咙区，深层的焦灼就是恐惧、没有安全感，而这些，都会导致肾的问题。

"**挟舌本**"。肾经挟舌本，这在临床上指舌头伸不出来。

"**其支者，从肺出络心，注胸中。**"还有一条支脉，从肺出来，与心经相络，注胸中。进一步从经脉上解释了"心肾相交"。到胸中后，与手厥阴心包相通，"心主手厥阴心包络之脉，起于胸中"。

肾经经证是重度抑郁症

是动则病，饥不欲食，面如漆柴，咳唾则有血，喝喝而喘，坐而欲起，目上眈眈如无所见，心如悬若饥状，气不足则善恐，心惕惕如人将捕之，是为骨厥。

第一条就是"**饥不欲食**"，感觉很饿，饿得心慌，但不想吃，因为胃是堵着的，吃不下。

"**面如漆柴**"，此为望诊。漆柴，就像柴火上随便涂了一层黑漆，形容人的脸，黑而憔悴，没有光泽，这是肾病在脸上的表现。曾见过一个肾癌患者，脸色粗糙憔悴，印堂部有一大块明显的黑色。服药三个月后，"黑"色才彻底

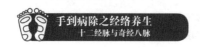
消失了，人也变得活泼开朗。

脸色有四种：

（1）"面如漆柴"，脸色像干枯漆黑的木柴，这是肾足少阴之脉病色——经脉，是肾经；阴阳，为少阴；肾，在色为黑。

（2）"面微有尘，体无膏泽"，脸好像洗不干净一样，身体皮毛干枯，毫无润泽之象，这是胆足少阳之脉病色。

（3）"颜黑"，指额颅发黑，且循行部位有黑斑，是胃病。

（4）"面尘脱色"，指面色苍白，为血虚不能上荣之象，是贫血，这是肝足厥阴之脉病色。

望诊课，其实特别有意思。中国的面相学认为，0～70岁都写在脸上，哪年发财、哪年结婚、结几次婚等都写在脸上，但必须有悟性的人才看得准。望诊呢，就是从脸上看疾病，依据是《灵枢·经脉》篇。

肾经经证是"面如漆柴"，胆经经证是"面如蒙尘"，蒙尘跟漆柴的不同，需要体会。而且都是第一眼的事情，不是一直盯着人看了很久后得出的结论。要从此人一进屋判断是肾病、胆病还是胃病。

"咳唾则有血，喝喝而喘，坐而欲起"。首先，痰饮里有血就是肾病。肺痰一般是白痰。黄痰，则是肺寒化了火，肾痰则有血。同时"喝喝而喘"，即哮喘，哮喘就属于肾病。哮喘另外一个象是躺不下，躺下则喘不上气，哪怕是坐着都不行，总要起来站一会儿才舒服。

"目𥉉𥉉如无所见，心如悬若饥状，气不足则善恐，心惕惕如人将捕之，是为骨厥"。什么病？重症抑郁症。骨厥，就是精厥。因为肾主骨，肾藏精。

学医，最好去学下表演，为什么呢？实在不会望诊的，你就模仿一下病人的表情、体态，也能明白许多。有个导演线下听我的课，总说我不当演员可惜了，因为我模仿病人可像了。比如，什么叫**"目𥉉𥉉如无所见"**？就是眼睛睁着，眼神跑了。在教室里，只要有这种的，你就知道他有心事，心思全不在课堂上。

"心如悬若饥状"，实际上也在解释"饥不欲食"。这种人心中不安，如悬在空中一样，感觉很饿，"若饥状"就是好像很饿。心慌为肾寒，肾寒胃必寒，其实胃里还是堵的，吃不下。

"气不足则善恐"。这种人肾气不足，特别容易害怕、恐惧，后面这句

"心惕惕如人将捕之"，则是解释善恐是什么样子：心里老是不安的，总回头看，怕后面有人或鬼抓自己，更严重的是觉得总有人要害自己。

以上是说肾的重症是重度抑郁症，轻度抑郁症是胃经病，重度抑郁症是肾病。肾病里的抑郁症最可怕的是，会出现幻听和幻视，到这地步的很难治。我的体会是，男性的幻听、幻视要比女性好治，大概男性的肾精比女性强一些吧。女性有一些更隐秘的东西不好挖掘，比如从小受到性侵的人，对任何人都是有屏障的，挖不到这个根儿上，你就无法把她人生的锁扣打开。中国人不像西方人，可以去跟心理医生敞开心扉。这也是我们要对女童格外关心的地方，因为这种伤害是致命的，足以毁掉女孩的一生。

在性的问题上，过度回避反而导致有的问题不能得到根本解决。

有一位男士总说自己肛门痒痛，把脉时发现他有陈旧的惊恐脉，问他，他也想不起何时受过惊吓了。第二次时，他说终于想起来了，小时候曾被性侵过。说出来后，这个病就好了。

因为性教育的缺失，我国女性在这方面出的问题很多，有些女孩子就是在初夜后出问题的。尤其是家教严格的女孩子，反而对一些事情缺少常识性的了解。比如有个女孩子，嫁给了年长的男性，她问我：我们每天都抱得紧紧的，这是性高潮吗？我悲悯地看着她，只能告诉她：是。不然怎么说呢？告诉她真相，她岂不是更失望。有人说，现在已经性开放了，还有如此无知的人吗？其实，从性开放到性享受，再到从性生活中得到精神的安宁与超越，还有很长的路要走。

一个好的中医医生，真的身兼数职，又要治病，又要做心理抚慰。而家长，有时候也要懂点心理学，这也是我为什么在元泰堂国学平台"节气栏"讲了那么多的关于生命能量的课程，无非是告诉家长，认知自我，认知孩子，知道自己的来处与去处，知道孩子的来处与去处，我们才能解决原生家庭的问题，大家的心态才能平稳些。

比如躁郁症绝非单纯的心理问题，一定是先出现了气血的问题，就要先吃中药。精神之不足，首先是身体气血的不足，精足了、气足了，神才能足。这种病人，一定要面诊，先看人、看脉，然后六经辨证，病在太阴，有太阴的方子，病在少阴，吃四逆辈，病在厥阴，有厥阴的方子。若问：有在阳经的可能性吗？少。抑郁，就是个阴性的病，阳足，不得这病。

所以父母不仅要自律，而且要通过多方面的咨询来完善家庭关系。跟孩子说不通时，可不可以用书信的方式跟孩子沟通呢？可以。书信可以反复看，而不像语言那样话赶话，也许就能让孩子慢慢理解父母的苦心。还有，火象的孩子如果拥有水象或土象的父母，那就麻烦了，因为水可以熄灭火，土可以焖住火。这种制约下的火象孩子，在家长眼里就是问题少年。一旦这种孩子摆脱了原生家庭，独立自主后，就会彰显出这类孩子独特的自信与宁静，会让父母大吃一惊——怎么坏孩子一下子就变成了优秀的孩子？其实，孩子一直没有问题，而是家庭能量场出了问题。

在孩子成长过程中，父母也要对他们进行性教育。和孩子沟通性方面的问题，实际上也关涉语言艺术，一定要让孩子知道这是人类正常的生活内容之一，可以推荐孩子看一些美好的爱情故事，熏陶着心；邪恶的、黑暗的电影，警惕着心。要让孩子知道，孩子的最大依靠，一是自己强大的内心，二是父母。

孔子所言，是人生之次第，"吾十有五而志于学"，就是在孩子出现性意识时，先给孩子找一个好老师，自己管不了的孩子，就交给别人管。同时让孩子的兴趣点在于追求新知，而不是过度关注于肉身。"三十而立"，其实成家立业，让人忠实于自己的责任与义务。"四十不惑"呢，就是活明白了，因为成熟、稳定、沉着、克制，而知有所为有所不为了，如果这时还不知什么能放弃、能拒绝，其实就是没有定力。淡出那些无意义的、浪费生命的事，比如无聊的应酬、虚假的调情等，并形成自己的生活做派，沉醉于自己的爱好、兴趣，做自己喜欢做的事。不惑后，不再怨天怨地怨社会怨命运，才能保持经脉通畅，否则就会疾病缠身。"五十而知天命"是说五十岁以后，知道了理想已经很难实现，故而做事情不再追求结果，顺应天命。"六十而耳顺"，就是知顺遂之道，此时岂止耳顺，眼耳鼻舌意皆顺遂了，顺遂后，反而有新境界——什么都不求、不要了，开始学会给了、付出了，人生也许就美了。"七十而从心所欲，不逾矩"是说此时不从眼耳鼻舌意了，不再受外界干扰，而只从心之欲了，而且这个自由是有界限的，是欢乐的，心已圆融，矩已方正，何患之有？老之将至，胡不归？居处安静，无为惧惧，无为欣欣，宛然从物，不亦乐乎！

女人呢，多听听我讲的《诗经》，多看几遍《生命沉思录》，也不至于活得太苦。人生苦短，活明白最重要，最经济的做法是：年轻时气血足，多折腾折腾；大了，老了，气血衰颓了，就折腾不起。

再说一下中医对性方面疾病的看法。

男性命门火衰，精就收不住，就会遗精。在《金匮要略》里，称之为"失精家"。"失精家"是什么样呢？男子面色惨白，会突然出现喘促和心悸，会小便不利，时常流鼻血，其脉浮大中空，手足烦热，这就是阴虚、阳也虚，反复遗精。久之，腰腿酸痛无力，精气清冷，多不育。

一般而言，上半夜遗精者，主阴盛阳衰，阳虚不能统摄精窍，治疗方法以扶阳为主，如潜阳丹（参附汤）、白通汤、桂枝龙骨牡蛎汤等。下半夜遗精者，主阳盛阴衰，阴虚不能配阳，治疗方法应该以扶阴抑阳为主，如封髓丹、黄连阿胶鸡子黄汤等。具体治疗还需望闻问切，具体辨证。

现在，女性在这方面问题也很多，比如妇女长期患白浊、赤白带下、阴部瘙痒以及其他妇科炎症。其实，男人与女人的"阴阳"和脏腑都是相同的，只有生殖器官略有不同，所以其病理、其治法，也是差不多的。但女子的情志问题比男子更复杂和更隐蔽，女子承受着更大的心理压力。轻症会在脸上和皮肤上起疙瘩或湿疹，如果再加上先天不足、劳心太甚、暗耗肾精过度、过食寒凉，就会导致败精下流，必定头晕心惕、饮食减少、四肢无力，脉必两寸旺而两尺极弱，带下清淡而冷，不黏不臭，气虚瘀滞的，则会黏臭，治法还是恢复脏腑经气，收纳肾气，人活着全都仰赖腹中的真火，真火越足，收藏的力量就越足，也就越不会出现遗精的现象，而妇女的赤白带下、白浊的产生以及治疗的原理也是如此。

大杖重履而步

我们讲肾病的里证。

是主肾所生病者，口热舌干，咽肿，上气，嗌干及痛，烦心，心痛，黄疸，肠澼，脊股内后廉痛，痿厥嗜卧，足下热而痛。

是主肾所生病者。这是讲肾病都与本脏有密切关联。

首先，**口热舌干**。因为"肾液为唾"。口热舌干就是干燥症，就是不生唾液。唾液叫金津玉液，从舌下来，从舌本来，因为肾经"挟舌本"。肾液之向上熏蒸，全靠肾阳，靠坎卦之真阳。肾阳虚，则唾液不升。心火上炎则口热，唾液不升，则舌干。肾液多不多这事不太重要，肾阳足，能气化，这事才重要。

先前讲过干燥症及其治疗方法，此不赘述。

干眼症也属于干燥症的一种，干燥症刚开始最明显是舌头干燥，随后是眼睛干、皮肤干燥，最后是阴部干燥，都是肾阳虚，不能输布津液于上而导致的。正因为干燥症没有具体病灶，所以西医比较棘手。找到肿瘤可以切除，而该病没有实体，所以不知从何下手。刚开始可以用激素，激素直接入肾，还调得快，但时间一长，人的元气就调不上来了，人眼干燥、口干燥就会更加严重。

"咽肿，上气，嗌干及痛"。因为肾经"循喉咙"，所以肾病会有咽肿，气往上冲，嗓子眼干及疼痛。从象上看，扁桃体也像肾，是咽喉的两扇"大门"，切除扁桃体很快，但是抵挡所有病菌的"大门"没有了。所谓"一剑封喉"，所以，我们对待身体千万不能如此轻率，要从多方面考虑。

"烦心，心痛"。这就是心肾不交造成的一些疾病。心火向下，温熏肾水而上为云雾，才是生命最良好的状态。无肾水温熏、气郁则烦心。血虚则心痛。

小拓展

目前至少有四种病，西医认为没办法治。第一种是干燥症，因为不知道原因，也没办法做手术，也不知该治疗哪里，所以没法治。第二种是强直性脊柱炎，这是以脊柱为主要病变部位的慢性病，累及骶髂关节，引起脊柱强直和纤维化，造成不同程度眼、肺、肌肉、骨骼病变，属于自身免疫性疾病。刚开始治疗时会用激素，但副作用大，因为本来就是骨病，肾精元气藏于骨，再过度用激素来调元气的话，就会导致股骨头坏死。而手术效果也不好。第三种西医认为不好治的，是耳聋、耳鸣。一般西医治疗一个半月后，如果无效，就宣布不治了。第四种西医认为不好治的，是外阴白斑等，以上这四种疾病就只好找中医，找不到好中医，就只好自学自救了。

"**黄疸**"。西医认为黄疸是胆红素代谢障碍而引起血清内胆红素浓度升高所致。临床上表现为巩膜、黏膜、皮肤及其他组织被染成黄色。在中医，认为黄疸是肝脾病，为什么肾病会出现黄疸？中医认为肝木克脾土，肝疏泄功能出问题后，脾湿泛滥，则为黄疸。前文讲过茵陈蒿汤，茵陈清热利湿，黄就从小便走了。也就是说要想祛除黄疸，还得肾利尿的功能强，肾虚，则黄疸无出处。

"**肠澼**"，就是腹泻，水液代谢跟肾是有关系的，尿多，就容易大便干燥，尿少，就容易腹泻。

"**脊股内后廉痛**""**肾司二便**"，大小便的任何问题都跟肾有关。要想解决肾司二便的问题，要注意脊骨八髎区域，按揉、艾灸此处，会有很大改善。

"**痿厥嗜卧**"。痿是肌肉萎软、萎缩；厥是四肢寒。人没劲后，自然嗜卧。现在好多人一回家就"葛优瘫"，连坐的劲都没有。力气都是从肾来，肺肾气虚，人就特别懒。

"**足下热而痛**"。肾经走足下，从小趾到涌泉，再到足跟。热，是因寒生热，痛，是经脉不通。凡是足的问题，都从肾治。

肾经的最后还有一句：**灸则强食生肉，缓带披发，大杖重履而步**。这是在说强肾法。

"**灸则强食生肉**"。如何让自己的肾强壮起来？此处"灸"不是拿艾条灸，而是指用热性的方法来驱寒。因为肾为寒水，什么治寒水？热。热治寒水，所以得用温阳的药。

病机十九条之病机第二条说："**诸寒收引，皆属于肾。**"指寒邪有收引之性，会引发形体拘急、关节屈伸不利之症，寒邪内应于肾。一般外在寒邪，先伤太阳膀胱经，也就是人体后背，膀胱与肾相表里，久之则伤肾。中医认为十病九寒，万病不离寒气。膀胱与肾相表里，伤了后背膀胱经，人会形体拘急，寒邪入肾，则伤元阴元阳，命门火衰，筋骨失养，肾主骨，最后就会关节屈伸不利。

这时候越服用地黄类的药物越是大错特错，因为地黄是阴寒药。它不仅不祛寒邪，还会加重寒邪。吃多了，就会引发久食地黄暴亡症，死亡时身体流油汗。所以，看病一定要找对医生，也不可能按照书上估计着用药，否则后果不堪设想。

"灸则强食生肉"，灸，是指要用热的方法，强食生肉，是指一定要好好吃饭，长长肌肉。而且光吃饭还不行，还得吃点肉。

有人经常问我：曲老师你对素食怎么看？我说有什么我吃什么，不挑食。又问：这不是杀生吗？我说：每走一步，脚下都有亿万生命，你不走路吗？她还问：那是不是能避免杀生就避免杀生？我说：古代李时珍说，用药尽量避免用活物，但他还是避免不了用毛鸡蛋，毛鸡蛋也是活物啊，如果它能用来救人，也要用啊。关于杀生这事，古语说：君子远庖厨，君子只是不动手而已，但饭菜端上来，就不要再有什么分别心了。

其实，人真正要戒的是贪。只要有贪心，吃素也救不了自己。没贪心、不浪费，感恩农民的辛劳，才是真仁爱。还得戒嗔恨，自己修自己的，别管别人吃素、吃咸、吃淡这些闲事。吃素只是修行的一部分，只是图个清净，于修行还差得远呢。若在吃食上没完没了地较劲，就是不得"忘"境。

肉呢，是血肉之品，大补精血。所以人到老了以后，要适当地补充一些，肉比菜饭要补得厉害。老年人养生很简单，多喝骨头汤、肉汤，年老后和婴儿一样，最好全是吃稀的、软的，容易消化吸收的食物。

"缓带披发"，不单指放松身体，还指放松精神，把腰带松开，把头发披散，让精神绝对放松。精神放松就养肾，因为肾主恐，精神紧张就伤肾。

"大杖重履而步"，意思是精神放松的同时还要锻炼身体。怎么锻炼呢？拄着大杖，一步一步脚踏实地地走，而不是跑。跑步，大汗亡阳，反而里面的湿气祛不了，而大踏步地走，就好比灸法，可以让里面产生热能，热能可以祛湿、驱寒。八段锦里有"背后七颠百病消"，即让病邪从脚部末梢走，同时，振髓、养骨。

五脏六腑，皆会令人肿

最后，说一下肾病。

肾结石是晶体物质在肾的异常聚积所致，为泌尿系统的常见病、多发病，男性发病多于女性，多发生于青壮年，左右侧的发病率无明显差异，其中以草酸钙结石最常见。肾结石会引发腰部酸胀不适、恶心、呕吐、烦躁不安、腹胀、血尿等。如果合并尿路感染，也可能出现畏寒、发热等现象。肾结石从肾掉落到输尿管造成尿液阻塞时，会造成腰腹部刀割样剧烈疼痛。

中医认为，肾精主收纳、收藏。肾的本性就是"贪"，贪多嚼不烂。肾主收藏，也就是好与坏它都先"收"着，好的东西被膀胱气化了，就是人体精华，坏的东西更得化，化不掉就成了垃圾堆积，于是就成了肾囊肿，再因寒而凝聚，就成了肾结石。具体的治疗方法是温经散寒，温经散寒的结果是先让结石变成泥沙状，然后再攻而去之。

关于蛋白尿的情况，一般要综合有无水肿、高血压、糖尿病、过敏性紫癜、痛风、使用损伤肾的药物以及家族史等，还要看有无胸腹水、贫血、心肝肾情况及眼底检查等。中医看来，就是好东西藏不住了，治疗要从增强脏腑功能着手，采用脾土克肾水等思路和方法。

《素问·水热穴论篇》认为肾主水，认为水病的根源在肾，水之标末在肺，所以，存在肺、肾两脏都能积聚水液而为病的现象。

帝曰：肾何以能聚水而生病？

岐伯曰：肾者，胃之关也，关门不利，故聚水而从其类也。上下溢于皮肤，故为胕肿。胕肿者，聚水而生病也。

岐伯是说：肾是胃的关卡，关门不通畅，水液就停聚而生病。其水液在人体上下泛溢于皮肤，就形成浮肿。浮肿的成因，就是水液积聚而生的病。

帝曰：诸水皆生于肾乎？

所有的水病都源于肾吗？

岐伯曰：肾者，牝藏也。地气上者属于肾，而生水液也，故曰至阴。勇而劳甚，则肾汗出，肾汗出逢于风，内不得入于藏府，外不得越于皮肤，客于玄府，行于皮里，传为胕肿，本之于肾，名曰风水。所谓玄府者，汗空也。

岐伯的解释是：肾脏属于阴脏。有由下而向上蒸腾的功能。如果人太逞能用力，或房劳太过，则汗出于肾；出汗时遇到风邪，风邪从开泄之腠理侵入，汗孔骤闭，汗出不尽，向内不能入于脏腑，向外也不得排泄于皮肤，于是水液就逗留在皮毛腠理之间，最后形成浮肿。此病之本在于肾，病名叫"风水"。

现在四肢肿胀的人特别多。有的人，一到晚上腿和脚就肿了，有的人，早上起来手就胀了，这就叫"肿四肢"。原因在于邪气郁结于阳经，凡是肿胀必是阳虚和水湿泛滥。唯有阳气可以化水湿。有些人虚胖，总想祛湿，而不知壮阳气，解决不了根本问题。壮阳气又靠吃饭、睡觉和锻炼，所以好像就跟减肥唱了反调，如此，便没个了结。

肿就是阳虚，一按一个"坑"，肌肉气血都成"沼泽泥坑"了，这时如果

小拓展

关于耳朵肿痛，原因可能有以下几种：①肝胆风火。胆经走耳后，两耳后红肿热痛，这时如果寒热往来，口苦咽干者，法宜和解，小柴胡汤治之。②愤怒、抑郁伤了肝气。同时还有两胁胀痛，喜欢大出气，宜疏肝理气为主。③有肾阳虚而阴气上攻的，阳虚的人，阴气必盛，阴气盛就会上腾，就会出现牙疼、龈肿、口疮、舌烂、齿血、喉痛、大小便不利之病。这时一定要大剂回阳才行。④有肾水衰而火邪上攻者，是肾阴虚。肾水衰微，两尺脉必浮滑，唇口黑红，口中觉咸味者多金匮肾气丸或苓桂术甘汤。

关于牙齿肿痛，除去小儿换牙、长牙，青春期智齿等，一般人则是元气外越、不能潜藏的原因，而且明显有上热下寒的问题，最好以回阳、交通上下为主。方用白通汤、四逆辈。

还有妇女病后出现两乳肿痛，不思饮食。关于乳房，我们在《黄帝内经》精讲一中详细解释过，乳房走胃经，乳头属肝，乳盘属胃，所以乳房病变以肝胃为主。两乳肿痛也是阴盛而逼迫元气发于肝、胃。大凡人生病后，重伤其阳，阳衰阴盛，若乳头不肿，病在胃；乳头独肿，病在肝。治法都是回阳、纳气、封髓、潜阳诸方。如果头疼身痛，红肿痛甚，剧痛多实证，并有口渴之症，才可用行气、解散之法。

补，是补不进去的。

胀与肿的区别在于：胀者从气，按之外实而内空；肿者从血，按之内实而外亦实。治胀者，从养气、补气、收气治，最好同时养血。治肿者，从活血、行血、破血治，最好同时行气。这就是中医，头脑需灵活，不可以天天认死理。

再说头面部忽然浮肿，这种人脸色青白，一闭眼就觉得身体发飘，并且总想睡，又睡不着，这是怎么回事呢？这也属于阴气太盛，逼元气外发，所以青白浮肿，身体发飘。总想睡，又睡不着，在《伤寒论》里属于少阴证"但欲寐"，也是心肾大衰的表证，此病宜收潜元阳，所以还得靠四逆辈。

有人不是头面部肿，而只是两唇肿且厚，色紫红，口渴，喜热饮，午后畏寒，小便清长，大便多次溏泄，脉无力，是什么原因呢？两唇属脾胃，肿而色紫红，一般人会认为是胃中实火，其实不是。实火一定有舌黄干燥之象，而且口渴一定喜饮冷，小便必短，大便一定硬，且午后不畏寒。大凡午后畏寒，都是阴盛阳衰。又大便多次溏泄，就是土气不实。脉无力，应当唇白，唇不白反而紫红肿厚，就是阴盛逼出脾胃之阳。所以需要收纳阳气，可以用附子理中汤。

全身面目浮肿的，要细细分析。比如脾土虚，不能克水，而水湿泛滥，叫水肿。如果脾土太弱，不能伏火，火不潜藏，就会真阳之气外越，也会周身浮肿，叫作气肿。什么叫"脾土太弱，不能伏火，火不潜藏？"可以这样理解，例如，农村孩子炕土豆时会用一种方法，先挖一个坑，把坑里烧热，再把土豆放进去，盖上土，让火之余气把土豆炕熟。这可以比拟火与土的关系，火，如果没有土，就会散漫，即中医所言"中气不足，元气散漫"之意。如果中土虚弱，下焦阴气上下四窜，就会通身浮肿。所以治病不必"见肿治肿"，知其土之弱，不能制水，即大补其土以制水；知元阳外越，而土薄不能伏之，即大补其土以伏火。这就是治疗全身虚肿的秘诀。

最后讲一下双足浮肿至膝。曾在医院见过这类患者，其双腿双足如冰，人身上、中、下三部，当是一团真气布护，如见此症，又不遇中医，基本预后不好。人体下部属肾，肾通于两足底涌泉穴，这是先天之真阳寄存之地，阳气充足，则阴气全消，百病不作；阳气散漫，则阴邪立起，浮肿如冰之症即生，两腿冰至双膝时，就难救了。唯有中医讲究元阳、元气，如果此时能够交通上下，阴阳互根，而浮肿、冰冷自然消退。把脉后，若病在厥阴，可用当归四逆

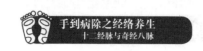

加吴茱萸生姜白酒汤，病在少阴，白通汤主之，姜、附、葱合用以温通，使下焦阴敛阳藏，足、膝得暖而浮肿立消。

总之，周身浮肿可服用真武汤；四肢浮肿可服当归四逆汤；咳嗽痰多（上午痰多而下午痰少）可服用术附汤加云茯苓；吸气长而呼气短时可服用苓桂术甘汤。

《黄帝内经》中专门有胀论，说五脏六腑皆可令人肿胀，其具体表现是：

岐伯曰：夫心胀者，烦心短气，卧不安。肺胀者，虚满而喘咳。肝胀者，胁下满而痛引小腹。脾胀者，善哕，四肢烦悗，体重不能胜衣，卧不安。肾胀者，腹满引背央央然，腰髀痛。

以上是五脏肿胀。

以下是六腑肿胀：

胃胀者，腹满，胃脘痛，鼻闻焦臭，妨于食，大便难。大肠胀者，肠鸣而痛濯濯，冬日重感于寒，则飧泄不化。小肠胀者，少腹腹胀，引腰而痛。膀胱胀者，少腹满而气癃（癃闭）。三焦胀者，气满于皮肤中，轻轻然而不坚。胆胀者，胁下痛胀，口中苦，善太息。

最后，岐伯说：凡此诸胀者，其道在一。错误的治法是：泻虚补实，就会导致早死。而正确的做法就是：补虚泻实，就会使神明归位，身体康复。

北方肾对应的五嗅为"腐"，气因水变则为腐。前后阴出来的东西之所以不洁，都是因为这个腐烂的"腐"性。因其腐，所以要排泄出来，因此又称排泄物。总之，排泄物流出来总比在里头好，出不来时，就得吃药往下攻，因为下焦腐、寒，所以要用温散法，如果这时候继续用苦寒剂，继续用活血化瘀药，下盘必定凝聚，湿，在女性身上表现为囊肿，在男性表现为阴囊湿；湿加寒，女性表现为子宫肌瘤，男性表现为前列腺病变。生命本来是一团温熏的小火，但不同的位置有不同的属性。下焦，正因为其腐，所以有关元、气海、肾阳这些大能量在此祛寒、祛腐，人体的小腹本该是最热、最强的，但只要人阳气受损，或日渐衰老，底下的腐，就没了制约，就沦陷于黑暗了，就各类囊肿、结石丛生了……

肾盂肾炎，西医认为是由病原微生物引起的肾盂和肾实质炎症，常伴有下尿路感染。患者有发热、尿频、尿急、尿痛及菌尿等症状。治疗肾盂肾炎的方剂是麻黄连翘赤小豆汤，对消除症状较为有效，但愈后必须服用四逆汤、附子理中汤，最后服金匮肾气汤（丸）以巩固疗效。

至于尿毒症、肾萎缩、肾衰竭等病，都属于"阴盛阳虚"证，也就是阴寒之邪将真阳凝滞，使生机不能发动的结果，可以服用大剂四逆汤、附子汤、白通汤等，能消除或减轻症状。切不可轻易服用滋阴补肾乃至活血化瘀的药物！

现在肾癌患者也很多，一般说来，癌细胞扩散的规律也不会违背"五行"的生克规律。比如，肺与大肠相表里，肺虚容易引起肠癌；肺属金，**金能克木**，肝属木，肝血亏损就会使癌细胞扩散到肝部而引起肝癌；**金能生水**，肾、膀胱以及生殖系统属水，肾精亏损就会使肺部的癌细胞扩散到小腹部而引起膀胱、前列腺或宫颈、卵巢等癌变。其他脏腑癌细胞的扩散规律依此类推。如《金匮要略》开篇所言，**师曰：夫治未病者，见肝之病，知肝传脾，当先实脾，四季脾旺不受邪，即勿补之。中工不晓相传，见肝之病，不解实脾，惟治肝也。**即高明的医生首先都是治疗还没有患病的脏腑，比如已见肝病，知道"木克土"，知道肝邪必然首先传向脾，所以应当首先充实脾的经气以防病邪扩散。然而一般的医生不知道病邪相传的原理，虽然能够准确地诊断出肝病，但只是一味地治疗肝病并不能预防病情的扩散，如此，追着病走，就容易出现坏病。

第十章
心包经经脉循行及病证

心包经，是个独特的存在

肾经"**从肺出络心，注胸中**"，手厥阴心包络之脉，"**起于胸中**"，肾经和心包经在胸中相连。这，就是经脉的如环无端。

但心包经，是中医独特的概念。五脏的心肝脾肺肾加上心包，就成了六脏。六脏与六腑的对应关系是，心对应小肠，肝对应胆，脾对应胃，肺对应大肠，肾对应膀胱，心包对应三焦。

关于五脏，我们要牢记的是：心者，君主之官也，神明出焉；肺者，相傅之官，治节出焉；肝者，将军之官，谋虑出焉；肾者，作强之官，伎巧出焉；脾者，谏议之官，知周出焉；膻中者，臣使之官，喜乐出焉。总结一下，每一脏，都有两个定义：一是某某之官，二是某某出焉。官，指官能，无非是取象比类。而某某出焉，才是它们于身体的重要意义。比如，君主出神明，就是说我们头脑清楚不清楚，是由心决定的，而不是由头脑决定的。心定，则脑明；心不定，则头脑乱。肺出治节，肝出谋略，肾出技巧，脾出知周，心包出喜乐。即什么很重要，能出什么、能干什么也很重要。是什么官，属于定性、定位，"出"什么是功能，是你要干的事和能干的事。中国文化的"守时守位"，大意如此。

《素问·灵兰秘典论》在讲到心包时，并没有用心包一词，而是用了任脉的一个穴位膻中，即"**膻中者，臣使之官，喜乐出焉**"。可不可以用呢？可以，因为膻中是心包的募穴，即心包经气的聚集处。

心包对应的是六腑之三焦。在五脏六腑里面，三焦和心包系统可以说是最奇特的系统。心肝脾肺肾，从西医解剖里至少能找到实体脏器，心包和三焦则找不到实体脏器。所以三焦又称为孤府，与大肠、小肠、胃和胆等都不一样，大肠有大便，小肠有液，胃有食物，胆有胆汁，膀胱有经筋，但三焦是气的通道，看不到，又无处不在。

心包定性为厥阴，为阴经之转枢；三焦为少阳，为阳经之转枢，二者同为转枢。心包"**主脉所生病**"，三焦"**主气所生病**"，脉，就是气，这也是二者的共通处。总之，这是最奇特的一对"夫妻"了，三焦为少阳，乃阳气之生机、之初始，其气新鲜灵动，无滞障，遍熏全身。其"妻"为心包，心包者，喜乐出焉。故心包三焦就好像"夫妻"中之"新郎新娘"，心包，如少女，桃之夭夭，明艳娇憨，三焦，如少男，清秀俊朗，健硕雀跃。也就是，"妻子"高高兴兴的，"丈夫"就浑身通泰；"妻子"心包一绷脸，三焦也阴云密布。三焦和心包系统可是人身独特的一套系统，生命的快乐由此出，生命的通透也由此出。

最关键的是，越看不着、摸不着的事物对生命越重要。那么，心包是一种怎样的存在呢？

膻中者，臣使之官，喜乐出焉。这是一个什么官呢？膻中在哪里呢？两乳正中间。你知道这里有多重要吗？

我说过，人体百会到会阴这条中脉极其重要，西医归之为腺体，脑垂体、脑下垂体、甲状腺、胸腺、胰腺、肾上腺、性腺，凡是腺体的病都是大病。西医治这些病，靠激素；中医，靠任督冲脉，即先天能量。而且中国道教的所谓修行，藏传佛教的所谓修行，全是在修这条中脉。而胸腺，正对应中医的膻中。

为什么说胸腺很重要呢？因为胸腺产生 T 淋巴细胞，T 淋巴细胞有防癌的作用。而中医说膻中喜乐出焉，可见喜乐就防癌，换言之，不高兴、痛苦，就是疾病甚至是癌症之根源。大家现在按摩都知道要推膀胱经、脾经，但实际上推膻中和心包经也非常重要。

有一次，我看西医的解剖图，其中甚至有胎儿的解剖图，令我大吃一惊的是，小胎儿有无比巨大的红色胸腺，而出生后，唯独胸腺快速萎缩。就人的一生而言，最快速的生长期，就是胎儿期了，可以说从受精卵到出生，小胎儿要用十个月的时间，这期间，胸腺及膻中的喜乐可能起了决定性的作用。没有喜乐，经脉就不通畅，气血就不健旺，生命就无法成长。而出生后，肉身五脏六腑皆有生长，唯有胸腺快速萎缩，则意味着出生即入死地，就意味着离乐得苦，喜乐越来越少，而痛苦越来越多，人生有诸多苦，而病苦也在其中，癌症又是病苦中之最苦。

《素问·上古天真论》第一篇讲的就是胎儿，上古即指胎儿，胎儿的特性是天真，天真就是喜乐出焉，所谓百岁也指胎儿，没有任何痛苦，就没有疾病。什么是孩子的命？父母。孩子先天的命没有问题，是老天给的，后天的命是父母给的。孩子先天是智慧和喜乐的，如果孩子在娘胎里就觉出这世界的万般愁苦，他就可能发生自闭。这大概也是自闭症的一个根源。

苦，是从出生时膻中的萎缩开始的。

膻中对于我们生命至关重要。它是生命能够快速进化的一个重要原因。一出生，膻中就萎缩，正如老子那句话：**出生入死**。不出生，我们在妈妈子宫里就不断地完善，一直到至善。受精卵一分为二，二分为四，四分为八……是一种绝顶高级的递进方式。一出生就入"死地"，就是高级递进后的衰减，我们总以为出生是走向了强大，但就生命本意而言，我们其实是走向了衰减之路，其终点，就是必然死亡。

而死亡的原因在于"苦"，在于不喜乐。疾病的根源也在于此。膻中受损，T淋巴细胞就受损，就没有力量抵御病邪，人就会大病。真正的快乐，不是每天大笑三声，而是要充满法喜，这种法喜，源于对生命的了悟，源于"恬淡虚无"，源于"不以物喜、不以己悲"。别人说你好又怎样呢，别人说你不好又怎样呢？我们好不好，我们心静不静，我们自己心里知道；我们做的事情有没有意义，我们自己心里也明白，如果徒劳无意义，我们心里就苦。苦，是生命的根底，而喜乐能否出焉，是由我们的觉悟决定的，命运从来都在自己手中，关键看我们能不能拽住命运风筝的那根绳。不能今天得了100万，就高兴死了，明天没了100万，又痛苦死了。天天在"死"里转圈圈，就没有活路了。

对我来说，经，讲透了，高兴；病人痊愈了，高兴；家人和朋友爱我，高兴。有没有不高兴呢？有啊。发大水了，忧心忡忡；地震了，忧心忡忡；打仗了，忧心忡忡，因为众生的苦，就是自己的苦。但我绝不在别人的好恶里耽搁一分钟。众口难调，怎么能苛求大家都说你好呢？你自己的好与坏，心里没个数吗？

膻中，是臣使之官，谁的臣使呢？心。心包是心的臣使，先降服其心，才能有好的臣使，才能有好的喜乐。难道还有坏的喜乐吗？当然，看到别人不好就高兴的人大有人在，落井下石的人也有。所以要先正心、正念、正思维，好的发心，才有好的结果。

所以每个人真的要找自己的快乐点，同时，不能把幸福快乐寄托在别人身上。其实养生就是养膻中，养自己心的愉悦，心的本性就是喜悦，就像花儿有点雨露就绽放一样，总用愁苦来浇灌，花儿自然枯萎。

把上面一段读懂了，大家就知道快乐对我们的生活意义有多大，不是你的大脑在要求快乐，其实，是你的身体在要求你快乐。

心包，表面的翻译就是心的外围。西医也讲心包，指覆盖在心脏表面的膜性囊，包裹在心脏和出入心脏的大血管根部外面。脏、壁两层间有一腔隙，称心包腔。心包对心脏有保护作用，能防止周围的感染向心脏蔓延，限制心脏扩张，防止心内压上升时心脏迅速破裂。最常见的体征就是心包积液，临床表现主要为胸部钝痛，一般采取心包穿刺放液，可以缓解因周围器官受压所产生的症状，但只是缓解，而不是治愈。中医，一般叫作心悸或水心病，治疗用苓桂术甘汤，有奇效。

中医所言心包与西医不同，但保护心脏这一说法相同，不过中医更强调膻中的意义。心，是君主，在这个"皇宫紫禁城"里面，一个君主，一些"臣官"，还有一些"嫔妃"，这些如果是他的臣使之官，那他的快乐就只是本能的快乐，就是食与性。可现在很多人连这点本能的快乐都没有，成天默默不欲饮食，吃不出滋味，想睡也睡不着。

但就身体而言，本性的快乐一定是要有的。先吃好睡好，有正常的生活，一定是一切的前提。所以说心包的喜乐，首先是本性的喜乐。

所以，找什么样的快乐是有等级差别的，这个世界上不是说没有分别心，一定是先有分别心，再有无分别心。先分别这是本性的快乐，还是大喜乐，显得尤其重要。我非常喜欢那句"朝闻道，夕死可矣"！总之，可以说来就来，说走就走，就是最大的自在和自由。

普通人呢，得不到闻道的快乐，就另觅其道，比如，我天天做好事可以吧？可你怎么能知道你做的就是好事呢？比如，我们会鼓励小孩子背诗，用什么鼓励呢？用糖果。只要你背下一首诗，就可以得到一块糖，当小孩子为了一块糖而背诗的时候，就无法真正体会这首诗的美感，所以我们一定要小心，一定要寻思事情可能的后果，把握好尺度。

气会膻中

　　喜乐的好处是什么呢？是要疏通全身气机。中医讲"气会膻中"，有八会穴，"八会穴"首见于《难经·四十五难》："**经言八会者，何也？然，府会太仓**（中脘）、**藏会季胁**（章门）、**筋会阳陵泉、髓会绝骨**（悬钟）、**血会膈俞、骨会大杼、脉会太渊、气会三焦外一筋直两乳内也**（膻中）。"这八个特定的腧穴，除了能治疗所在经脉的病证之外，还具有其特殊的治疗效果。

　　比如中脘为六腑之会穴，因六腑皆禀于胃，为胃之募穴，所以中脘穴不仅可以治胃病，更可以治六腑之病。所以有的人只灸关元，不灸中脘是大错特错的。比如有人说，腹部一直凉，是不是灸关元就可以？这就是西医思维，哪里凉灸哪里，而不知腑的病和腑的气全部都汇集在中脘，所以艾灸中脘，才能治腹部凉，艾灸中脘才是治疗腹证的一个关键。

　　"**藏会季胁**（章门）"，章门为五脏之会穴，因五脏皆禀于脾，为脾之募穴，所以章门穴不仅可以治脾病，更能治疗五脏之病。

　　"**筋会阳陵泉**"，指阳陵泉是治疗筋病的要穴，特别是下肢筋病，临床较为常用。具有舒筋和壮筋的作用。阳陵泉，是胆经要穴，可以治疗足少阳经体表循行通路上的病变。《马丹阳天星十二穴治杂病歌》："**膝肿并麻木，冷痹及偏风，举足不能起，坐卧似衰翁，针入六分止，神功妙不同。**"可见针刺阳陵泉可以救治膑膝肿痛和半身不遂等症。

　　"**气会三焦外一筋直两乳内也**"，就是指"气会膻中"。膻中为气之会穴，因其为宗气之所聚，为心包之募穴等，所以膻中不仅能治心包之病，还能疏通全身气机。我说过"通天下一气耳"，这一气汇聚在膻中，气从这里出，也从这里收，就叫"气会膻中"。

　　人，不高兴、不喜乐，会怎样呢？膻中就会被憋，全身气机也会被憋，不仅喜乐不出，而且 T 淋巴细胞不活跃，恶气聚集，坏细胞丛生。

　　膻中疏通气机的另一个作用，就是可以阻挡邪气。古人不知道 T 淋巴细胞，但是知道膻中可以阻挡邪气，阻挡邪气就是阻挡癌细胞。西医的解释是，此处产生 T 淋巴细胞，可以防癌，只要 T 淋巴细胞丰富，人就不得癌症。人一衰老，这里就更萎缩了，所以癌症就是老病。有人说年纪轻轻的人得癌，是

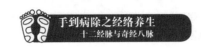
什么原因呢？就是生生把自己熬老了，年纪轻，气血足，更容易生大气，大气伤肝，大郁闷伤膻中，苦，不见得挂在脸上，但一定表现在肉身上。膻中最怕苦，也最怕憋。

阻挡邪气，宣发正气，这是膻中最重要的特性。有一个曾经听过我的课的姑娘说：每次来听您的课，我这一礼拜都被好能量抚慰着。这事儿真的很重要。真正的好课在于疗愈。听完课后，内心变得宁静、深远、踏实，就是被疗愈了。如果你听了这个课焦虑得要死，那你就别再听下去了，因为它没有使你变得宽大柔和，而是让你更焦躁不安，这，就是负能量。

所以平时要怎么强壮膻中的功能呢？可以快速地用两个大拇指，捋膻中穴和中脘穴，如果觉得手的力气不够，可以用砭石刮，轻者会打嗝、放屁，表明气机在转动，里面有瘀堵，就会出痧。

关于出痧这事，有人说是出火，小孩出痧还可以这样说，但大人出痧，绝对是寒。一般来说，拍打刮痧后，青痧消得越快的人身体越好，消得越慢的人身体越差。同样，在瘢痕灸的过程中，如果出现流脓，只要一直流脓就一直在产生作用，也代表身体能量尚可，如果不流脓只流血，反而是身体弱。流脓呢，把脓擦掉就行了，等到停灸后，某一天不流脓了，很快新肉就长起来了。

总之，千百年来人再怎么进化，你也没多长出一个东西来，依旧是五脏六腑。所以《黄帝内经》到现在，依旧有用。关于五脏六腑，甭管起多少病名，只要你弄明白了《黄帝内经》，你就能知道病因何起，病因何去。

疾病，甚至包括癌细胞，其实都相当于种子，人老后，气血衰退，细胞就会变得不活跃。每个人身体里可能都有癌细胞，也就是无序生长的东西。可种子是否发芽，跟土壤有关，跟生命环境有关。你生气郁闷，周边环境就恶劣了，种子就有可能发芽。西医最先把攻克癌症当作使命，但现在发现治愈率并不高，而误诊率却很高。所以用杀种子的方法，不如改变环境；与其杀伐，不如和解，不如带疾延寿。西医认为高热就是炎症，可桂枝麻黄汤、麻黄附子细辛汤里没有一味消炎药，照样能退热，为什么？因为它们改变了生命环境，畅通了经脉，使得邪气有了出口，于是，生命就焕然一新了。

生命环境是怎么影响我们生活的呢？《素问·阴阳应象大论》说：**天之邪气，感则害人五藏；水谷之寒热，感则害于六府；地之湿气，感则害皮肉筋脉**。即天邪伤五脏，水谷寒热伤六腑，地邪伤皮肉筋脉。可见，天邪，直接入五脏，伤人最重，民间总说肿瘤是业力病，大概也有这个意思在里面。水谷之寒热伤六腑，可见吃的饭、喝的水，也要小心，其中寒、热、味道，无不影响六腑。地邪，主要是湿邪，湿邪壅蔽皮肉，使筋脉松弛，那么怎么避开地邪呢？高、燥，追着阳光走，总是对的，就好比古代堪舆等，一定要让人活得更舒服，更有能量。

心包经经脉循行

　　心主手厥阴心包络之脉，起于胸中，出属心包络，下膈，历络三焦；其支者，循胸出胁，下腋三寸，上抵腋下，循臑内，行太阴少阴之间，入肘中，下臂行两筋之间，入掌中，循中指出其端；其支者，别掌中，循小指次指出其端（见图 9 心包经经脉图）。

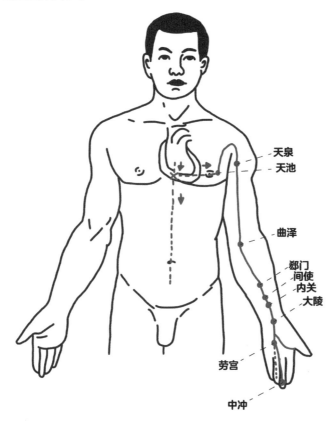

图 9　心包经经脉图

心主手厥阴心包络之脉　定位为手脉，定性为厥阴。上接足少阴肾经于胸中，下接手少阳三焦经于环指（又称无名指）。经脉分布于胸胁、上肢内侧中间、掌中、中指。

起于胸中，出属心包络，下膈　首先是接足少阴肾经于胸中，所以心肾相交，在经脉上是肾经与心包经相交。**下膈**，即膈肌无力、打嗝等，与心包经有关。

历络三焦　这句很重要，厥阴与少阳相表里，三焦是表，心包是里。人体"这个腔子"就是三焦，为少阳，而心包，就是推动三焦运化的内功，无心包疏通气机之功，三焦也运化无力。心、肺、脾、胃等之所以不下垂，是三焦之气托着，但三焦的劲儿是从哪里来的呢？从厥阴心包来。

大家再想一个问题，所谓癌症转移通过哪里转？三焦。三焦既不是心脏又不是肝、胃、脾，它就是通道，有形的、无形的都在该通道上转。心包就是这通道上的"清道夫"。没有臣使之官，三焦通道就污浊不清。而心包的不喜乐，也会使三焦通道堵塞不堪。所以要想不得癌症，就得在喜乐上下功夫，也得在经脉通道上下功夫。

其支者，循胸出胁，下腋三寸　"循胸出胁"，指心包经的一条支脉沿着两胁走。我们总说气炸了，就是指两胁撑得慌。**"下腋三寸"**，这个穴位一般指心包经天池穴，但它并不在腋下，而是在胸部乳头外 1 寸。天池穴以治疗胸胁痛、心肺病为主。腋下三寸的穴位叫大包穴，是脾之大络，是治疗乳腺疾患的一个要穴，我们先前已经讲过怎么推大包穴。

上抵腋下　腋部有心经之极泉穴，可见腋部是宣通心脏的一个很重要的地方。在《黄帝内经》说：肝有病，其气流于两腋。很多妇女，两腋堵得厉害，跟常生气有关，所以，两腋堵最好还是中医治疗。

很多女性腋下是不允许别人推拿的，特别疼，女子的气郁血瘀都会积攒到这里。如果能把这里揉开了，乳腺结节等都会好。对自己狠点就去病，对自己不狠就全是病，人越老、元气越虚，就越怕疼。最好的情形，是在 40 岁的时候把 50 岁的病全消了，打一个提前量，50 岁的时候把 60 岁的病全消了，再懂点医学原理，没事时小剂量中药调着，就很好。

疏通两腋，一是按摩，二是练功，比如易筋经之"九鬼拔马刀"、八段锦之"五劳七伤往后瞧"等，都有宣腋的功能。这些动作，孕妇不能做，因为抻拉太过，容易流产。

循臑内，行太阴少阴之间 循臑内，指走到手臂内侧，手臂内侧上缘是手太阴肺经，循大拇指而出；下缘是手少阴心经，循小指而出；而心包经，就走手臂内侧的正中间，循中指而出。这就是"**行太阴（太阴肺经）少阴（少阴心经）之间**"之意。

入肘中 就是到了肘中**曲泽穴**。曲泽配内关、中脘主治呕吐和胃痛；配委中、曲池主治中暑。

下臂行两筋之间，入掌中 行两筋之间，指**内关穴**，在腕横纹上 2 寸，好像有两根筋夹着的那个地方，就是内关。现代常用于治疗心绞痛、心肌炎、心律不齐、胃炎、癔症等。《针灸甲乙经》："**心澹澹而善惊恐，心悲，内关主之。**"《备急千金要方》："**凡心实者，则心中暴痛，虚则心烦，惕然不能动，失智，内关主之。**"所以内关穴是心脏疾患的急救穴，要常按揉，对心痛、心悸、胸闷、胸痛等有良效。

救心脏疾患，可以"内关透外关"，内关在手臂内侧，外关则在与之相对的外侧。按摩师其实有很多手法都是藏着的，比如表面上是揉内关，实际上其余四指抵在外关处，这才是按摩的要点。内关透外关，也可以用于针刺。

入掌中，掌中有一个心包经要穴：**劳宫穴**，之所以叫劳宫，因为它是我们身体中最辛苦的穴位，因"手任劳作，穴在掌心"而定名为劳宫穴。可清心热、泻肝火、安心神，可用于治疗失眠、神经衰弱等症。

劳宫还具有治疗手掌多汗症的作用，汗为心之液，而在手掌心主要有两个穴位，一个是**少府穴**，握拳时，小指指尖处，属于手少阴心经；另一个就是劳宫穴，握拳屈指时，位于中指和无名指指尖处。这两个穴位分属心经和心包经，汗液为心火动心阴，在手掌蒸腾而出，人在紧张、焦虑时，手心出汗明显，在中医属于心神不安、心火妄动，因此劳宫和少府穴能缓解出汗症，刺激时以拇指按压于劳宫穴，其余四指置于手背处，拇指用力按压揉动，1 分钟即可，少府穴操作方式相同。

还有的人五心烦热，所谓五心，手心加脚心再加心，称之为五心。心烦不安，心情难以平静下来，手心脚心发热，天冷的时候也喜欢把手放在被子的外面，有人甚至有向外冒火的感觉。其实，这也属于虚阳外越，五心烦热的时候也可以按压劳宫、少府穴和涌泉穴。但用药最快，用回阳救逆药即可。

点压劳宫穴还可以治疗血压骤升症。高血压患者会因生气、暴怒或激动使血压急剧上升，此时，可按压劳宫穴，然后再逐个按压每个指尖，按压时要保持心平气和、呼吸均匀。按压后突然升高的血压可得到缓解。

劳宫穴还能展现抚爱的力量。抚爱，内用心，外用劳宫。员工辛苦、压力大，领导一拍肩膀就有劲了；爱人焦苦不安，拥抱一会儿，人就放松了；孩子易受惊吓，上下爱抚其后背就安神了。通常孩子受惊吓，过去常是"胡撸胡撸毛吓不着"，就是胡撸下孩子的头顶百会穴，其实，还要上下安抚其后背才好。如果不太善于用语言表达，就要善于用肢体语言。

有的丈夫上班了，亲一下妻子，下班回来了，拥抱下妻子，就这两件事，解了一天的困乏。而有的丈夫回家一躺，表示累了，女人自然不高兴，因为女人也累啊，可男人没看见你干活，没看见家里头干净了，因为天天家里都这样，他以为天天本来就这样，他对这个家一点觉知都没有，所以你干了也白干。其实，家务一点不比在外干活清闲，女人不怕辛苦，但得不到尊重就内心凄苦。闹来闹去，最后两人都了无生趣。与其这样，不如走时亲一下，回来抱一下，简单而又情深，何不彼此宽慰呢！

循中指出其端　中指尖的穴位是中冲穴，手厥阴心包脉气循中道而行，径直冲达中指之端，故名中冲。主治中风昏迷、舌强不语、中暑、昏厥、小儿惊风、热病、舌下肿痛、小儿夜啼。可点刺出血，可艾炷灸 1 ~ 3 壮，或艾条灸 5 ~ 10 分钟。还可以没事打响指，也是在疏通心包。

心包经的穴位不多，只有 9 个穴位，其中最重要的就是内关、中冲等。这里一定要注意，膻中并不是心包的穴位，而是任脉穴位。所以，膻中跟心包的关系，其实是任脉跟心包的关系，即心包与先天经脉有关。

其支者，别掌中，循小指次指出其端　指心包经有条支脉从掌中别出，循小指次指，即无名指，与手少阳三焦经相连，这就是心包经和三焦经的联系。

至此，心包经经脉循行讲完了。其浮支，就是中指沿手臂内缘中线一直到腋下。因此，保持拍打手臂内侧，好处多多。同时，要练手指的灵活性，玩健身球最好，或放两个核桃在手心里转，可以把大鱼际、小鱼际及五指都活动开。

论脸色之好坏

● 表证

是动则病，手心热，臂肘挛急，腋肿，甚则胸胁支满，心中憺憺大动，面赤目黄，喜笑不休。

第一就是"**手心热**"，因为心包走劳宫穴。

其次是"**臂肘挛急**"，手臂和手肘的各种别扭和不舒服，甚至胳膊肌肉痉挛。肺心有病，其气在肘。就在肘横纹下一点点，可以拨到一根筋，这叫**少海穴**，一拨就疼的人，没事或坐着开会时可以揉这根筋，揉到不疼了，胸闷气短就减轻了。少海，非常重要，少，指年轻，海，是能量聚集的地方，我们身体穴位只要是能量聚集的地方都叫海，比如血海，所以穴位名是非常讲究的。

然后是"**腋肿**"，腋肿也是心包病，腋窝的肿又叫作腋窝淋巴结炎，会影响到心脏。腋下有心经之极泉穴，有脾经大包穴，弹拨极泉穴，按揉大包穴，对心脏和乳腺以及腋窝淋巴结是有好处的。

"**甚则胸胁支满**"，即腋肿如果厉害的话，肋骨叉这里就有撑满的感觉。支就是撑，撑得满满的那种感觉。

"**心中憺憺大动**"，形容心脏怦怦地跳，按理说，人心脏没病，是感觉不到心跳的。心包的**心中憺憺大动**，虽然动静大，但毕竟是心包病，于心脏影响不大。心脏就怕隐痛和刺痛，以及肩胛骨、后背、前胸放射痛，这时如果找不到好中医，就需要西医急救了。

当下的几个救急方法是：①掐内关穴，按压膻中穴。②灸膏肓穴，直接趴在椅背，然后把艾绒搓成艾炷，放在膏肓穴上点着，左右各 10 壮左右。③十宣放血。④吃药。西药一般是用硝酸甘油片舌下含化，中药有速效救心丸急救等。待缓解后中医需要辨证用药，是用四逆汤，还是用瓜蒌薤白半夏汤、白酒汤、苓桂术甘汤，还是白通汤等。

"**面赤目黄，喜笑不休**"，这些也是心脏病发作的要点，面赤目黄，属于虚阳外越。关于面赤，《黄帝内经》说：心之华在面，即心的病都显在脸上。

所谓好脸色，就一条标准，叫作"**生于心，如以缟裹朱；生于肺，如以缟裹红；生于肝，如以缟裹绀；生于脾，如以缟裹栝楼实；生于肾，如以缟裹紫**"。"**如以缟裹朱**"，缟是什么？白绢，就好比素绢如纱一样蒙着脸，有光泽。也就是说，人的脸色，不怕红、不怕黑、不怕黄、不怕青，里边什么颜色无所谓，只要这个颜色带柔和的光就可以。

所谓不好的脸色，"**色见青如草兹者死，黄如枳实者死，黑如炲（tái）者死，赤如衃（pēi）血者死，白如枯骨者死**"，就是干枯无神，只要无神，就沾死相。也就是不怕脸色"**青**"，青且沉暗、无神，就不好。比如"**黑如炲者死**"，炲，当指煤灰，黑白混杂，无神。望诊的第一步就是望神，望色还在其次，无神且颜色暗淡，就是死相。"**赤如衃血者死**"，衃血，指凝聚成紫黑色的瘀血，就是死血、乌血。

而正常的、有活力的脸色，"**青如翠羽者生**"，翠羽，就是孔雀羽毛的那种绿汪汪，说句实话，凡生者必有光、有神。"**赤如鸡冠者生**"，鸡冠，在阳光底下红得锃亮。"**黄如蟹腹者生**"，这个大家都见过，蟹黄油乎乎、黄澄澄。"**白如豕膏者生**"，豕膏就是猪油，白腻、油亮。这都是有营养的东西，凡是生者都是有神、有营养的。"**黑如乌羽者生**"，乌鸦的翅膀亮得发蓝，还有喜鹊的羽毛也是这样。

以上是大而化之的说法，具体到有病的脸色，《素问·痿论》说：**肺热者，色白而毛败**（人身体上的汗毛白化、不润泽、脱落）；**心热者，色赤而络脉溢**（脸上有红血丝）；**肝热者，色苍而爪枯**（面色青黑，爪甲干枯）；**脾热者，色黄而肉蠕动**（脾有病的人脸色萎黄，眼皮及脸上肌肉会不自觉地抽搐，这都属于脾中风）；**肾热者，色黑而齿槁**（有肾病的人不仅脸发黑，而且连牙齿也会干燥、枯槁，容易碎）。

人呢，重表不重里，就在乎这张脸。在乎这张脸也没有错，毕竟五脏六腑之内涵全都显现在面部，那么脸上循行的经脉有哪些呢？如果不算络脉，只按经脉来算，一共有十一条经脉。

首先是任脉。任脉气血足，人的脸就滋润饱满。任脉沿着人体前正中线一直往上走，走到承浆处，然后分成两支，**上颐、循面、入目**。把手放在脸上，微笑时嘴角动的地方，就是"颐"，然后走到脸颊，与胃经和，再入目。因为任脉主血，所以如果人的血气足，脸色就相对比较红润。女性35岁之后脸上不红润了，不仅是胃气衰败，任脉也不足了。

然后是冲脉。任脉是由冲脉带上来的，冲脉主气，它将任脉血带到脸上来，脸的红润，指脸颊红润，而不是满面红光。孩子没有满面红光的，而是有一层细细软软的绒毛，这种绒毛可以吸住光，所以只是柔和的淡红。老人的绒毛早已经褪掉了，所以会有一种非常光亮的、涵不住的红色，中医称作"虚阳外越"，若某天成了淡粉色，就是"面如妆"，这时就要小心了。

十二正经中走面部的，最主要是胃经，所以美丽的女人养颜先养胃。胃经走脸、走鼻子、走额颅，胃是生气、生血之所，又主血所生病，所以，脸上的憔悴，首先是胃的事。

膀胱经起于内眼角的睛明穴，向上至额头，胆经起于外眼角。眉头行走的是膀胱经；眉中行走的是胃经；眉梢行走的是小肠经。脸的两侧行走的是胆经，大肠经在人中这里有一个交叉，左手经脉行于右侧，右手经脉行于左侧，上行后止于左右迎香。从督脉之人中，可以看到此人妇科、子嗣、寿限等多方面的问题。小肠经上行到面颊，一条分支从面颊分出，上行至颧骨、鼻旁，止于内眼角。

眼袋和胆经、三焦经、小肠经相关。胆经"**抵于顺**"，小肠"**上顺**"，三焦经"**下颊至顺**"，顺，就是眼袋。可见眼袋的问题与少阳、太阳相关，本质就是阳虚，代谢不了水液。

脸部最大的问题有五：一是皮肤粗糙。尤其是以鼻翼两旁为主，这肯定是胃寒。二是脸色沉暗，要么暗黄，要么黧黑。脸色萎黄就是脾胃出了问题，脸色㿠白就是心脏出了问题。整个额头发黑，是胃寒；印堂发黑，或脸部整个发黑，是肾出了问题。三是长斑，黄褐斑基本长于两颧，属于小肠斑。而另外还有水斑，也就是在两颊、唇围、下颏等处出现的"色素沉着"。四是脸上长痘痘，基本是胃寒。下巴颏长痤疮，是小肠寒。五是口唇干燥、起皮。

关于第五点，张仲景说：有种妇人曾经有过流产史，瘀血在小腹中，囊肿、肌瘤其实也是瘀血，其表现就是口唇干燥。口唇处，除了脾经、胃经等外，最重要的还走任脉和冲脉，此时任冲空虚，也就是血虚和阳虚，会造成更厉害的唇口干燥，当以"温经汤"主之。

养面色的根基在于养五脏之藏精、养六腑之通利。而养五脏六腑的根基又在于好好吃饭、好好睡觉、好好锻炼。不好好吃饭、不好好睡觉、不好好锻炼，面色自然难看。

心脏病在面色上的表现，一个是面色㿠白，这是心血已大伤之症，一是面

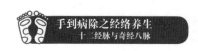
色赤，赭红，如衃血，一般是高血压连带的心脏疾患。治疗这种病，《伤寒论》有通脉四逆汤加葱九茎。

> **附：通脉四逆汤加葱九茎**
>
> 少阴病，下利清谷，里寒外热，手足厥逆，脉微欲绝，身反不恶寒，其人面色赤，或腹痛，或干呕，或咽痛，或利止脉不出者，通脉四逆汤主之。
>
> 附子20g　干姜9～12克　炙甘草6克
>
> 上三味，以水三升，煮取一升二合。去滓，分温再服。
>
> 面赤者，加葱九茎。

此处加葱九茎是解决阴盛格阳的问题，葱白宣肺，肺气一降，上面憋出的红就散了。干姜通脉有余，通气不足；葱白散气有余，通脉不足，所以合而用之，气通又不伤脉，脉通又不伤气，是为妙用。

心包经表证的最后一句是：**喜笑不休**，因为心主笑，笑而不休，就是心神将散之象。我总觉得那种笑着死去的心脏病患者真是修得好，哈哈一笑，终结了出生之时的哇哇一哭，人生不过如此，走得好的人，才叫圆满。

收心，收在哪儿？

●里证

是主脉所生病者，烦心，心痛，掌中热。

先说"是主脉所生病者"，五脏都是：是主肺所生病者，是主脾所生病者，是主心所生病者，是主肾所生病者，是主肝所生病者，即五脏病跟其本脏器有关。而此处心包却是**"是主脉所生病者"**，按理说应该是主心包所生病，如果说心主血脉，那这里所言脉当指气脉，而且这样也与三焦对应，因为三焦"主气所生病"。喜乐从哪里出？从气脉出，全身气脉充盈，人就喜乐；全身气脉被憋，人就郁闷。为什么说癌症是情志病？因为先在气脉上被憋，人的血脉也就渐渐不通而瘀滞了。

所以，高兴这事儿多重要啊。生气呢，就是没活明白，就是不明人性。人生苦短，千万别被没劲的人和事儿给耗散了，最惨的是若还为此得一身病，就太不值了。

有人总问病什么时候好，这就要看你什么时候高兴起来，能喜乐，气脉、血脉才能通畅，病才能去掉。

有个肾癌患者，第一次见面，脸黑，额头更黑，吃过药后，额头的黑斑就缩小了，刚开始时，还腹泻，甚至拉油乎乎、奇臭的大便。然后还会放奇臭的屁。很多人不能接受服药后放臭屁，不让自己打嗝、放屁，怎么通气脉呢，气脉不通，怎么出喜乐？该患者服用四十多服中药后，额头上的黑斑没有了，脸也亮堂了，他说，最近所有人见到他，都问：有什么喜事吗？看到你好开心。这就是病去后，气脉通畅显现出来的"喜乐出焉"，自己都没意识到，可周边的人都感受到了，那份喜悦、那份轻盈，就是生命所呈现的美好状态。

"烦心，心痛，掌中热"。这些都是经脉所生的心包病。

烦心，心痛，在很多经脉都有反应：在肺经，是**"烦心胸满"**，这是因为心肺被憋；在脾经，是**食不下，烦心，心下急痛**，这是肝木克脾土造成的烦心；在肾经，是**"烦心，心痛"**，这是脾胃骤虚，不能运输津液而交通心肾，以致心神不宁，烦躁欲死。心包经也有内关不通造成的**"烦心，心痛"**，可见烦心，心痛，自古就是一个大毛病，总之，**实则心痛，虚则为烦心**。

烦躁在《伤寒论》里有一个描述特别有意思，叫作"捻衣摸床"，原文是**"循衣摸床，惕而不安，一云顺衣妄撮，怵惕不安。微喘直视，脉弦者生，涩者死"**。就是两眼无神、两手乱动，或用手捻衣服，或手在床上乱摸。涩脉，指脉细而迟，往来难，短且散。《诸脉主病诗》是：**涩缘血少或伤精，反胃亡阳汗雨淋。寒湿入营为血痹，女人非孕即无经**。意思是涩脉是源于血虚，如果寒湿入营血就是血痹证，女性就可能绝经。如果涩脉独见尺中，形同死脉。这种情况就有可能不治了，如果非得治，就得要家人签协议书，因为此时患者心肾已离绝，生死各半了。

烦属心，躁属肾，故知其为**少阴病**。张仲景认为，吐利厥逆，烦躁欲死，是阴盛而阳欲脱之危候，应以用四逆、白通汤。如果只是呕吐下利，是太阴脾胃的表现，应该用理中汤，为什么张仲景用"吴茱萸汤"呢？

服用理中汤时，患者虽有吐利，但未至烦躁，所以还是病在太阴。吴茱萸

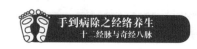
汤治疗患者因吐利而至"烦躁欲死"，因吐利太甚，脾胃二土居中，为上下之枢机，中土失职，不能交通上下。但其呕吐的根源，是由肝木凌土而成，因此仲景先师用吴茱萸汤，主要是温肝降逆以安中焦。

"掌中热"，也是虚阳外越的象。掌中热，是心火外冒，脚心热，是肾阳外越。小婴儿是纯阳之体，有时可能会这样，不是病。但大人这样，就是危症了，因为本来就阳虚，阳气再外冒，就不好救了。

关于掌中热，还有肺经是"掌中热"，心经是"掌中热痛"，《灵枢·论疾诊尺》说："掌中热者，腹中热；掌中寒者，腹中寒。"

我们总讲"收心"，收在哪儿呢？收在膻中，膻中主喜乐，主绽放。易筋经"韦驮献杵第一势"，就是让我们先把心收在此处，经文说做这个动作时，要"心诚貌亦恭"——练功不只是练胳膊练腿，从表情上都要有变化，才叫练功。表情的变化，意味着五脏的变化。现在很多人教你功夫，但不教你这句话，就是功夫只传一半。

练手心劳宫穴，中国武术有手爪功，比如，易筋经里"卧虎扑食势"有虎爪，"青龙探爪势"有龙爪，"三盘落地势"里还有秘而不传的鹰爪。虎爪是要五指每个关节都撑开，虎爪是收气，用劳宫把气全收回来，五个手指抓的力越大，中间收的气越多。龙爪，是慢慢地在放气中收气，所以是吸气大法。而鹰爪，很少有人教，师父也不传。鹰爪是中指和无名指两个手指贴在一起并弯曲，与大拇指相呼应，而中指和无名指同时用功，就是在练心包与三焦。易筋经，真是好功法，做到一定程度，就知道自己哪里气机不对，可以自我修正了。

第十一章
三焦经经脉循行及病证

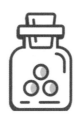

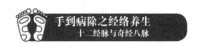

三焦到底是什么？

心包经"**循小指次指出其端**"，小指次指即无名指，三焦经"**起于小指次指之端**"，于此，二者相连。

先说中医的"三焦"指什么。《素问·灵兰秘典论》说：**三焦者，决渎之官，水道出焉。**

"决渎之官"，决，是开决，渎，本意是指水沟、小渠，亦泛指河川。所以，决渎之官是指古代开决河道、负责水利的官员，这类官员对农业文明极重要。在中国，自古就以治水为要务，是堵是疏，是截是流，大禹可谓殚精竭虑，历尽千辛万苦。2020年和2021年的水患让我们对水道管理的重要性又有了新的认知。在人体呢，水液分布也占70%，所以，水道出焉，如何治理人体内的水道，也是生命的大问题。

在人体，有水、有液、有津、有痰，如何治理这些，就是三焦的职能。

华佗《中藏经》说：**三焦者……总领五脏六腑、营卫、经络、内外、左右、上下之气也。三焦通，则内外左右上下皆通也。**也就是，三焦不通，则内外左右上下皆不通。三焦的作用在于：**周身灌体，和内调外，营左养右，导上宣下。**由此，可见三焦于人体之意义重大。

三焦，有名而无实，简单地说，它既不是心又不是肝、胃、脾，它就是通道，有形的、无形的，都在这个通道上转。只要五脏六腑之间"空"的地方都属于三焦。好比天象，日月星辰之间也有空，那个空，甚至比日月星辰还意义重大。身体里的"空"，却统领五脏、六腑、营卫、经络、内外、左右、上下之气，靠什么统领呢？靠气。心、肺、脾、胃等之所以不下垂，是因为有三焦之气托着。

"焦"字，上面是"佳"，代表小鸟，下面四点为"火"，《素问·阴阳应象大论》说"**壮火之气衰，少火之气壮**"，这句太重要了，大家一定要背下来。"壮火之气衰"，这个"之"到底是什么意思？这个"之"是"导致"的意思，因此，这句翻译过来就是：大火会导致气衰，小火会导致气壮。火，在身体里又是阳气的意思，所以，也可以翻译成，亢盛的阳气会导致元气的衰败，微阳却可以壮大元气。所以，三焦代表少阳，代表无形之气，在《灵枢·经脉》篇里，三焦"主气所生病"。

由于三焦的特殊性，三焦又称为孤府，三焦是气的通道，看不到，又无处不在。在中医脏象学说中，三焦指位于躯体和脏腑之间的空腔，包含胸腔和腹腔，人体的其他脏腑器官均在其中，是上焦、中焦和下焦的合称。总之，三焦为人体最大之腑，我讲过：通天下一气耳。甭管胸中大气、营气、卫气、肺气、脾气、肝气、肾气等，无非都是这一气之变现。

三焦的气化表现是：**上焦如雾，中焦如沤，下焦如渎**。所谓决渎之官，也来源于此。上焦如雾，指上焦运化最快，容不得一点凝聚，要是有结节了，就是上焦的功能出了问题。中焦如沤，指气化的一种慢腾腾的状态，气化太快，则过快腐熟万物，我们会不停地饿，来不及长肉而快速消瘦；气化太慢，又使得万物腐臭变质，身体浮肿如泥。所以，守中道，也是生命的要求。下焦如渎，指水液快速转换的状态，该收的收、该走的走，如此才能阴阳交通。其三者的联系是：中焦是上焦的根，下焦是中焦的根，上焦快速运化的精华又返还给下焦。如此，便是人体之气机，其中"中焦"便是要害，是人体气血来源之所在。

关于三焦的功能，看以下几方面。

（1）通行元气之通道。三焦走水道，水道也是气道，人体元气是通过三焦而到达五脏六腑和全身各处的，元气根于肾，通过三焦别入十二经脉而达于五脏六腑，故称三焦为元气之别使。因此，三焦主气所生病，三焦通行元气于全身，是人体之气升降出入的通道，亦是气化的场所，故称三焦有主持诸气，总司全身气机和气化的功能。如果元气虚弱，三焦通道运行不畅或衰退，就会导致全身或某部位的气虚现象。它的网状结构，可以和内调外，营左养右，导上宣下，胸腹腔之大腑，唯它最大，其作用之大，无以比拟。

（2）运行水谷。《素问·五藏别论》称三焦为**"传化之府"**，具有传化水谷的功能。《素问·六节藏象论》说："**三焦……仓廪之本，营之居也，名曰器，能化糟粕，转味而入出者也**。"指出三焦能化水谷精微为营气，有传化糟粕的作用。《难经·三十一难》说："**三焦者，水谷之道路，气之所终始也。上焦者，在心下，下膈，在胃上口，主内而不出……中焦者，在胃中脘，不上不下，主腐熟水谷……下焦者，当膀胱上口，主分别清浊，主出而不内**。"指出上焦主纳，中焦主腐熟，下焦主分别清浊、主出。

（3）运行水液。《素问·灵兰秘典论》说："三焦者，决渎之官，水道出焉。"《灵枢·本输》说："三焦者，中渎之腑，水道出焉，属膀胱，是孤之腑也。"人体水液分布：上焦如雾，是水液的气化，所谓"如雾"，是形容上焦心肺敷布气血，犹如雾露弥漫之状，有灌溉并温养全身脏腑组织的作用。中焦如沤，是水液的沼泽化，所谓"如沤"，是形容中焦脾胃腐熟、运化水谷，进而化生气血的作用。下焦如渎，是水液的流动状，是说下焦的主要生理功能为传导糟粕，排泄二便。糟粕的排泄，一是从大肠排出大便，一是从膀胱排出小便。三焦，按水液的不同状态来管理水液、疏通水道、运行水液。

人体水液代谢虽由胃、脾、肺、肾、肠、膀胱等脏腑共同协作而完成，但人体水液的升降出入，周身环流，则必须以三焦为通道才能实现。因此，三焦水道的通利与否，不仅影响到水液运行的迟速，而且也必然影响到有关脏腑对水液的输布与排泄功能。

也可以说，三焦运行水液，是对脾、肺、肾等脏腑主管水液代谢作用的综合概括。如果三焦水道不利，则脾、肺、肾等脏腑调节水液的功能将难以实现，引起水液代谢的失常，水液输布与排泄障碍，产生痰饮、水肿等病变。正如《类经·藏象类》所说："上焦不治，则水泛高原；中焦不治，则水留中脘；下焦不治，则水乱二便。"如果大家仔细看新型冠状病毒肺炎的症状，会发现病变主要在上焦、中焦。上焦水泛，则咳嗽、痰湿、痛肿等；中焦水泛，则味觉、嗅觉失常。

三丹田，生命再生之地

关于三焦的具体位置，《难经》有详解。

上焦者，在心下，下膈，在胃上口，主内而不出。其治在膻中，玉堂下一寸六分，直两乳间陷者是。上焦，在心下与胃上口之间，主要作用是"主内而不出"。其间有膈，膈主交通上下。"其治在膻中"，是指治疗上焦的要点在膻中。人若生气，就憋气，气一憋上焦就憋，这时疏通膻中，就是疏肝理气。

中焦者，在胃中脘，不上不下，主腐熟水谷。其治在脐傍。中焦在中脘区域，治疗中焦气机不通，一是治中脘，二是治脐傍，脐傍指的是天枢穴，主升降。

下焦者，当膀胱上口，主分别清浊，主出而不内，以传导也。其治在脐下一寸。下焦主疏通，主津液，主渗透。津液不能发挥作用，就是气化不能升腾起来啊！要想"主出而不内"，就要从下焦入手。治疗要点是按摩和艾灸脐下一寸的气海穴。

上、中、下三焦的治疗要点我们都知道了，上焦梳理膻中，可以按摩和用砭石刮痧。中焦可以艾灸中脘和天枢穴。下焦可以按摩和艾灸气海穴。

另外，在道学里又分上、中、下三丹田，只要说到丹田，大家就要明白一件事，所谓"丹"就是红，就是火，所以"丹"一定跟火、跟热相关，生命是需要温暖的，生命不可以寒凉，但也不能大火，大火必把生命熬干了。而"田"呢，指能够再生之地，有生命力的地方才叫田，有种子就能发芽的地方才叫"田"，比如，"胃"字，上面是"田"，下面是肉月，即胃是肉身的田地。

"田"和"穴"有什么不同呢？"田"是面，是一片，"穴"是空洞；穴是走气的地方，而"田"是有再生能力的地方。三丹田告诉我们，我们的生命还有三块好土地，我们要好好地耕种和养护这几块田地。

丹田，原是道教修炼内丹中的精气神时用的术语，位置处于人体中脉，上丹田为督脉印堂之处，又称"泥丸宫"，所以不是两眉之间的印堂处，而是从印堂深入脑部；中丹田为胸中膻中穴处，为宗气之所聚；下丹田为任脉关元穴，脐下三寸之处，为藏精之所。

人体有精气神，精生于下丹田，气活跃于中丹田，神运化于上丹田。古人说："**脑为髓海，上丹田；心为绛火，中丹田；脐下三寸为下丹田。下丹田，藏精之府也；中丹田，藏气之府也；上丹田，藏神之府也。**"其中，虽然上丹田守神、下丹田藏精，但中丹田，是精、气、神三个能量转换之所。所以古人说要好好耕种此田，"**我家专种自家田，可育灵苗活万年……灌溉须凭上谷泉**（指舌顶上颚）**，有朝一日功行满，便是蓬莱大罗仙**"。人呢，都喜欢在外寻找田地，而修行者，都是在自家内部寻找丹田。

中丹田的核心区域就是膻中到中脘穴，上有剑突，下有肚脐，中脘就在剑

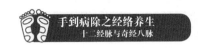
突和肚脐的正中间，中脘是胃的募穴，故主治脾胃病，又"腑会中脘"，即六腑的病也都由中脘管，所以这也是艾灸为什么重视中脘的原因。

道家认为脑部为上丹田，心为中丹田，下丹田是少腹，也就是小腹，以关元（脐下三寸）为中心。关元穴是藏精的地方，女性的胞宫、男性的精室以及道家所说的下丹田都在此处，关元为小肠经之募穴，是三阴任脉之会，这也是艾灸取关元，可以疗愈诸病的原因所在。

《难经》认为，下丹田是"**性命之祖，生气之源，五脏六腑之本，十二经脉之根，阴阳之会，呼吸之门，水火交会之乡**"。所以气功家多以下丹田为锻炼、汇聚、储存真气的主要部位。人的元气发源于肾，藏于丹田，借三焦之道，周流全身，以推动五脏六腑的功能活动。人体的强弱，生死存亡，全赖下丹田元气之盛衰。所以，少腹部是人运化、生养的重要部位。下丹田，也是练功诱导得气的主要部位，其作用是锻炼体液系统，激发体内的能量物质，以调节、充实体液循环，提高整体代谢机能的效应。对人体充实下元，防止早衰，健身延年有重要作用。

下丹田怎么养呢？古人认为，吞津能养生，即叩齿后，口中生津液，徐徐分36口咽下，意念使之流入下丹田，如此，好似有服用一盒六味地黄丸之功效，大补阴液，是有效的养生方法。因为唾为肾之液，唾液从肾中上来，循走督脉、膀胱经，入口，再咽下至下丹田，可谓循行了一个小周天。此外，唾液有促进消化吸收、滋润五脏六腑的作用。所以，练功所产生的唾液被称为"甘露""玉泉"，可见其精妙之处。

上丹田呢，道教把大脑分为九宫，正中间坐着"泥丸夫人"。既然叫"夫人"，就是认为脑的性质是阴性的，这跟《黄帝内经》是否有差异呢？《黄帝内经》认为"脑为诸阳之会"，脑部是所有阳经汇聚的地方，可是道教里却把脑的中心定性于阴，这多像是一个蜂巢的比喻，一个蜂女王，外加无数的工蜂。阴之静守加上阳之多动，不正是生命最本质的存在吗？所以只能说，《黄帝内经》说"脑为诸阳之会"，强调的是上丹田"阳"的层面，而道家之练功，强调的是通过练功，让脑部保持一种虚静状态，强调的是"阴"的层面，二者并无本质区别，最大的阳要养最大的阴而已。

现在西方人也认为，习练静坐，第一，可以使人的脑电波特别稳定。第二，可以降低消耗，甚至认为当大脑入静的情况下，人的消耗可以减少

20%，这实际上就是对身体的一种大补益了。第三，可以降低乳酸的浓度，使人减少疲倦。所以无论如何，大家都应该每天静坐十分钟。

关于三丹田，藏传佛教有"嗡啊吽"咒，也对应道家的三丹田。其中，嗡音，震动头部，对应上丹田，头部不清爽，可以发"嗡"音；啊音，震动胸腔，对应中丹田，胸中憋闷，可以发"啊"音；吽音，震动少腹，对应下丹田，下焦不通利，可以发"吽"音。发音不仅可以作用于脏腑，更能作用于神明，大家可以多体会一下。

练功练的就是这口气，最好能气沉丹田，此处的"丹田"即指下丹田，就是"至人之呼吸以踵"。大家可以试一下，看自己一口气能吸到哪里。现在很多人只能到胸口，或脾胃，而中医说"肾主纳气"，能一口气到肾，才叫呼吸有力、有根，才是"至人之呼吸以踵"，因为肾经走足跟（踵）。能呼吸到肾才叫能藏住真气，下丹田藏起来的那部分才叫作真气的"气"。

所谓胸闷气喘，就是人体三焦不利。为什么哮喘实际上是肾病而不是肺病呢？因为哮喘只能在上面捯气儿，根本发挥不了肾主纳气的作用。激素为什么会让哮喘平复？因为激素一吸进去，就重调肾气，同时扩张支气管。但久而久之，肾气越弱，人对激素就越依赖。

总结一下。人体前面有三焦，三焦主水道，如地下密密小沟渠，肝为风木，地下水畅通丰厚，肝木就得其养，否则就虚火上腾。三焦是一个独立的系统，指的是五脏六腑连缀之网膜，以其运化速度及状态而一分为三：上焦如雾，雾乃精之气化，精粹，且运化快速；中焦如沤，如沼泽，水土各半，运化中速；下焦如渎，如委曲之沟渠，运化最慢，易堵。

我之前看过一个报道，说西方人发现了原来从来没有发现的一个系统，即人体网膜系统。其实就是三焦，《黄帝内经》两千年前就发现了。

三焦在人体，最好永远保持少阳的状态。什么是少阳呢？打个比方，妇女和小女孩真正的差异之一在于小女孩的三焦是鼓的，而妇女的三焦是瘪的。小女孩儿叫"肌肉若一"，即分不出什么是肌，什么是肉，紧致、饱满、有弹性。所谓修炼好的人也有"肌肉若一"的特性。中医称腠理，其实，腠理也是三焦。最重要的是本性一定是少阳：小火慢慢生发，才能气机顺畅。

三焦经经脉循行

三焦手少阳之脉，起于小指次指之端，上出两指之间，循手表腕，出臂外两骨之间，上贯肘，循臑外上肩，而交出足少阳之后，入缺盆，布膻中，散落心包，下膈，循属三焦；其支者，从膻中上出缺盆，上项，系耳后直上，出耳上角，以屈下颊至䪼；其支者，从耳后入耳中，出走耳前，过客主人前，交颊，至目锐眦（见图 10 三焦经经脉图）。

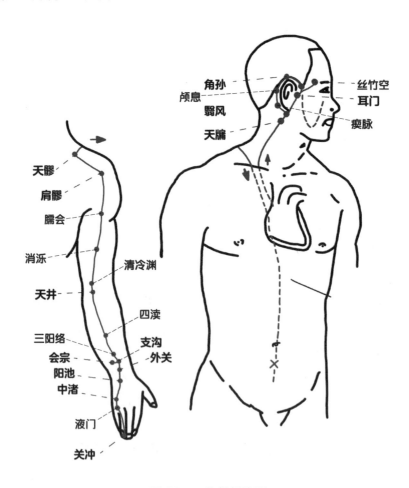

图 10　三焦经经脉图

三焦手少阳之脉　定位在手，定性在少阳，少阳即小火温熏，为枢纽，半表半里。

起于小指次指之端　与心包经相连，心包经"**循小指次指出其端**"，手厥阴心包与少阳三焦相表里，三焦是表，心包是里。心包，就是推动三焦运化的内功，无心包疏通气机之功，三焦也运化无力。小指次指之端，指三焦经之井穴**关冲穴**，在无名指尺侧端。主治：热病，昏厥，中暑以及头痛，目赤，耳聋，咽喉肿痛等。可以三棱针点刺出血。

上出两指之间，循手表腕，出臂外两骨之间　上出于无名指和小指之间，第四、五掌骨间凹陷处有**中渚穴**，中渚穴主治：头痛，耳鸣，耳聋，目赤，咽喉肿痛，热病，消渴，疟疾，手指屈伸不利，肘臂肩背疼痛等。

再沿手背行至腕部**阳池穴**，阳池穴主治：耳聋，目赤肿痛，咽喉肿痛，疟疾，消渴，腕痛。

臂外两骨之间有**外关穴**，与内关相对，在腕背侧远端横纹上 2 寸，主治头痛，偏头痛，颊痛，目赤肿痛，耳鸣，耳聋等头面五官疾患。以及手五指尽痛不能握物，胁肋痛，上肢痹痛，肘部酸痛，手臂疼痛，肋间神经痛。

在外关上面一点有**支沟穴**，很重要，主治各种耳病及便秘；还治咳引胁痛，胸膈满闷，卒心痛，逆气；经闭，产后血晕，乳汁不足；胁肋痛，肩臂腰背酸痛，落枕，手指震颤，腕臂无力；缠腰火丹，丹毒等。

上贯肘，循臑外上肩，而交出足少阳之后　向上贯肘部，通过肘尖，沿着上臂到肩部，在大椎穴处与督脉相会，走到足少阳胆经后面。

入缺盆，布膻中，散落心包，下膈，循属三焦　然后入缺盆，因为六腑全部入缺盆，所以缺盆是六腑的眼，大家还记得哪是五脏的眼吗？腋下。这两个部位都应该好好养护。脉气从缺盆散布于膻中，散落在心包（就是三焦与心包相表里），向下贯穿膈肌，统属于上、中、下三焦。

其支者，从膻中上出缺盆，上项，系耳后直上，出耳上角，以屈下颊至颐　三焦的另一支脉，从膻中上出缺盆，上颈项，从耳后直上，出耳上角，这有个**角孙穴**，折耳郭（又称耳廓）向前，在耳尖直上入发际处，是手太阳小肠经，手、足少阳之交会穴，主治耳部红肿，目赤肿痛，目翳，颊肿，齿痛等，可艾条灸 5 ~ 10 分钟。然后屈曲向下到达面颊，直至眼眶下部颐（也就是眼袋）。六腑，除了膀胱经，其余都和耳朵有关，所以治疗耳病当从阳经入手。

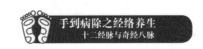
其支者，从耳后入耳中，出走耳前，过客主人前，交颊，至目锐眦　另一条支脉，从耳后（翳风穴）进入耳中。出行至耳前，经过客主人前边，在面颊部与前条支脉相交，到达外眼角（丝竹空穴）。脉气由此与足少阳胆经之井穴瞳子髎穴相接。丝竹空穴位于眉梢凹陷处，主治目赤肿痛，眼睑瞤动；头痛，齿痛；癫狂。此处禁灸。

三焦经本经一侧23穴，13穴在上臂外侧，10穴分布于侧头、项、肩部。本经腧穴主要治疗侧头、耳、目、咽喉、胸胁病，热病及经脉循行部位的其他病证。治疗目疾常用丝竹空、液门、关冲；治疗耳疾常用耳门、翳风、中渚、外关、液门；治疗咽喉病常用关冲、液门、阳池；治疗偏头痛常用丝竹空、角孙、外关、天井；治疗热病常用关冲、中渚、外关、支沟。翳风有疏风通络的功效，长于治疗耳、口、齿、面颊病；支沟有泻热通便的功效；中渚、阳池能治消渴。

上火的真相

●经证

是动则病，耳聋浑浑焞焞，嗌肿喉痹。

"**耳聋浑浑焞焞（tūn）**"。三焦经经证的第一条就是耳聋，浑浑焞焞代表声音，焞焞，本指光线暗淡的样子，在这里，指耳鸣闷闷的样子。耳鸣，轰隆鸣是实证，蝉鸣是虚证。耳聋好治还是耳鸣好治呢？在西医上都不好治，先是消炎和高压氧治疗，无效的话就宣布终身不治。我认为，突发性聋比耳鸣好治，因为耳鸣基本上都是虚证，而突发性聋是实证，可能是一口气憋住了，对症宣开就是了。比如曾有一妇女在月经期，因生一口大气而出现突发性聋，同时月经也闭住了。把脉辨证后服中药，耳窍内先是狂痒，是欲通未通之象，坚持服药至次月月经，血下，而后突发性聋痊愈。

而耳鸣患者，实证轰隆鸣比虚证蝉鸣好治，但若拖延已久，则难治，最起码服药时间要久一些，而且，在服药期间可能出现耳鸣加重的现象，这是气机已经攻到耳部的表现，这时不用担心，继续服药即可。其中，白天不鸣晚上耳鸣加重者属于阳虚，所以在阴虚、生气、受寒等因素外，要考虑阳虚的问题。

"嗌肿喉痹"。三焦经经脉不走咽也不走喉，为什么会出现嗌肿喉痹呢？一定要记住，三焦经的统领范围其实甚广，它统领五脏、六腑、营卫、经络、内外、左右、上下之气，五脏六腑入咽喉的经脉很多，而人体所有"空"的领域也都归属于三焦，所以咽喉有问题，也不能绕过三焦，三焦少火之气一旦变成大火，或一旦少火之气微弱，都有可能造成咽喉的病变。

中国人总说"上火"，这个"火"从哪里来，要怎么去，是要消灭"它"，还是收回"它"真是个大问题。

人体的火应该在哪儿？人体的真阳一定在下边，在丹田。然后胃也得有点火，以腐化食物，叫阳明火。大肠也有阳明火，以使腐物成形。脾能运化万物的力量，叫"脾阳"。肝能代谢垃圾的能力叫"肝阳"。这些都是人体的正能量，阳气（火）在正确的位置上发挥作用就叫正气，不在本经本位而跑到别处指手画脚的气即邪气。那么它们是因为什么离开了自己的位置而变成邪气的呢？因为有别的东西（寒邪）占了它们的位置，就如同你的位置被别人霸占了，你虽然还是你，但跑到别处乱窜，回不到本位，就变成了邪气。所以邪气不过是正气的变现。比如真阳之火，应该藏在丹田，肾有寒，或肾收摄力不够，就会逼火上越，真阳之火就由正气而变成邪气，阳明胃火也是被胃寒逼出来，而上行为邪火，从而造成牙痛。心火（少阴君火）得肾水温熏而本应下行，可肾有寒凝，则肾水不温，心火就得不到制约，也易上行于舌……所以，一切"上火"相皆源于正气不足，邪气泛滥，邪气所经过的地方就发炎、溃烂。记住，凡病都是正气虚，邪气盛。

西医和现代中医对付"上火"的惯常思维是一个貌似聪明的简单思维，而不是智慧思维，即灭火。于是就用消炎药和寒凉药，灭了"火"，也伤了人体的阳气，人就会变疲软、食欲变差、腹泻，而大便能成形是大肠经阳明火的作用。用消炎药、降火药，"火"倒是灭了，但病根（肾寒、胃寒等）没去，所以等人慢慢恢复后，一切又重新开始，如此，疾病就反复缠绵难去。至此可知，邪气也是正气的变现，杀邪气不当就是杀正气。所以，治疗邪气的方法不是杀伐，不是简单地用寒凉药灭"火"，而是引火归元——有肾寒，破肾寒；有胃寒，破胃寒；肾收藏力不够，就增加肾的收藏力。如此，把虚火、邪火引回本经本位，让"浪子回头，神明归位"，重新变邪气为正气，才是王道。

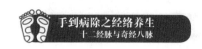

也许很多人会问：怎么引火归元呢？引火归元有诸多方法，要么用药，用药必须望闻问切；要么用功，用功就是练功，比如有人一练功就头晕，这就是火不归元之象，你可以把意念下沉，观想至地下三尺处，很有良效。

虽然人体的"火"是应该藏在丹田的，"火"飘上来时，不能生生地从上面灭"火"，而是应该把"火"拽回来，不能一头痛、嗓子痛，就要忙着灭"火"。

曾经有一个富家公子患了一种特别严重的病，即眼睛红肿，肿成了一个"大桃子"，请了好多医生，但就是治不好，用了所有的寒凉药都灭不了这个"大桃子"。正好有一个民间老医生从这儿路过，说他能治好这种病。他见了富家公子说的第一句话，就是：你五天以后就要死了。你若想不死，只有一个办法，就是每天用手心拍打你自己的脚心……为了救命，富家公子玩命地拍，使劲地拍，三天以后眼睛上红肿的"大桃子"消下去了。

其实，这里面隐藏着几个原理。

（1）恐则气下。没有比死亡更大的恐吓了，富家公子闻死则惊恐，气也就沉下去了。

（2）取之涌泉。涌泉是肾水生发之地，涌泉发挥作用以后，火气自然就回下来了。

（3）手心是心包经的劳宫穴，脚心是肾经的涌泉穴，手心拍打脚心利用的重要医理是"心肾相交"。

所以，从来高明的医生都是用"法"治病，而不是只有药才能治病。

人体有几个"火"，是要细心养护的。心火为君火，肾阳为相火，此外还有胃阳明火、大肠阳明火，三焦和胆是少阳火。胃无火则不能腐熟食物，大肠无火则不能燥干大便，这几个"火"都是要极度保护的。正是它们，使我们的生命温熏如一团阳气，使我们的生命生生不息。如果每天服用泄火药、降火药，第一伤胃，第二伤大肠，然后伤心肾，所以消炎药、降火药一定要谨慎，至少 20 岁之前，40 岁之后，尽量不要服用，20 岁之前是承受不起，会有副作用的问题，比如四环素牙等；40 岁之后是代谢不掉，对身体也是负担。

人，为什么要谢天谢地？

●里证

是主气所生病者，汗出，目锐眦痛，颊痛，耳后肩臑肘臂外皆痛，小指次指不用。

"是主气所生病者。" 人体只要是"气"或"气机"出了问题，都是三焦的问题。气，看不见、摸不着，就成了最难说的部分。

三焦是少阳火，少阳气，统摄着五脏六腑之筋膜、系挂，有它，生命就是鼓胀的、充满生机的；无它，生命就是干瘪的、僵死的。可它又不是具体的实物，它到底是一种怎样的存在呢？

记得有一次到大庆出差，从哈尔滨到大庆的路途中，是茂密的树林，而司机恰好是一个植物学家，我便问他，为什么树木都有裂纹呢，而那种光滑树面的白色树皮却是整片整片地掉呢？他说，其实到春天的某一刻，树皮和树干都有些微弱的分离，因为里面充满了水液营养，这种开胀，就会导致树皮的涨裂，而白色树皮就整片脱落，里面再长出新皮。这一下让我明白了三焦，其实人体肌肤腠理也属于三焦，有弹性。三焦气机充满、营养充满的时候，就是年轻，就是春天，就是吹弹可破；而人老了，三焦阳气衰败，营养缺失，皮肤就干瘪松弛。所谓三焦主气所生病，就是气足了，又有温熏小火养着，三焦这个网膜才是鼓胀的、丰满的，生命也是新鲜的、灵动的。

三焦这个"气"病了，可不是一般的病，五脏六腑都可能随之塌陷。全身的气机不畅，就会拥堵，就会寒凝，它又与心包相连，就会愁苦，免疫力就会快速下降，就有可能出现癌细胞，并由三焦通道而转移。所以，我们要把对三焦的认知提到一个新的高度才是。

既然讲到树木，其实，树木还有一个现象，可以帮助我们理解气与三焦的问题。古语有句话："树怕伤皮，不怕空心。"即树皮的作用除了能防寒防暑防病虫害之外，还能运送无形的养料。植物有导管和筛管，植物是通过导管自下而上运输水和无机盐，筛管自上而下运输有机物。导管位于树表层的木质部，筛管位于植物皮层的韧皮部，叶子通过光合作用制造的养料，就是通过这些筛管运送到根部和其他器官中去的。没有树心的树只是失去了髓和部分木质部，而剩余的木质部中的导管仍然可以自下而上运输水和无机盐，同时韧皮部中的筛管完好仍可以自上而下运输有机物，所以没有树心的树，仍然可以获得养料，还能继续活下去。但是一旦树木没有了树皮（或韧皮部），也就割断了向下运输有机物的筛管，新的韧皮部来不及长出，树根就会由于得不到有机养分而死亡，所以有"树怕伤皮，不怕空心"的说法。

我们可以从树木的生长中得到一些启示。树木需要无机物和有机物的双重营养，无机物是自下而上走导管，也就是树心等从大地汲取阴；有机物是自上而下走筛管，也就是树皮从天空汲取阳。树皮没了，得到阳的滋养就没有了，这树也就死了。如果树皮安好，大树虽然有空心，依旧可以分枝散叶。而此处阳的系统，即树皮筛管系统有点像三焦，阳的作用看不见，就如同枝叶的光合作用，有它，生命就灿烂、鲜活；没有它，生命就消失了。所以，万物都是生命，我们理解和认知大自然，对我们理解生命内涵有重要作用。

"气"的问题，是中医概念里面最大的问题。经脉，最重要的也是气的表现。本书开篇时黄帝和岐伯的对话，黄帝问：地球在太虚之中，什么托着它呢？岐伯回答：大气举之也。《黄帝内经》不仅讲"气"，而且把一年之气分成六步，每一步气对我们的生活和生命都有深刻的影响。比如2003年的非典型肺炎发生在二之气，为少阴君火主气，少阴君火客气，大火当令，火气太过则瘟疫流行。而2021年二之气也是少阴君火主气，少阴君火客气，大火当令，所以还是有问题。

"气"的问题是中医医道中的大秘密，弄明白了，很多问题便迎刃而解。一年二十四个节气，从大寒到立春，从雨水到惊蛰，天地之气就在其中变化，基本上是15天一个变化，人要做的就是跟上这个变化，跟不上或走得太快，就会得病。

人，为什么会在节气转换之时出现一些症状？每年每个节气，我都会在微博上讲节气对人的影响，而每次，都有人喊"中枪了"。其实，我讲的都是《黄帝内经》五运六气这部分的内容，并结合当下临床总结出的问题，因为每到节气时，临床上的患者都会有些共性。有些人对节气是比较敏感的，外在"风、寒、暑、湿、燥、火"六气一变化，他就感知到了，身体也随之做出反应。比如 2021 年第三步气指 5 月 21 日至 7 月 23 日，含小满、芒种、夏至、小暑四个节气，主气为少阳相火，客气为太阴湿土。一般说来，客气对人体的影响要大于主气。其气候表现为：**天政布，湿气降，地气腾，雨乃时降，寒乃随之**。其疾病表现为：湿土过盛，则火熄，故感于寒湿，这个湿邪表现在人体就是身重浮肿，胸腹满，心火被湿土覆盖，心脏就会不舒服，所以好些人觉得自己要犯心脏病。所以这一轮的疾病大都因太阴湿土而病，那么该如何祛湿呢？祛湿最大的妙法，在于利三焦。湿，本不在四肢，四肢为阳，阳气足，四肢就灵活，湿重，主要是这个地方出问题了，上焦如雾，中焦如沤，下焦如渎，解决湿重的问题，要从三焦入手，上焦总有痰，就是上焦如雾的状态出了问题。小便不利，则是下焦如渎的功能出了问题。三焦不通利，人就肿。三焦为什么会不通利呢？就是三焦的少阳火出了问题。

所以不得不佩服张仲景，在解决三焦问题上的一系列方子妙不可言，比如解决上焦问题的苓桂术甘汤和白通汤，解决中焦问题的理中汤和通脉汤，解决下焦问题的五苓散和真武汤，其中的桂枝、人参、干姜、生姜等都有兴阳的作用，少阳、心阳一动，全身通利。

而现代中医只要是认为湿重，就用一大堆祛湿药，这就是西医思路，不兴阳，湿气焉得去？如果不兴阳，越用祛湿药，人体湿气就越重，为什么呢？因为化这些药物，还得用阳气，如此阳气愈虚，湿气愈重。这就是明白医理的重要性。人参补五脏气虚，没有人参，祛湿就没有力气；桂枝通心阳，疏通腠理，没有桂枝，祛湿的道路就不开；而干姜是鼓荡中焦的力量，葱白是鼓荡上焦的力量。这些都是在气机上发挥作用。

《黄帝内经》说：如果一个医生"**不知年之所加，气之盛衰，虚实之所起，不可以为工矣**"！这句"不知"带三个宾语，即如果医生不知一年之六气加临，也就是主气客气之变化；再不知六气的盛衰变化；再不知六气盛衰在人体上的虚实反应，就做不了一个好医生。

"工"在古代就是巫，巫在古代也写成"二工"，二工是什么？就是伏羲女娲交尾图，一手持规，一手持矩，规和矩，就是上古最大的两个秘密武器。一个可以画圆，一个可以画方，没有规矩不成方圆，掌握了这两者，就可以上知天文，下知地理，中悉人事，无所不知。而规矩体现的就是天道和地道，人只有顺遂天道、地道，才有所谓的成功。

懂得天地气机后，看病也会出人意表，也就是说，可以借天机，老天给力时，万事才会真的顺遂。比如，秋天治疗肝病就比较麻烦，因为金克木，肝的生机就起不来。再者，2021年最大的问题是肾的问题，这一年上半年是太阴湿土司天，土克水，病在肾。下半年为太阳寒水在泉，水克火，病也显在肾与心。所以这一年要看诊肾病患者，就难有起色。而转过这一年，肾病患者也许就不会在这么艰难的环境下了，病也就好治了。所以说，病好治时，你只不过占了老天的便宜，所以我从来都告诫自己：医生治好病，不能太居功自傲，别老觉得都是自己的功劳，其实还有老天帮忙。医术再高，天之气不好了，这病也难治，谁的力量大？当然是天的力量大，谢天谢地、感天谢地，才是一个做人的基本态度。

三焦里证还有三个症状："汗出，目锐眦痛，颊痛。"此处的"汗出"是三焦对水道控制失利产生的，多汗、大汗，必亡阳。目锐眦痛和颊痛，只要是"痛"，就是经脉不通，比如角膜炎、神经性萎缩、三叉神经痛、面神经麻痹等，都从三焦经和胆经治。

人间的水都往下流，可身体里的水一定是温熏向上的。当心阳不振、少阳胆不生发、三焦不通利时，肾水就只好下流了。积于下部，胆和心，肾和三焦之间没有正常的交流时，就会肿胀。即胆气升不上来，心火就升不上来；三焦不通利，肾水要么下流、要么上泛。

尿内出现蛋白称为蛋白尿，也即尿蛋白。蛋白尿是肾病的常见表现，全身性疾病亦可出现蛋白尿，比如水肿、高血压、糖尿病、过敏性紫癜、痛风，也可见于损伤肾脏药物的使用等。遇到此症，人们就很恐慌。从中医看，肾主藏精，肾和膀胱相表里，精藏不住了，就从膀胱走，就会有蛋白尿。怎么治？要想让水不泛滥，要想让腿不肿、没有蛋白尿，从土克水治，也就是从脾胃治。

"耳后肩臑肘臂外皆痛，小指次指不用。"耳后、肩、臑、肘、臂外这些都是三焦经经脉循行处，痛就是三焦气化无力或经脉堵塞，针刺和按揉本经经脉，都管用。最后是"小指次指不用"，小指次指，是无名指，无名指不灵活，就是三焦气脉不通。

第十二章
胆经经脉循行及病证

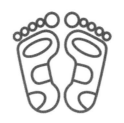

胆者，中正之官

先讲关于胆的几个概念。

（1）**胆者，中正之官，决断出焉**。先说中正之官，人之趋吉避凶靠的就是胆气。唯有守中正，人才能趋吉避凶。肝主仁，仁者有不忍之心，就会心软。胆深知肝的仁厚，也深知肝的软弱和犹豫，于是会帮肝处理人性的弱点，用"中正"帮肝决断。再者，仁者必有勇，勇则来于胆，所以胆，是连肝之府也。《类经·藏象类》说："**胆附于肝，相为表里，肝气虽强，非胆不断，肝胆相济，勇敢乃成**。"因此，胆气壮实，能决断，人的行为就果敢而正确。胆气虚馁，虽想得多、善谋虑，而不能决断，事终难成。

胆内贮藏的胆汁，是一种精纯、清净、味苦而呈黄绿色的精汁。所以《灵枢·本脏》说：胆是"**中精之腑**"。胆贮藏、排泄胆汁，又与小肠的消化吸收功能有关，参与六腑"传化物"的功能。但胆不容纳水谷、传化浊物，与其他腑又不同，所以，胆又属奇恒之腑。《素问·奇病论》又说："**肝者，中之将也，取决于胆，咽为之使。此人者，数谋虑不决，故胆虚气上溢而口为之苦**。"这就是人会口苦的原因。

（2）少阳为枢。足少阳胆经循行于人体头、身侧面，如同掌管门户开合的转轴，为人体气机升降出入之枢纽，能够调节各脏腑功能，为十二经脉系统中非常重要的部分。足少阳胆经枢机不利、开合失司，可致多种病变：偏头痛、胁痛、腿侧部疼痛等。

（3）心与胆通。心藏神，神之主在心；胆主决断，某些神志活动又决于胆。在神志方面，二者相辅相成，相互为用。临床上，如有胆病，胆气就会上扰心神而出现心悸不宁、惊恐畏惧、嗜睡或不眠等症。如《灵枢·邪气脏腑病形》说："**胆病者，善太息，口苦，呕宿汁，心下澹澹，恐人将捕之**。"因此，临证时，心病怔忡，可从胆治；胆病战栗、癫狂，尤当治心。

有一个老朋友，一次心脏病突发，安了四个支架，认识我以后，只要不舒服就服用一些中药，这么多年心脏病再也没犯过。前几天他跟我说，现在胆囊的问题也没事儿了，先是大结石，后来全部泥沙化，现在一查全都没有了。不要说中医治心脏就只是治心脏，中医始终把人看作一个整体，治疗心脏的同时，也在治疗肝胆，也在治疗脾肺，所以他的胆囊疾患才会被治愈。服药，可以不断温化这些结石，使之泥沙化，最后再把泥沙化掉，如此而已。这也是心与胆通的一个实例。

（4）十一脏取决于胆。《素问·六节藏象论》说："**凡十一藏，取决于胆也。**"即十二脏腑中，其余十一脏，皆取决于胆。

怎么理解"十一脏取决于胆"，我打个比方。如果把一辆车比作人体，原本五脏俱全，但若不点火，它就是不动的，而胆就相当于点火器，那一瞬间的决断，让其余十一脏都动了起来，并开始发挥自己的作用。发动机就好比心脏，动起来了，油箱就好比肾，也动起来了……由于这一瞬间的决断，生命开始了新的征程。但下一步要怎么走，还要靠胆的中正，不中正，就要走邪道，就会让生命面临新的危险，这就是胆的中正于生命的意义——启动生命，并引导生命走在正确的大道上。

凡十一脏取决于胆，就是心肝脾肺肾都要看胆的决断。用什么来决断呢？用中正。五脏六腑得病，有一个我们都忽略掉的根源，就是不守中正。不仅胆病跟不守中正有关，凡身体的病，可能都跟不守中正有关。

比如，此刻我们集体反省一下：我们是否撒过谎？其中，最为重要的是我们是否总是对自己撒谎？我们是否因为压力而言不由衷，甚至造谣生事？我们是否因为畏惧强权而不敢坚持正义，或见义勇为？我们是否虚伪地对待过朋友和亲人？人，不守中正的根源，在于自私和胆小，在于过度的自保，在很多时候，我们不敢讲真话，只有那个小男孩敢于说出皇帝没有穿衣服，而大人都在虚伪地欢呼。这就是生活的真相，也是我们得病的根源，即上天要惩罚我们的虚伪与自私，要惩罚我们的唯唯诺诺，要惩罚我们不敢直面人生，要让我们在痛苦和懊悔中痛不欲生。

这也是我们在儿童教育中的要点，不压抑他们的胆气。现在的孩子，尤其是由隔辈人带大的孩子，都气不壮、胆太虚，这跟老人的过度自保、过度依赖及所谓人生阅历是有关的。所以，培养孩子对正义的认知，是非常重要的，至少可以让孩子们气宇轩昂。

每天子时，也就是 23：00 至次日 1：00，是足少阳胆经当值，此时就像种子刚要发芽的时候，人身所有脏腑正气的生长和运化，都要依靠少阳胆经所生发出来的动力。如果子时不睡觉，第二天就会感到非常疲劳，白天睡觉的时间再长也补不回来，因为脏腑的运化功能已经受到了损伤。古人云"**阳方生而顿灭之，一度伤于百度**"就是这个道理。长此以往，就会患虚劳方面的疾病，养生者必须明白这个道理。

所谓虚实，只要虚，就是正气虚。只要实，就是邪气实，关键点在于主语。人生，什么情况下正气都不可以虚，正气内存，邪不可干，所以保持生命的正能量特别重要，我们要坚持用正气来支撑我们的生命。如何在一片戾气下保持清醒，如何在正气虚、邪气实的情形下安顿我们的生命，是一个严肃的话题，如何不损耗正气，如何祛除邪气，是我们学习的要点和努力的方向。

说说奇恒之腑

通过前面所讲的，我们现在都了解五脏和六腑了，而且知道了它们的对应关系。心对应小肠，肺对应大肠，肝对应胆，脾对应胃，肾对应膀胱，心包对应三焦。五脏为阴，六腑为阳，五脏与六腑的关系，就是阴阳配。而且它们之间的关系属于"先天夫妻"，所谓"先天夫妻"就是无条件的你爱我，我成就你的关系，比如心与小肠相表里——心精每每大耗，小肠则吸收最好之营养无私供给心脏。若小肠缺营养，就帮助不了心，就会出现心气内洞、心血空泛的问题。而肝和胆相表里，肝主仁、柔，难免寡断，胆以"中正之气"助其决断。明白这些，就可以明白阴阳深刻的相知与互补。敢情所谓的灵魂之爱，也是生命的一种表现，无条件地爱对方、成就对方，是五脏六腑的一种本能！

而所谓"后天夫妻"，就好比肝与肺的关系。肝为木母，肺为金公，虽说五脏为阴，但它们也能分出母和公这种阴阳特性。金克木，木反侮金，就像现实生活里的夫妻，就是你克我、我克你的关系，要么肺金克肝木，要么肝木反侮肺金——打个比方，如果说肺金是丈夫，肝木是妻子，肺金克肝木，就是丈夫总管束着妻子；肝木反侮肺金，就像妻子总轻慢挖苦丈夫，这样，家庭就会出问题，生命就会出问题。这种相爱相杀，就是俗语说的：不是冤家不聚头。

此处有一个新的概念：奇恒之腑。即，《黄帝内经》除了六腑概念外，又指出"奇恒之腑"的概念。

岐伯对曰：脑、髓、骨、脉、胆、女子胞，此六者，地气之所生也，皆藏于阴而象于地，故藏而不泻，名曰奇恒之府。

岐伯说：脑、髓、骨、脉、胆、女子胞，这六种是秉承地气而生的，都能像大地包藏万物那样贮藏阴精，所以它们的作用是藏而不泻，叫作奇恒之腑。

在这里，新概念 "奇恒之腑"，奇有两个含义，一是单数，二是奇特。恒，是指恒常。奇恒之腑肯定不同于六腑，表现在哪里呢？首先，六腑为阳，泻而不藏。而脑、髓、骨、脉、胆、女子胞这六种事物虽然定名为腑，却应象于阴，应象于地，都具有"藏而不泻"的特性。藏而不泻，是说它们是一类相对密闭的人体组织，不与水谷直接接触，即似腑非腑；同时具有类似于五脏贮藏精气的作用，即似脏非脏，所以，它们"奇"；并且永远保持着自己的特异状态，故"恒"。

奇恒之腑，除胆属六腑外，都没有和五脏有表里配属关系，但有的与奇经八脉相联系。它们形态多中空而似腑，功能又多能贮藏精气而似藏。比如女子胞，子宫是不是空的？是空的。虽然空，却又能够孕育孩子，又能够藏生命之精华，所以又是实的，它永远具备着奇特的、既不是纯阴又不是纯阳的意象，所以它们才称奇恒。

再说脑，督脉通脑，《灵枢·海论》说：脑为髓之海。脑一定藏髓，髓也一定是阴精；可是脑又是诸阳之会，所以，脑既有藏"阴精"的特性，又有腑阳的特性。这就是大脑的"奇"与"恒"的地方。

过去有摸骨术，首先是摸头骨。头上两边的两个角叫"大青龙角"，额头上的两个角叫"小青龙角"，之所以以"青龙"命名，就是指头部有生发之性。额头小青龙角大的人，额颅就长得开，前庭就饱满，古人就认为此人少年运势好、早慧。西方人也认为脑袋的形状与人的思维力、运动能力或语言能力等有关，哪里饱满，说明哪个区域代表的功能发达，而所有的罗汉脑袋都长得

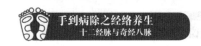
七扭八歪，所以他们都是有独特才能的人。

而阿尔茨海默病肯定是脑病，因为患者的语言能力、思维能力、运动能力等都出现下降。明白了"脑"的功能，就知道它藏精的能力和阳气化万物的能力都出了问题，也就是阴阳俱虚。

岐伯怕我们不明白"奇恒之腑"的含义，接着指出了一个"传化之腑"的概念，这两个概念，是我们理解中医脏腑学说的关键。

夫胃、大肠、小肠、三焦、膀胱，此五者，天气之所生也，其气象天，故泻而不藏，此受五藏浊气，名曰传化之府，此不能久留，输泻者也。

《黄帝内经》指出：胃、大肠、小肠、三焦、膀胱，这五者是禀承天气所生的，它们的作用，像天一样健运周转，所以是泻而不藏的，它们受纳五脏的浊气，所以称为传化之腑。这是因为浊气不能久停其间，而必须及时转输和排泄的缘故。

所谓天气之所生也，就是阳气所生，天指的是阳。"其气象天，故泻而不藏"，胃、大肠、小肠、三焦、膀胱，这五个都要及时地排空。我们生命有没有力量的表现，就取决于这五个腑能不能及时排空。

胃排空了，肠就实了。小肠把营养都吸收走了，大肠把垃圾都吸收走了。胃排空了，人就饿，于是就吃，然后继续往下走、往外排，如若不排，滞留在胃就是胃胀；滞留在大小肠，就是腹胀。腹胀就是"泻而不藏"出了问题，不知道泻了。所以六腑以通为用，我们生命最重要的功能就是六腑要常通。此五腑"受五藏浊气"，既然是浊气，就一定要排空。所以这五个专门叫作"传化之腑"。这里面有两个概念，一个"传"，一个"化"。传，是传递；化，是变化，这是五腑的两个功能，传要好，化也要好，身体才能好。身体好，不单纯是五脏收了精，身体好还有一个指征，就是六腑的传化功能好，传化好的一个看得见的标志，就是大小便，大便要成形完整、软硬适度。如果你吃什么拉什么，就是没"化"。而老年人尿失禁、尿淋漓，就是膀胱气化出了问题，就会出现水肿等。我曾经说过，我们的生命所做的一切努力，都是把粗糙变成精华，生命的可贵之处就在于此。所以什么叫人生失败，人生成功就是把粗糙变成精华，人生失败就是把精华变成粗糙。

不知大家发现没有，"传化之腑"里，少了胆，因为胆放到"奇恒"去了。所以，胆，又是六腑里最奇异的一个。

胆经经脉循行

胆足少阳之脉，起于目锐眦，上抵头角，下耳后，循颈行手少阳之前，至肩上，却交出手少阳之后，入缺盆。其支者，从耳后入耳中，出走耳前，至目锐眦后；其支者，别锐眦，下大迎，合于手少阳，抵于𬱟，下加颊车，下颈合缺盆，以下胸中，贯膈，络肝属胆，循胁里，出气街，绕毛际，横入髀厌中；其直者，从缺盆下腋，循胸过季胁，下合髀厌中，以下循髀阳，出膝外廉，下外辅骨之前，直下抵绝骨之端，下出外踝之前，循足跗上，入小指次指之间；其支者，别跗上，入大指之间，循大指歧骨内出其端，还贯爪甲，出三毛（见图 11 胆经经脉图）。

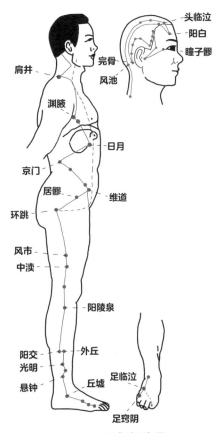

图 11　胆经经脉图

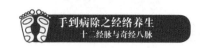
胆足少阳之脉　首先定位，在足；定性，是少阳。少阳为阳之动能，没有这个动能生命无法启动生命。

起于目锐眦　三焦经终止于"**目锐眦**"，在这里与胆经相接。目锐眦就是外眼角，目内眦就是内眼角。内眼角主阖，外眼角主开。闭目首先是内眼角先合，然后是外眼角。张开就是张开外眼角。有人说：应该是一起开合啊？是，但你要从感觉上细细体会。经络，不在图上也不在纸上，在身上，在生命深处。

经脉一定是对称的，所以身体上只要有对称的斑点、疼痛，都属于经脉病。胆经两边起于目锐眦，上抵头角。头角，就是前额两边的小青龙角，百会穴两边的是大青龙角。大、小青龙特别鼓的人，性格倔强。

下耳后，循颈行手少阳之前　耳后区域属于胆，然后到颈部，下行至耳后风池穴。**风池穴**，既是足少阳胆经穴，又是足少阳胆经和阳跷脉、阳维脉的交会穴。主治：头痛、眩晕、颈项强痛、目赤痛、目泪出、鼻渊、鼻衄、耳聋、气闭、中风、口眼歪斜、疟疾等，尤其是感冒初起，按揉此穴，酸爽。总之，颈部这里不能堵，一堵，轻者出现偏头痛，重者出现阿尔茨海默病，所以要经常用砭石刮一刮。

"**循颈行手少阳之前**。"手少阳是哪条经呢？三焦经。

至肩上，却交出手少阳之后，入缺盆　肩上有第一强生穴——**肩井穴**，位于大椎与肩峰端连线的中点上，前直对乳中，属于胆经，主治肩背痹痛、上肢不遂、颈项强痛等肩颈上肢部病证及乳腺炎等。这里通常会很硬，所以，捶背的起始点是先捶肩井穴。然后胆经左右交会于大椎穴，却交出手少阳三焦经之后，前行入缺盆。

所有的五脏经脉都走腋下和膈肌，所以按摩腋下就相当于按摩五脏。此处有阳经最重要的一个特点，即所有的阳经全都入缺盆，比如胃经"**循喉咙，入缺盆**"；小肠经"**从缺盆循颈上颊**"，三焦经"**入缺盆，布膻中**"；大肠经"**下入缺盆络肺**"，所以缺盆是六腑的眼，是人体之死穴，因为缺盆直接通五脏。所以缺盆的养护方法就是一条，用劳宫穴捂住缺盆，后面中指压的正好就是肩井，慢慢按揉就行了。古代人睡觉时一般选择右侧卧位，用右手劳宫护住缺盆。

其支者，从耳后入耳中，出走耳前，至目锐眦后　胆经的支脉，从耳后入耳中，出走耳前。这句话太重要了，耳朵的病，跟胆经密切相关。现在耳聋、耳鸣都从肾治，就是没看见这句话，因为真正入耳中的是胆经。这也是凡遇到耳聋、耳鸣的患者，我都会先问有没有着凉感冒。现在大量的年轻人耳聋、耳鸣，跟受寒、喝大量冷饮和心急上火有关。

耳前还有个**听会穴**，主治耳鸣、耳聋、聤耳流脓、齿痛、下颌脱臼、口眼歪斜、面痛、头痛等。我在前面的章节讲过心与胆通，心开窍于两耳，这个心窍就在耳朵里面。

再者，少阳主管清道，哪些是清道呢？耳朵、鼻孔、眼睛，这些都属于清道。就肝胆而言，浊道归肝，血归肝；清道归少阳胆。同时，肝胆又是夫妻。比如耳鸣，蝉鸣为虚证，轰隆鸣为实证，虽然是清道出了问题，但虚证蝉鸣是肝血不足；轰隆鸣则属于实证，是胆气上壅。

因为生活品质的日渐衰落，大家的心情也会日渐沉郁，心情不好，耳力就会下降。我们和天地自然交通靠的就是窍啊。眼窍朦胧，耳窍轰隆，都会让我们更加无奈。佛经里讲眼耳鼻舌身意，《黄帝内经》讲七窍五神，就是在讲我们和世界的沟通，沟通无力的时候，就不能领悟天地万物，也不能享受天地万物。如果天气阴蒙，人的上窍就不明；地气衰败，人的二阴就开始生病，比如说男人前列腺疾患猛增，女人的子宫疾患也多。

《灵枢·邪气藏府病形》说：**"十二经脉，三百六十五络，其血气皆上于面，而走空窍。其精阳气上走于目而为睛，其别气走于耳而为听，其宗气上出于鼻而为臭，其浊气出于胃，走唇舌而为味。"**这，是经脉与五窍的关联。

脸上最突出的是五官窍。这都是散阳气的地方，所以咱们得重点讲一下。

小拓展

有一种保养耳朵的方法叫是心肾相通法。两手中指属于心包经，先把指甲朝前插到耳朵里，然后慢慢地旋转至手指指腹朝前，此时手指在里面轻轻地按揉，如果感觉有黏着感，则表明湿气很重，按完以后，猛地拔出，耳朵会顿觉轻松。

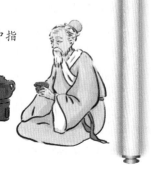

什么叫窍？五脏为阴，为实，五脏都是实的，心脏也是实的，肺也是实的，实的东西一定要有窍。六腑为阳，则自身就是窍。五脏窍开在脸上，有两耳、两鼻孔、两眼，加一张嘴巴，是七窍，下面两窍，所以人共有九窍，此九窍与天地之气交通，形成命局，可见九窍与人生关系重大，需要很好地护佑才是。耳聋、耳鸣为心病；鼻子不通为肺病；两眼不明为肝病；嘴巴舌头不利索为脾病；前后阴出问题了为肾病。而这些部位及其功能，直接影响着我们修道的途径，所以佛教又称"眼耳鼻舌身意"为六根，眼是视根，耳是听根，鼻是嗅根，舌是味根，身是触根，意是念虑之根。草木有根，能生枝杈；人有根，则生六识。人心若想纯粹、干净，首先得六根清净。

再比如，对于鼻出血，西医只知出血是因为鼻内有破的地方，对策就是用各种方法止血，但有时止不住，可能还会出现心绞痛。中医认为鼻大出血是脾和膀胱的毛病，脾不统血，则血妄行，而膀胱通五口，用调理脾脏和膀胱的中药，血很快就可以止住。

五脏各有官窍。"窍"，穴也、空也（《说文·穴部》）。"巧"，又有机巧、灵巧之意。五脏有官窍，是造化的机巧与智慧。五脏为阴，阴要没有官窍，就僵死了。反过来，五官窍也决定着五脏的生死。

《黄帝内经》说：**清阳出上窍，浊阴出下窍**。清阳之气，全在上面五官窍运化，同样，五官窍走的气，也是清阳之气。五官窍，是五脏的窍，五官窍清爽、均衡，实际上也是五脏的反应。五官窍不通利，就是五脏的瘀阻，比如眼干，是肝病。嘴巴干，是脾不好。耳鸣、耳聋，是心出了问题等。"清涕者，脑冷肺寒所致，宜乌、附、干姜之属"。可见阳虚是过敏性鼻炎的病因之一，即流清鼻涕，是肺寒。为什么说流脓涕时就是快好了？因为人体自保功能启动了，启动了什么？启动了热，来赶这个寒，虽说寒极生热，但本质还是寒。这时可吃一些温热的药，帮一下这驱寒的热，鼻子可能一下子就通了，这时若用金银花等寒凉剂，就会反复发作，久治不愈。

"浊阴出下窍"，这里的浊阴指人体的代谢物，下窍、下焦走的是浊阴之气。下窍，指肾走前、后二阴，所以看浊阴之气在于看小便、大便。

人，为什么会阳虚呢？《素问·阴阳应象大论》说：阴味出下窍，阳气出上窍。浊阴都是从下窍走，比如大小便。阳气出上窍，这句话让人"开大窍"，看懂了这句话，我们就会明白为什么一辈子阳气伤得那么厉害。大便，正常人一天三次算多的了，小便，也是有数的。但上窍，一天当中，除非睡觉了，分分钟在耗散着我们，哪怕闭着眼睛，我们还是在想事，只要在想事，就耗散着阳气。看手机、看微信，耗眼窍；说话，耗口窍；听别人说话，耗耳窍；一紧张、一焦虑，就呼吸急促，耗鼻窍；脑子总想事，耗脑窍……总之，这些都是在耗散阳气，而且阳气比阴气要耗散得多得多！

凡是窍，一定是管出入的，清窍，走清气；浊窍，走浊气。所以，养"窍"很重要。

关于耳聋、耳鸣，耳与脏腑的生理病理联系及其治法，我在《伤寒论》讲解中有专章，大家可以去看。总之，治耳朵的病，我的治病原则是：岁数大的按心肾治，岁数小的按少阳胆和三焦治。为什么？因为少阳最怕受寒，所谓受寒，既指感受外邪，又指生大气，受寒必跟里虚有关，所以只扎针是不管用的，吃药比扎针更快。

带状疱疹有良方

咱们接着讲胆经循行。

其支者，别锐眦，下大迎，合于手少阳　胆经的支脉离开目锐眦，下行至大迎。大迎穴属足阳明胃经，在面部，下颌角前方咬肌附着部前缘，在此合于手少阳三焦经。

抵于頄　頄，就是眼袋。胆经走眼袋，三焦经也走眼袋，胆气足，三焦水湿疏布通利，人就没有眼袋。有眼袋，就是阳气不足。这里不需要很多的阳气，但需要少阳之气。按摩眼袋的秘密在于按摩目锐眦，即胆经的起始点。

下加颊车　颊车穴出足阳明胃经，在面颊部，下颌角前上方，咀嚼时肌肉隆起时出现的凹陷处。主治牙痛、面神经麻痹、腮腺炎、下颌关节炎。车，在此比喻人的牙齿，牙齿咬合的地方叫颊车。曾经见过两个患者的颊车合不上，总是脱臼的状态。我问他们，生活中有多大的恨啊，让你恨得咬牙切齿的？恨，真的很可怕，要么恨得牙痒痒，恨到无以复加时，要么颊车打不开，要么合不上。把心结打开，心里的恨宣泄出来后，这个地方就好了。

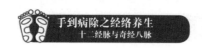
下颈合缺盆，以下胸中，贯膈，络肝属胆　指从颊车向下循行至颈，合于缺盆，再下行胸中，贯膈、络肝、属胆。这就叫肝胆相照，肝胆相和。

循胁里，出气街，绕毛际，横入髀厌中　循胁里向下走行，所以胆经病的一个特点，就是两胁胀满。下出气街，气街，为胃经经穴，在大腿根正中线上，腹股沟动脉搏动处，主治腹痛、阳痿、疝气、月经不调等。气街在西医属于淋巴系统，又是免疫系统。所谓"街"，有四通八达之意，所以，气街以肝、脾、肾及六腑为中心，脏腑气血通过气街而直达于外，灌注于诸经；诸经气血也可借气街直达于内，以养脏腑。而胆经、胃经、任脉、冲脉等都要通过气街，所以拍打气街，可以去除腹部脂肪，可以防治前列腺，可以治疗妇科病。

绕毛际，横入髀厌中。胆经至此走阴毛系统，然后横入髀厌中，髀厌就是髋关节。所以股骨头坏死不仅与肾精绝有关，也与少阳之气不生发有关。这附近还有一个**环跳穴**，又称髀枢、环谷、枢中等，主治腰、胯疼痛，半身不遂，下肢痿痹，遍身风疹，挫闪腰痛，膝、踝肿痛不能转侧，脚气等，尤其对坐骨神经痛患者有良效。

现在大家都知道非典型肺炎重用激素的后遗症就是股骨头坏死，新型冠状病毒肺炎用药后的后遗症可能更多。在疫情中，中国人的幸运在于不仅有西医，更有中医。福报，从来不会自天而降，而是要我们以虔敬的心领受祖宗先贤的恩典。

其直者，从缺盆下腋，循胸过季胁　即胆经有一条支脉，是从缺盆下到腋部，然后走人体胁部。所以，凡是胸胁胀满都跟少阳胆经被憋有关。在胁部的下端有一条很重要的经脉叫作带脉。人体的经脉大多是纵向的，唯有带脉是横向的，所以有约束纵向经脉的作用，带脉松弛，人的腹部就容易堆积脂肪，腰痛，生机不旺。而最重要的带脉病，就是带状疱疹，即被憋的胆火从腰两边发作。因为是生机被憋，所以特别疼，从两边起一点点地往中间走，就是"缠腰龙"了，因为涉及带脉，治疗不及时，还会导致死亡。西医的治疗是镇痛消炎，但没有解决带脉和肝胆的问题，所以不仅会复发，还有严重的后遗症。中医治疗，无非从肝胆入手，因为带脉主要循肝经，所以少阳证主方小柴胡汤就很有效，如果是太阳少阴的问题，就用麻黄附子细辛汤。而这两个方子，也都治带状疱疹引发的发热。一般来说，没经过西医治疗的，可直接用小柴胡，经过治疗的，只能用麻黄附子细辛汤了。

下合髀厌中，以下循髀阳，出膝外廉　胆经再往下走，入髋关节，然后循大腿外侧，出膝外缘。髋关节处有环跳穴，大腿外侧有风市穴，**风市穴**主治中风，半身不遂，下肢痿痹、麻木，遍身瘙痒，脚气。为什么阳经对我们身体这么重要？按摩六条阳经，可以从头到脚，全身都能按到，因为胆经，从外眼角到头上，然后向下，一直到小脚趾次指。

下外辅骨之前，直下抵绝骨之端　下走外辅骨之前方，有**阳陵泉**，在膝盖下方腓骨小头陵前下方凹陷处。阳陵泉穴是足少阳胆经之合穴，又是八会穴之筋会穴，即筋的问题都可以从此穴治。如果膝肿并麻木、冷痹等，可以灸阳陵泉10分钟。阳陵泉主治半身不遂，下肢痿痹、麻木，膝肿痛，脚气，落枕，胁肋痛，口苦，呕吐，黄疸，小儿惊风，破伤风。而且这个穴位对慢性胆囊炎、胆结石症也有疗效。其实，阳陵泉直下2寸，就是经外奇穴胆囊穴，胆囊问题急性发作时，可以针刺或艾灸此穴。也可以放血，家里可以备三棱针，但是首先要判断患者是否强壮。如果突然发现胆囊问题，可以在此处放血，把黑血挤出来就没事了，然后再拔罐。总之，有病啊，先不要轻易言手术，动手术之前，一定要广泛咨询。

直下抵绝骨之端。绝骨就是脚踝，这里指**悬钟穴**，但其实其上3寸才是悬钟穴。现代常用于治疗坐骨神经痛、脑血管病、高脂血症、高血压、颈椎病、小儿舞蹈病等。配天柱、后溪主治颈项强痛；配风池主治眩晕疾病、耳鸣；配丰隆主治高脂血症。

下出外踝之前，循足跗上，入小指次指之间　此处指足背，足背上走的全部是阳经，按理说，脚不应该冰凉，冰凉了，就是阳经经脉不通。出小趾次趾之间，小趾次趾，即第四趾。有的人受寒，足趾次趾会抽筋，所以每天晚上泡脚，就是让自己的阳经不要受损。足背上有一个重要的胆经穴位：**足临泣穴**，在足背外侧，第四趾、小趾跖骨夹缝中。临泣穴主治胆经头痛、腰痛、肌肉痉挛、眼疾、胆囊炎、中风、神经症、乳肿痛等。因为又属于胆经与带脉的合穴，所以非常重要。

最后是胆经的井穴：**足窍阴**。在足第四趾末节外侧，距趾甲角0.1寸，是胆经井穴，该穴位对五脏阴窍之病，即头部耳目口舌鼻诸窍之病，都有调摄之功，因此叫作足窍阴。足窍阴刺络放血具有上病下取、引邪下行、平降逆气之功，可疏通少阳壅滞之气血，则头痛、目赤、耳聋、耳鸣、喉痹可有缓解作用。放血疗法：取双侧足窍阴，消毒后用三棱针在穴位局部速刺放血，挤出鲜

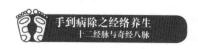
血数滴，再用干棉球按压片刻，每日1次，3日为1疗程。

其支者，别跗上，入大指之间，循大指歧骨内出其端，还贯爪甲，出三毛　胆经另有一支，在足背上入大趾之间，循大趾歧骨，也就是大趾与次趾相交处的骨缝。胆主骨所生病，所以歧骨畸形就是胆病。向上走至大趾上的大敦穴与足厥阴肝经相接。到大敦穴之前，大趾上有一毛丛，叫三毛。由此，胆经与肝经相连。

胆，主骨所生病

● 经证

是动则病，口苦，善太息，心胁痛不能转侧，甚则面微有尘，体无膏泽，足外反热，是为阳厥。

第一，口苦，善太息。

口苦，是胆汁上逆，胆经走膈肌，所以一旦少阳气不足，升不起来，人就喜欢叹气，或长舒一口气。有的患者讲小柴胡汤证，说："每天口苦、咽干、头晕，还不愿意吃饭"，这不正是"口苦、咽干、目眩、默默不欲饮食"的小柴胡汤证吗？直接服用几付小柴胡汤即可。所以只要把中医经典记得滚瓜烂熟，很多病直接用伤寒方就好。做医生，有时候还真得耐心听病人口述病史，才能抓出他的主症。但也要会听，会及时适当地打断他，要不然他真滔滔不绝，从记事时开始说起。

第二，**心胁痛不能转侧。**

这种患者我真见过，躺床上就不能转身了，这是心脏问题在胆经上的表现，小柴胡汤、白通汤都有效。

第三，**甚则面微有尘，体无膏泽。**

面微有尘就是脸看上去很脏，好像洗不干净一样，身体肌肤也不润泽。其实就是胆的阳气生发不出来，输布不了全身。

第四，**足外反热，是为阳厥**。胆经走足背和脚外侧，当脚部出现不正常的热时，是阳气被憋的象。

●里证

是主骨所生病者，头痛，颔痛，目锐眦痛，缺盆中肿痛，腋下肿，马刀侠瘿，汗出振寒，疟，胸、胁、肋、髀、膝外至胫、绝骨外髁前及诸节皆痛，小指次指不用。

前面讲五脏时：肺，是主肺所生病者；脾，是主脾所生病者；心，是主心所生病者；肾，是主肾所生病者；肝，是主肝所生病者，即五脏里证都与本脏相关。而到了腑，则六腑各有其所指：胆，是主骨所生病者；大肠，是主津液所生病者；胃，是主血所生病者；小肠，是主液所生病者；膀胱，是主筋所生病者；三焦，是主气所生病者。

"**是主骨所生病者。**"胆主骨所生病，即身体上只要骨头出问题，要从胆病看。先前我们只是知道肾主骨，其实骨头有骨有髓，骨头坚硬不坚硬，要看肾精足不足；而骨髓能否生发，则要看胆。更何况胆经"**横入髀厌中**"，即走入髋关节、股骨头，还走胁肋，这些地方都是骨头，所以多有骨病、骨转移等，因此，我们都要多关注胆的功能。股骨头坏死，骨头坏烂，骨头酸痛，都要从胆、肾治。

"**头痛、颔痛，目锐眦痛。**"因为胆经起于目锐眦，上头角，下加颊车，所以会导致偏头痛，脸侧下颔肿痛，外眼角溃烂疼痛等。

"**缺盆中肿痛，腋下肿，马刀侠瘿。**"马刀侠瘿是什么？是指颈、项、腋、胁所生疮名，属瘰疬之类，常成串而出，质坚硬，其形长者称为马刀，或生于耳下、颈项，从缺盆沿至腋下，或生肩上而下行。古代人戴帽子，那些生在颈部系帽缨之处的，称为"侠瘿"。现在一般叫作淋巴结结核和颈淋巴结炎。这些生在人体侧面、循胆经走的疾病，都要从胆治疗。关于少阳胆经病的治疗，《伤寒论》里有大、小柴胡汤，只要是侧面实性疼痛，不管上腹还是下腹，还是马刀侠瘿等，这两个方子都可以用。同时还可以治疗急性胆囊炎、急

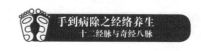
性阑尾炎、急性痢疾。

"**汗出振寒，疟。**"又出汗又哆嗦，半热半寒，这就是少阳之半表半里、寒热往来证，该病又叫疟疾。疟疾，就是一会儿冷，一会儿热。可以用小柴胡汤。

"**胸、胁、肋、髀、膝外至胫、绝骨外髁前及诸节皆痛。**"这句解释了为什么胆主骨所生病。我们身体大关节只要痛，都是胆的问题。人体大关节有两腕（俗称手腕）、两肘、两肩、两胯、两膝、两踝（俗称脚腕）。此十二节对应的是十二月，按摩的时候一定要先把这十二节松开，全身的病才有去处。睡不着觉呢，先转转脚腕、手腕，转脚腕气就往下走，人上面就空了，不瞎想事情，人就能睡着。转脚腕相当于拉筋通络，人老腿先老，动不动就脚肿腿肿，所以要转脚腕、转膝盖、转胯骨，阳气才能动起来，否则的话，阴邪本性下行，就会堆在人体下部。孩子若没有定力，每天给他转转脚腕也能让他的气沉下来。

胆经里证的最后一句是：**小指次指不用。**此"指"当为足趾的"趾"，胆经的井穴就在小趾次趾，小趾次趾麻木不仁，就是胆经病。

总结一下：胆经是人体侧面最长的经脉，经脉共 44 穴，左右合 88 穴。其中最重要的穴位有风池、肩井、日月、带脉、环跳、风市、阳陵泉、足临泣、足窍阴等。经脉阻塞，会导致偏头痛、颔痛、目痛、腋下肿、瘰疬，沿胸胁、肋、髋、膝外侧、小腿外侧等经脉所过部位的疼痛等。养生宜敲打胆经，振奋阳气。

怎么敲打胆经呢？有人只是从腿部开始，学了经脉后，就知道胆经起于目锐眦，止于小趾次趾，所以敲打胆经要从目锐眦开始，两边一起轻轻敲打，千万不要忘了敲打两胁，再敲敲带脉，到带脉这里，还可以抓住腰的两边，拉一下筋，可以减肥或减少腹部脂肪。然后一路向下，风市等穴位藏寒凉最多，可以大力敲打，敲打出痧后，腿会轻松很多。

说说意志力

胆主骨所生病，少阳气生发不起来，人还会出现脑供血不足，因为要靠胆之生发把肝血往头上带。我先前比喻：胆，好比点火器，十一脏都要靠少阳的生发之机，但启动点火器的又是谁呢？靠的是"神明"。车的真正主人是人，而不是车。人的神足，少阳才能启动，也才能让车子在正确的轨道上行驶。人老了，神不足，胆也小，车子就开不稳了。

既然"神明"是身体的主人，所以，我们要讲一下《黄帝内经》里面神奇的"五藏神"说。即心神为神，肝神为魂，肺神为魄，脾神为意，肾神为志。

五脏神到底存在不存在呢？为什么有的人一旦听说自己疑似癌症，生命就开始崩溃坍塌，其实，疾病信息直接摧毁的一定不是身体，而是五脏神明，先是惊，肝神乱；然后是恐，肾神乱，免疫力会快速降低；再由悲悯自己而心神大乱……这时，人基本就做不了自己的主了，身体也随之涣散。由此，大家一定要清楚，五脏神才是生命能量源泉和镇物，能够保持五脏神明的安稳，病再乱，也不至于变成坏病，也终是有救的。

平时，我们在形容一个人的精神风貌或能力时，不会说这人肝气足、肺气足等，而是经常说：这人有魄力，这人有意志力等，这些又是指什么呢？

记住，中医看人，有"精"的层面，比如身强力壮、臂力过人等；有"气"的层面，比如气宇轩昂、自在从容等；更有"神"的层面，比如气定神闲、定力非凡、大智若愚等。

人之成就到底跟什么有关呢？现在的说法是跟人的智商、情商有关。咱们从中医角度来看，肯定跟"精气神"有关，光有精，无气无神，就是莽汉。只有精气神俱足，才能想象力丰富、记忆力强大，意志力、定力等也都非凡，如此，才有成就。心血足、心神足，人就有思维的动力和能量；肝胆生发力强，人的想象力、创造性就强；脾意足，人思维的关联性和广度就丰富；肾主收纳收藏，肾志足，人就有定力。这就是《黄帝内经》赋予我们重新领会一些词汇的生命意义。

在《灵枢·本神》里有对"五藏神"的具体解释："**两精相搏谓之神，随神往来者谓之魂，并精而出入者谓之魄，所以任物者谓之心，心有所忆谓之意，意之所存谓之志……**"这段到底讲什么呢？我们总说魂魄、思虑、心意这些词，它们的真正含义又是什么呢？我们也总说"智慧"一词，可智慧到底是什么？可以说，这一段至关重要，因为它可以解释我们所有的疑惑。

什么叫"心"？"**所以任物者谓之心**"，心，不仅仅是良知，不仅仅是主观意识，这个主观认识还要有"任物"的能力，所谓"任物"，就是说它不是"物"，是"物"之外的神明。而"任物"，就是担当，就是"主明而

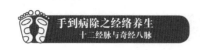

"下安"，就是威仪与尊严，没有尊严与明澈，是担不起人生的。而心所藏之"神"，是"两精相搏谓之神"。两精，指阴阳，心阴与心阳交通无力，人就神不足。神不足，人就会悲忧、抑郁；心气盛，神就旺，心神收不住的话，人会大笑不止或癫狂。

再说魂魄。十二经脉起于肺经，终于肝经，肺神为魄，魄不足，人不能出生；肝神为魂，魂不飞，则人不死。人死时，上面一口气，下面一个屁，就是魂魄分离。而所谓"魄力"，就是人本能的强大，魄力是天生的，能力是后天培养的，有能力的人不见得有魄力。

脾神为意，《黄帝内经》说"心有所忆谓之意"即心里有所记忆并进一步形成欲念的过程，叫作意。这个"意"跟记忆和联想有关。从小到大，我们记忆的东西太多了，但哪段记忆可以浮现，却要靠脾意的运化能力，我们不是什么都可以回忆起来的。有时候，一种味道的重新出现，可能会使我们想起少年的某一瞬间，这种超越时空的联想，就是"意"的能力。而关联性，也是创造力的一种体现。

凡是脾意强大的人，他的联想就丰富，就可以把事情做到艺术家的极致。艺术家的联想，可以是完全不相关的事物的超时空组合，而普通人的联想却要有因果，这恐怕就是普通人和艺术家的不同。艺术家的东西之所以昂贵，也在于他们的东西充满了创造力。而普通人的意念，只是一种因果相续，没有多少创造力。

什么叫"志"？**"意之所存谓之志"**，即欲念已经存留并决心贯彻的过程，叫作志。

意和志，有点像脾和肾的关系。意能够沉淀下来、收藏起来叫作"志"，肾志就为秘藏。所谓意志力，就是能够关联又能够坚持，有强大的关联就有强大的创造力，有意志力，就可以执行和变现，就可以成功。聪明，是见得多、听得多，世上没几个傻子，但见得多、听得多，没大用，没有自身根底的意志力，就没有成功。所以把这个弄明白了，我们就能明白培养孩子的意志力，比培养他学习好要重要得多。聪明、学习好，只是一种平常能力，而意志力坚定，才是成功的能力。

所以，意志力就是自身气血的坚持，能够把一件事坚持做下来，就叫意志力。比如讲《黄帝内经》，我若坚持讲10年，天天琢之磨之，再不懂也懂了。今年懂一点明年懂一点，后年更懂一点，坚持和韧性以及执行力，把思想落地的能力，就叫意志力。

所谓成功的人，不是没有焦虑，而是找到了最好的对付焦虑的防御机制。其中，意志力的强大和极度的自我至关重要。如果你没有这种极度的自我，你是建立不了自己的体系的，你只能辅佐他人。一个以解读经典为使命的人，没有一定的自我，也是没法坚定自己的信念的。也就是说，没有一定的自我，是做不成事的。所以我们对自我、对他人、对孩子，都要有这个认知，都要有一定的宽容。

如何磨砺意志力呢？从小尚武，可培养其意志坚韧；意志坚韧，才能成大器。且尚武也会增加人的抗压力。

所谓"傻"，有一种是真的脑髓不足，还有一种不是脑髓不足，而是肾藏精的能力过强，这种人不叫"傻"，而叫"愚"。大家都知道《愚公移山》的故事，精足，才有意志力来完成天下人认为不可能完成的事情。聪明人是什么？聪明人认为这事不可能就不干了，只有愚公没想过不可能，人问他说你怎么可能移走这座山？他说我有儿子，儿子死后还有孙子。精足，就会代代相传。学医也一样，特别聪明的，学到点东西就开始四处招摇了，未必最后能学成，反而傻傻憨憨像愚公的，不懂就问，天天不懂天天学，突然有一天就开悟了。

因此，人和人之间的差异就在神性上，人性都有共通点，都有些自私、贪婪、执着，但神性决定了你在多大程度上能化掉这些自私、贪婪和执着。所谓修，就是修五脏神明，也就是修"神性"的大与宽阔。

第十三章
肝经经脉循行及病证

肝经经脉循行

《灵枢·经脉》说：肝足厥阴之脉，起于大指丛毛之际，上循足跗上廉，去内踝一寸，上踝八寸，交出太阴之后，上腘内廉，循股阴入毛中，过阴器，抵少腹，挟胃属肝络胆，上贯膈，布胁肋，循喉咙之后，上入颃颡，连目系，上出额，与督脉会于巅；其支者，从目系下颊里，环唇内；其支者，复从肝别贯膈，上注肺（见图12肝经经脉图）。

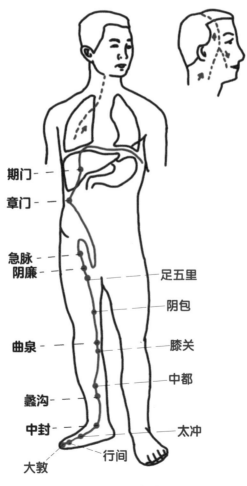

图12　肝经经脉图

肝足厥阴之脉　肝脉，从十二经脉顺序上讲，排在最后，但绝对是十二经脉中很重要的一条经脉，因为它事关生死。人出生，得肝精足，所以会握固而生；人死，魂飞魄散，撒手而去，也是肝的事情。

起于大指丛毛之际　足少阳胆经终止于"三毛"，在此，与足厥阴肝经相连。足厥阴肝经，**起于大指丛毛之际**，也就是我们大趾上面有一毛丛，叫三毛，从三毛稍稍上行，就是大敦穴。**大敦穴**是肝经的井穴，主治疝气、遗尿、崩漏、阴挺、闭经、癫痫。

大敦穴，在大趾末节靠第二趾一侧，甲根边缘约 2 mm 处。敦，厚也，其肉敦厚，穴处脉气聚结自薄至厚，有气血的生发特性，故而得名。此穴，是肝经之井穴，**"病在藏者取之井"**，就是说所有井穴都有开窍泄热醒神之效，故可治疗中风昏厥。可艾炷灸 3 ~ 5 壮，或艾条灸 5 ~ 10 分钟。小儿夜啼、哭闹、睡眠不安可以艾灸大敦和中冲，每天每穴位 5 分钟。

成人、孩子有入睡难，早上醒来神不清、气不爽，身体精神倦怠的毛病时，要想缓解焦躁情绪，让自己快速清醒，可以用大敦穴指压法。因为肝经从大敦穴开始，到生殖器、肝、脑、眼等一路走来，因此指压"大敦"，能使头脑清晰、眼睛明亮，有速效性。指压时强压大敦穴 7 ~ 8 秒，然后慢慢吐气，早上醒来，尤其要做，共做 10 次左右。

肝经，从大敦一直沿着大腿的内侧往上走，最后上头入巅顶，所以巅顶痛，属于肝血虚的问题。因此大敦穴可以治疗癫痫、嗜睡。此外，胆经也上头，膀胱经也上头，偏头痛属于胆病，后脑疼痛就属于膀胱经阳虚。

肝经的大敦穴为什么能主治生殖系统疾病呢？因为只有肝经"循股阴入毛中，过阴器（生殖系统）""厥阴者，肝脉也；肝者，筋之合也；筋者，聚于阴器"，所以生殖系统是"筋"系统。因此，针刺大敦穴可以治疗疝气、少腹痛；遗尿、癃闭、五淋、尿血等泌尿系病证；月经不调、崩漏、阴缩、阴中痛、阴挺等月经病及前阴病证。也就是说，但凡是生殖系统疾病，都要从肝经来治。其实，任督冲也走生殖系统，但这三者都属于先天，先天的问题，只有靠练功才能发挥作用。反过来说，练功练哪里呢？入手处，还是任督冲交会这里，比如盘腿静坐，把两条腿盘成一个锁，锁住生殖系统，而不让其下流。从这里积攒的能量上冲于脑，哲学家称之为"升华"，修炼家称之为"开智慧"。只不过这时给下盘专门又起了一个名号，叫"下丹田"。而后天的问题，只能从肝肾经脉入手，因为"肝肾同源"。

上循足跗上廉 也就是足背。这里有两个穴位值得关注，一是肝经的荥穴——**行间穴**，可以治目赤肿痛、青盲，因为"肝主目"；又可以治月经不调、痛经、崩漏、带下，因为肝主藏血。另一个就是肝经输穴、原穴——**太冲穴**，经常生气的人，按压太冲穴一定疼，太冲穴主治头痛、眩晕、目赤肿痛、口眼歪斜，以及胁痛、腹胀、呃逆、月经不调、疝气、遗尿及小儿惊风。

去内踝一寸，上踝八寸 这里指三阴交穴。六朝之前，一致认为"上踝八寸"为**三阴交**穴，六朝后，把此穴移至"内踝上三寸"。三阴交穴属于足太阴脾经，是足太阴脾经、足厥阴肝经、足少阴肾经的交会穴，相当于按揉三阴交是按了三条经脉。经常用手指按摩此穴，可增强男子性功能，延缓妇女衰老。现在认为此穴对治疗内分泌失调，防治现代文明病（高血压、糖尿病、冠心病等）效果显著。直刺 1～1.5 寸，孕妇禁针。

交出太阴之后，上腘内廉，循股阴入毛中 是说从三阴交往上，循股阴入毛中，就是到了阴毛处。很多人都知道推膀胱经的好处，但其实推大腿内侧也好处多多。除了站桩、劈叉和性生活，我们很少能活动到大腿内侧。如果常推大腿内侧，尤其是脾经（因为脾为中央之神，所以也是牵一发而动全身的），第一，小孩有可能不痛，大人会剧痛，所以小孩只需要爱抚，对小孩爱抚要比按摩有效得多；第二，能从疼痛中能产生快感；第三，绝对治病。因为它属于阴，后背是阳，阳的东西好动，而阴就不好动，阴又容易凝聚，所以，要有意识地去活动大腿内侧。

循股阴入毛中，过阴器，抵少腹 从此句即知：凡生殖系统的病，不管男女，全是肝经的事。比如说女性阴部瘙痒、阴肿、阴吹、子宫肌瘤等，男性遗精、阳痿、阴茎痛、前列腺疾病、小便不利、睾丸缩腹等，只要是生殖系统的病，全部是由肝经管。现在有一种方法治前列腺疾病，即用海盐炒热了以后热敷裤裆，自己两手拍打大腿根。有用吗？当然有用。大腿根这个地方，走冲脉，走任脉，走肝经，又走胃经，大腿根的正中间有一个穴叫"气街"，气街就是气的十字路口，所以一定要把此处捋顺，这是上下气交通的地方，上下气不交通，气街就会酸痛。

抵少腹，少腹就是"小肚子"，少腹是肚脐以下气海、关元这个区域。少腹既属于生殖系统，又是藏元气的地方，肝经跟任督冲是连在一起的，所以肝经才事关生死。而且事关卵巢和睾丸，所以也事关家族万代。

挟胃属肝络胆 挟胃，就是肝经从两边上来把胃挟住，这叫什么？这叫

"木克土"。挟胃，就是肝木克脾土，大怒伤肝，同时也伤胃，就是这个道理。所以你看中医写得多妙，可以说中医是中国古代的核心技术之一，而且这个核心技术还被古文保密了、加密了，光学汉语还拿不走，还得学古文。再不好好保护，就要失传了。

挟胃属肝，本来不就是肝吗？怎么还属肝？然后还络胆，这是什么意思呢？挟胃就是木克土，属肝，此处的肝不是指肝经，而是指肝脏，可见古人还是有解剖知识的，肝与胃相连，所以胃下垂在很大程度上也跟肝的生机不旺有关。

络胆，肝和胆是先天夫妻，就是肝胆相照。

上贯膈 指肝经和膈肌相连，人一生气或一口气憋住，肝气就会上逆，气机噎在膈肌，就会打嗝、呕吐。张仲景说：病在膈上一定会呕吐，病在膈下一定会腹泻。张仲景在治疗膈肌病证时会用到陷胸汤、栀子豉汤等，**"若膈上有寒饮，干呕者，不可吐也，当温之"**，这时会用到四逆汤。另外，还有一个"旋覆代赭石汤"。这个，大家可以去看我讲的《伤寒论》。

布胁肋 肝经遍布胸胁两肋，肝气不舒，则胸胁胀满。关于经脉，千万别理解成一条线。经，不是一条线，经是人体气的通路，如果人的气特别"壮"，这条经脉就宽大分明。经脉就像铁路网络，京广线人多，就是"精多气多"，这条"路"就特别丰富、旺盛，等到没人走这条"路"了，这条"路"就废了，就没有气血了。

锻炼胁肋的方法有八段锦之"调理脾胃须单举""五劳七伤往后瞧""攒拳怒目增气力"等。

循喉咙之后，上入颃颡 循喉咙之后，所以喉咙病跟肝经有关，如果说喉咙是一根"管子"，"管子"的后半部有病就是肝经的问题，而且肝经由此上入颃颡，颃颡，可以通过发这个音来体会，颃为颚上软骨，是直通鼻窍的地方，这个地方出问题了，人的嗓音就哑。大虚证一定伴有声音嘶败，不是嗓子哑，哑是一种状态，声音嘶败，是一种破败的声音。

其实，过敏性鼻炎应该也算作肝肺病。过敏性鼻炎为什么用麻黄附子细辛汤？实际上麻黄入肺经，宣皮毛；附子入肾经；细辛入肝经，入巅顶，走任督。只有细辛能够解决颃颡不通和打喷嚏的问题。如果病刚刚开始，此方一定好用。如果鼻炎已经很重、很久，此方就不管用了，因为体内已虚，得先培元固本。

连目系，上出额，与督脉会于巅　"连目系"就是肝开窍于目。"上出额"，额头变黑，要么是胃寒，要么是肝精不足，要么是肾水上泛。具体判别是：胃主要表现在印堂和眉棱骨区域，肝表现为两边大青龙角发青，肾水上泛就是整个前额，包括眼皮全黑，此时就要注意心脏和肾脏的问题了。长斑是另外一回事，长斑是瘀滞。望诊一定要望神，千万别老凝固在望色，虽然望色也是望诊的一部分，但望神，是这个人一瞬间带给你的感受，才是最重要的。

与督脉会于巅。所以巅顶痛，跟肝经有关，同时跟督脉有关。这个病特别难治，因为气易生，血难养。肝经是带气血上头的，肾精拽不住虚火，气往上冲得太快，人就头晕；血不足，人就空头痛。

血怎么才能养起来？胃是生气、生血之所，所以还得靠吃饭。现在女孩子一边减肥一边还想让月经好，怎么可能？这两个是矛盾的，养血必须得能吃，如吃得少，但化精的力量强也行。肥胖有两个原因：气虚，湿重。阳气虚，就不能化湿。什么耗气啊？思虑多耗气，说话多耗气，湿气重耗气，过度劳累耗气。

阳气足才能化万物，所以要养自己的阳气，养阳气怎么养？多晒太阳，做适量的、明原理的运动以及保证充足的睡眠。什么叫明原理？比如易筋经、八段锦等就是抻拉十二经脉和任督二脉，经脉通畅，身体运化就正常，好东西就能吸收。比如任脉的抻拉全靠昂脖，所以原地昂脖子跑步，就能减肥。

再比如艾灸，尤其是瘢痕灸中脘、关元，就会大量地排尿，而且尿液混浊有味，甚至里面好像有油似的，这也是在祛湿。刚开始灸，会口渴，等到灸时出现满口津液，有清凉回甘的感觉，就是灸通畅了，人就神清气爽。

肝经与督脉会于巅顶，巅顶痛的问题，一方面是后天，另一方面是先天。后天是肝经的问题，先天是督脉的问题，如果是督脉的问题，还得从肝经治，因为没有任何药可以入奇经八脉。要想治先天病，诀窍就在于练气功，因为只有气功能治先天病。但是反过来讲，如果气功没有遇到好老师，就可能走火入魔，而且还没人能救。所以练功也要谨慎。

其支者，从目系下颊里，环唇内　是说肝经的支脉从眼睛走到脸颊里面，环唇内走一圈。此处唇内不是嘴角，嘴角烂是脾经的问题，唇内是嘴唇里面的一圈，所以口腔溃疡是典型的肝血不足症。

口腔溃疡为什么难治？是因为很多人不知道这是肝经的问题。免疫力低

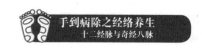
下的人通常会有口腔溃疡，据说艾滋病患者常年有口腔溃疡，其实就是因为免疫力低下，得从肝血治。而有些妇女经期后会出现口腔溃疡，就是肝血虚的问题。

关于口腔溃疡，可以去看我讲的《伤寒论》。严重的口腔溃疡，有口臭上泛、恶心、舌红苔黄腻、便干、溲短腥臭等症，多有七情损伤史，所以治疗这些病还要先打开其心结，心结打开后，还可以用甘草泻心汤。

其支者，复从肝别贯膈，上注肺　是说肝经另外一条经脉是从肝别贯膈，所以膈肌无力，也跟肝有关，而且会造成呕吐等症状。"上注肺"这句，就是金克木的根源。

前列腺疾病与疝气

●经证

《灵枢·经脉》讲：**是动则病，腰痛不可以俯仰，丈夫㿉疝，妇人少腹肿，甚则嗌干，面尘脱色。**这是肝经经证的表现。

"腰痛不可以俯仰"，是因为肝主筋，筋因为血虚而失去弹性，故而腰强直，且疼痛。这种腰痛其实也跟生气有关。这个时候要针刺或按揉太冲穴，太冲穴在大趾和二趾交界处，最好推到骨缝处，这个地方要常揉，尤其是爱生气的人，一定要常揉。

其实，人手上、脚上都有四缝穴，即手指骨、脚趾骨的交界处。四缝穴非常有用，因为气血薄，又都是经脉交会处，所以疼痛时会刺激全身经脉。孩子脾胃不好，不好好吃饭时，可以揉；孩子发热，可以针刺此处，手要快，小孩一哭，汗就出来了，热就退了。

"丈夫㿉疝，妇人少腹肿。"这句话说明，男科、女科都跟肝经有关。㿉就是衰颓，疝就是疝气。所谓颓疝，指多因情志不舒，加之外感寒邪，导致肝脾郁陷，瘀滞盘于少腹，结于阴囊，睾丸或左或右肿大坚硬、重坠胀痛，步履艰难。由于腹股沟疝气与泌尿生殖系统相邻，所以老年患者易出现尿频、尿急、夜尿增多等膀胱或前列腺疾病；小孩则可因疝气的挤压而影响睾丸的正常发育；而中青年患者则易导致性功能障碍，女性易导致不孕不育。

很多老年男性都有前列腺疾病或"癀疝"的毛病，现在治疗此症，多用手术。

先说前列腺的成因，我在《黄帝内经》精讲里讲过，得前列腺疾病一般有四个原因，第一个原因是忍精不泄，不泄精，就容易得前列腺肥大。再有，他认为只要忍精不泄，就不会伤害身体，但他不知道的是，欲念一动，精就动，把已经动了的精愣憋回去，已然是败精，久之，则化脓，成炎症，再遇郁闷寒邪就容易成癌。得前列腺疾病的第二个原因是久坐不运动，天天"葛优瘫"，当然有问题。第三个原因就是年老后，阳气虚，不能化精，气瘀、精瘀，就会得病。第四个原因，现在的男孩子破阳太早，则伤精气，所以有些人年纪轻轻就有前列腺的毛病了，而且越乱治，可能越糟糕。

在我看来，前列腺的毛病多在少阴、厥阴，所以把脉后确定在哪里后就可以了。刚开始服药，会有败精流出，然后禁欲加服药，很快会好，其间，还要有医生的精神抚慰，因为这种患者很难重建自信心。

下面说一下疝气病。现在最常见的是小肠疝气，小肠疝气是一种常见病和多发病，有先天和后天之分，西医认为，除了个别婴儿外，几乎不能自愈。

对于疝气病，《素问》的解释是任脉病，《素问·骨空论》说："**任脉为病，男子内结七疝，女子带下瘕聚。**"任脉有病的话，男性是得七种疝气病，女性是得带下病或子宫肌瘤等病。《灵枢》认为是肝经病，《灵枢·经脉篇》说："**肝足厥阴之脉，过阴器……丈夫癀疝，妇人少腹肿。**"少腹就是小肚子，少腹是肚脐以下气海、关元这个区域。所以男性疝气病和女性小肚子肿胀之病，都与肝经有关。

治疗疝气病，可以从肝经和任脉入手，究其原因，还是元气不足导致的中气下陷。中气泛指中焦脾胃之气和脾胃等脏腑对饮食的消化运输、升清降浊等生理功能。另，又指脾气，脾气主升，脾虚下陷可致脱肛、子宫脱垂等病证。对于这些症状，现在医生一般用补中益气汤，所谓补中益气，就是补脾和升提下陷的脾气。孩子先天脾胃弱，把中气补足了，这个问题就解决了。所以斡旋中焦以升肝阳和脾阳，不失为良策。

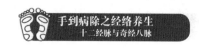
> 附：补中益气汤
>
> 此方源自李东垣的《脾胃论》。主治脾虚气陷证：饮食减少，体倦肢软，少气懒言，面色萎黄，大便稀溏，舌淡，脉虚以及脱肛，子宫脱垂，久泻久痢，崩漏等。
>
> 药物组成：黄芪15ｇ　党参12ｇ　白术、当归各10ｇ　陈皮、炙甘草各6ｇ　升麻6ｇ　柴胡12ｇ。后人又加上生姜9片，大枣6枚。
>
> 上药哎咀，都作一服。用水300ml，煎至150ml，去滓，空腹时稍热服。

方中黄芪味甘微温，入脾肺经，补中益气，升阳固表，故为君药。配伍人参、炙甘草、白术，补气健脾为臣药。当归用当归身，用来"和血脉"，协人参、黄芪补气养血；陈皮理气和胃，使诸药补而不滞，共为佐药。少量升麻、柴胡升阳举陷，协助君药以升提下陷之中气，共为佐使。炙甘草调和诸药为使药。

有些人说为什么用药后会无效？第一是药量的问题，药量需要医生辨证后确认才好。第二是服用方法，原方需要早晨空腹时稍热服。因为整个药方是以升为主的，最好对应天地的阳升阶段。其实，一服药有效无效，最重要的是医生的辨证与决断。

李东垣也论述了有一部分脉象是不可以使用补中益气汤的。比如脉弦不可用，当用小建中汤；脉沉细不可用，当用理中汤；脉缓不可用，当用平胃散。

现代药店里的补中益气丸是由补中益气汤演化而来的，只是方中的人参变成了党参，附子理中丸也是把人参换成了党参。其实，古代一般不用党参，党参虽然也有补益中气的功效，但相较于人参，功效会差很多。现代人喜欢用党参，一是便宜，二是对人参的使用剂量掌握不了，总怕用多了导致火旺。其实，现在的人参是九蒸九晒过的红参，反而有收敛虚火的作用。比如，我曾用大剂理中汤，重用红参，治疗了两例突发高血压的患者，有奇效。所以，在中药的使用上，最关键的是看开出方子的医生，而不是方子。

在我看来，一般疝气急症都先有太阳受寒，气都壅到体表，里面就虚了，身体的下盘水湿泛滥，就会发痈肿。先是腿肚子疼，然后是四肢萎软，更严重的是四肢冰冷。再严重，脸上、身上都没有光泽了。湿气最重的时候，男性的反应就是"颓疝"。此时，不止中气下陷，还有寒湿，所以用土克水法，似乎更妙，比如可以用理中汤加减，或用小建中汤。临床上曾有一小儿疝气，用理中丸和水研磨，服下，两丸即愈。而老年疝气病，也多用理中汤等治愈。

此外，肝经还有一个**急脉穴**，在耻骨结节的外侧，当气冲穴外下方，腹股沟股动脉搏动处前正中线旁开 2.5 寸。此穴专门治疗疝气、腹痛、外阴肿痛、阴茎痛、阴挺、阴痒。可以多按揉之。

"甚则嗌干"，就是咽喉干，肝病有一个特点就是咽喉干。肝经走咽喉，这个我们已经多次说过了。

关于甲状腺疾患，在《伤寒论》讲解中已经谈了太多，无论如何，甲状腺是维持新陈代谢和呼吸频率的重要器官，所以在现实生活中保持平稳的呼吸至关重要。再者，颈部上面是头部，代表理性，下面是身体，代表本能，长期理性与本能、现实与理想的冲突，就会在颈部、咽喉造成病变。有这类病的人，一般智商高、情商低，活得太纠结。总之，这是人自我较劲，或与他人较劲的结果，于是就会咽喉肿痛发炎。很多人，只要此处一发炎肿痛，就马上用消炎药，久而久之，这里就憋住了，反复发炎反复憋，就会变异成重症。

甲状腺不正常的临床表现是心悸、心动过速、失眠、情绪易激动甚至焦虑等，心血虚、肝血虚，人就心悸。心肾不交，人就失眠，无非都是肝、肾、心经的问题，辨证准确的话，用药很快就能解决，找不到好医生的话，在颈部、肩背部刮痧也有良效。

小拓展

解肝瘀滞法。《黄帝内经》说：肝有病，其气流于两腋，因此要宣两腋，具体做法就是：两个手掌交叉，抱着后脑勺，向后撑开，手与肩膀齐平，尽量撑开。这个动作一下子就把这两腋宣开了。然后，维持这个动作慢慢左转，在左转的过程当中，两腋不许合上，慢慢地左转，转到最靠边的时候，屏住呼吸待一会。然后，再慢慢地正过来，再右转。眼神要拼命地往最后面看。眼睛也是肝所主，所以往后看。保证每天坐在办公桌前左右各做六遍，这是解肝瘀滞之大法。

面尘脱色。这是望诊，肝血虚，贫血，脸色就苍白。胆经的毛病是"面如蒙尘"，肝经是"面尘脱色"，两者的不同是什么呢？面如蒙尘，是脸永远像洗不干净一样，灰蒙蒙的，不光亮。脱色，是贫血，惨白。而心脏病是㿠白，是又白又有一层浮光。脸色㿠白的人，很快要犯心脏病。《黄帝内经》在讲人的面部的时候，有一点特别重要，人面色不怕黑、不怕白、不怕黄、不怕红，但一定有柔和的亮，像蒙着一层亮纱。好面色、好皮肤，都要有柔和的光，而且这光亮要内敛，不能展现出来。㿠白就是往外展现光，怎么说呢？有点像哑光和亮光，亮光都是往外展现的，哑光都是内收的。

肝色为青，青都跟惊吓和疼痛有关，暗黑跟精不足、精败有关，一定要分清楚，两者是很不一样的。比如孩子鼻梁有青筋，就有可能是胎里吓的，好比怀孕妇女一脚踩空时，心中一惊，母子连心，胎儿也会大惊恐。为什么胎教特别重要，就是母亲的行为举止都要温柔敦厚，母亲在怀孕期的任何情绪波动，都对胎儿影响巨大。孩子山根处的青筋无须治疗，长大就好了，心智气血平衡了，这个青筋就去掉了。但有些成年人太阳穴附近青筋暴露，就是典型的肝血虚了，要治。

肝病的主要原因

● 里证

《灵枢·经脉》说：**是主肝所生病者，胸满呕逆飧泄，狐疝，遗溺闭癃。是主肝所生病者**，是说肝的深部病变都与肝相关。

发生在肝的病变，一般指乙肝、甲肝、丙肝、肝硬化、脂肪肝、酒精肝、肝癌等多种肝病。中国是乙肝的高发区，目前有慢性乙肝患者约 3 000 万，每年国内死于乙肝后肝硬化者有 40 万人。

但这些都是西医病名。中医，则要先辨"症"，后辨"证"，确认其在厥阴还是在少阴、少阳。比如肝病患者最突出的症状就是疲倦乏力和不思饮食。常见症状有肝区胀痛、恶心、厌油腻、食后胀满或有黄疸、口干、大便或干或溏、小便黄，或有低热、头昏耳鸣、面色萎黄无华等。如果是肝硬化，除有肝炎的临床表现之外，还有腹水、腹壁血管突出、周身水肿、尿少、肝掌、蜘蛛痣等，黄疸时可出现皮肤瘙痒，严重者还可能出现大出血。

肝病的主要原因有四：

（1）元气不足。

（2）长期郁闷、生大气。其实，所有的大病都是情志病。

（3）饮食失节。先是脾胃气机不畅，湿气内生，困脾伤肝，造成肝胆脾胃不和，木不能疏土，从而加剧了对元气的损伤，导致了肝病的发生和传变。元气一旦不足，就容易感染病毒。比如 20 世纪 70 年代及 80 年代，宁波和上海的人就因为食用毛蚶导致甲肝暴发。

（4）过度劳累伤肝。

就乙肝的传变规律而言，一般都会转变为肝硬化、肝腹水，直至转变为肝癌。总而言之，肝病是随着元气的逐渐虚弱而逐步恶化。治疗原则应该是恢复脾肾的功能，因为元气的积累来源于脾胃功能的健全和健康的饮食，同时，"水能生木"，肝木的恢复必须借助于肾水的充足。

病，到了这一层要怎么治疗呢？还是要六经辨证。但要明白，这时基本都是三阴证了，而且基本都是少阴、厥阴证了。网上有种说法，说到厥阴证基本就是要死了，这纯属不明医理，厥阴只是阴的一种状态，而且还是可以直接转阳的一种枢纽状态，只要治对了，反而恢复得快。恰恰少阴状态，若出现虚阳外越，需要小心对待，需要大剂回阳救逆。

在具体治疗方面，用疏通法通调经脉、恢复脏腑功能及其经气，可以药物和灸法并行。重灸关元穴和中脘穴，可以补虚祛寒，强壮肝胆脾胃和肾的功能，再辅以附子汤、附子理中汤、当归四逆汤、茵陈蒿汤等，治愈的速度是很快的，而且不易复发。

脂肪肝的形成原因有三：一是脾阳的功能减弱，胰腺不能正常发挥作用。二是肥胖患者摄入的高热量饮食，也是形成脂肪肝的因素。肝内脂肪的堆积与体重成正比，肥胖患者体重控制后，其脂肪肝的程度就会减轻。三是过度饮酒伤肝。治疗也同上面治疗肝炎的做法，同时要加强锻炼。

肝硬化，则是病已成型，治疗要相对复杂很多。

治疗急性黄疸型肝炎，用茵陈蒿汤加减，治愈率为 90% 以上。但愈后须服理中汤以巩固疗效。

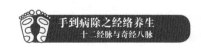

治疗慢性肝炎可以用张仲景的附子汤为主方，辅以当归四逆汤、通脉四逆汤、小柴胡汤等方剂，疗效是很显著的。

关于肝腹水，是因为肝不能发挥疏泄功能，西医基本采取抽取腹水的方法。在中医眼里，腹水不只是水，而更多的是液，所以抽取腹水，只会使人更虚弱，人越虚，越化不掉水液，腹水就更会蔓延，尤其是老年人。而年轻人呢，因为还有生发之机，还可以用抽腹水的方法，但也不可多用。所以，不是中医不能救急，而是生命的事，有时就急不得。急性病有急性病的治法，慢性病有慢性病的治法，一切应循医理、病理，方能彻底解决问题。

治肝胆病，张仲景有一个方子，"柴胡桂枝干姜汤"，很有效。

附：**柴胡桂枝干姜汤**

伤寒五六日，已发汗而复下之，胸胁满，微结，小便不利，渴而不呕，但头汗出，往来寒热，心烦者，此为未解也，柴胡桂枝干姜汤主之。

柴胡半斤　桂枝三两（去皮）　干姜二两　栝楼根四两　黄芩三两　牡蛎二两（熬）　甘草二两（炙）

上七味，以水一斗二升，煮取六升，去滓，再煎取三升。温服一升，日三服，初服微烦，复服汗出便愈。

这一条是伤寒误治后邪传少阳导致的气化失常，汗下伤津液及正气，少阳气机不利，就是"胸胁满，微结"和"小便不利"，津液伤则口渴，但胃中没有停饮，所以不会恶心。"但头汗出"，指这时正气虚，而只有头汗，身上无汗。方用：柴胡、黄芩和解少阳，桂枝、干姜助气化，栝楼根生津液，牡蛎去肝胆凝结，炙甘草解心烦。

这个方子的有趣之处在于，它是介于少阳和太阴之间的方子，我们说过得病的次序是：太阳→阳明→少阳→太阴→少阴→厥阴，少阳毗邻太阴，当出现肝炎病的大便不调、大便溏、下腹胀等太阴症状时，用这个方子既可以解决少阳肝胆的问题，又可以温中焦的脾胃之寒。

这个方子还可以治疗肝炎等继发的糖尿病，降血糖、尿糖很明显，如果口渴、心烦，又饮水不止，可服之。

有些人还有肝区隐痛，一按左肩部，能感觉肝区跳痛，同时有手指尖发麻甚至木的感觉，可用此方。

另外，此方对寒疟亦有良效。用完这个方子，会稍微出汗，汗出后，病去大半。

"胸满呕逆飧泄。" 胸满，在此特指两胁胀满。肝经**贯膈**，膈肌无力，就会出现上逆呕吐。如果气全往上走了，下焦无力，就叫"飧泄"，即腹泻。飧泄，就是晚饭吃什么拉什么。所以腹泻是指肝经的深度病变，绝对要治疗。腹泻也分好多种，有的人腹泻是面糊状，如果还有肛门灼痛，就是火证、热证，可能是痢疾等，用药就得用到赤石脂之类的东西。飧泄就是大便里面能看见饭粒，能看见菜叶，都没消化。为什么？这个可不单纯是下焦无火的问题，这是中焦也无火了，因为消化是靠中焦消化的，所以飧泄就是胃也寒，肠也寒。

望闻问切，问诊里面其中有一条就是问二便，尤其是大便，因为大便是整个中焦和下焦系统的问题，成形不成形，一天一次，还是一天两次？是前面硬，后面软，还是全稀？稀是糊状的还是碎糟糟的？小便有没有泡沫，痛不痛？这些问题都要说清楚。求诊，光说西医病名是没办法回答的。患者常问：克罗恩病怎么治？甲亢怎么治？白塞综合征怎么治？只讲病名不行，必须讲明具体症状，才好对症治疗。

膈肌此处上下不交通，有病就是上热下寒，上面呕吐，下面腹泻。火本来在下，但下面有寒，就把虚火逼上来了，治疗就是要把下面的寒去掉，让火归位，让火回来。比如白通汤就是用附子祛下焦寒，用回龙汤也是在起到引火归元的作用。

上热下寒，麻黄附子细辛汤也管用，光用麻黄细辛解表，不行，得有附子在里面拽着，生命才安全。腰以上出汗，腰以下不出汗，也是上热下寒证，这个时候也得靠上下交通，如果脉沉者，用麻黄附子细辛；脉沉紧者，用白通汤，只要对症，也能一剂而愈。

有些老百姓说，我不想懂原理，就想知道该吃什么药就行了。这怎么行呢？别说中药，西药也不能随便吃啊，乱服药的结果就是肝损伤，因为任何东西都要通过肝代谢啊。所以一定要先懂原理，懂生病的原理，也要懂治病的原理，就是活个明白。

"狐疝，遗溺闭癃。" 狐疝，中医病名，是指腹腔内容物，行立则外出少腹滑入阴囊，卧则复入少腹，就好像狐狸之出入无定的样子。其临床表现及特点，与西医病名腹股沟斜疝基本相同。病因归纳起来有三方面：一为肝郁气滞，二为中气下陷，三为寒湿凝滞。治疗上可疏肝理气止痛，用柴胡剂或补中

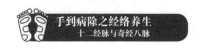

益气，或暖肝等。

遗溺，就是遗尿、尿床，尿床分两种，老年人尿床属于尿失禁，是阳气固摄能力全无的表现。孩子尿床比较有意思，他们基本上没有阳气虚的问题，比如有些孩子精力旺盛，方方面面都没有问题，就是有尿床的毛病，这可能跟孩子深度睡眠有关。像这些孩子，家长就得辛苦点，要按时叫孩子起来小便，没必要到处治疗。有些女孩子，一来月经，尿床就戛然而止了。还有一种，可能是孩子潜意识里渴求关注，我就治过一例，小女孩是收养的，原本只是偶尔尿床，养母怀孕后，突然天天尿床，我跟孩子聊天，讲了讲长女在家庭里的重要意义，就服用了一服通脉汤，她再也没有尿床了。

闭癃，就是尿不出，小便费劲。关于这些毛病，我在《伤寒论》里讲过了。小便淋漓，属于气化无力。尿憋不住，属于阳气固摄能力差。没有尿或尿不出，要么属于全无气化，要么是受大寒。

关于肝的八个话题

此外，还有一些病也与肝经有关，《素问·藏气法时论》篇中说："**肝病者，两胁下痛引少腹，令人善怒，虚则目𥈭𥈭无所见，耳无所闻，善恐，如人将捕之。**"两胁下痛引少腹，即两胁疼痛，牵引着少腹也痛，令人善怒，就是脾气特别暴躁。气逆上冲，上冲头部，就会目无所见，就是暴瞎，耳无所闻，就是突发性聋。所以生大气这事就是自己伤害自己。所谓修行真的就是先修情绪的稳定性，然后再修保持情绪稳定性。

"**善恐，如人将捕之。**"善恐，肝精不足人就善恐，肝精足人就胆大。但孩子胆大、胆小要从两方面看：孩子胆小，知道害怕，一是眼睛明亮，二是聪明。因为孩子的直觉要比大人强很多，所以揍胆小的孩子，就是家长的不理性。而胆大的孩子有可能比较粗心，同时气血比较旺，这不是病。还有一点，爷爷奶奶带出的孩子也胆小，因为爷爷奶奶气血败了，成天到晚谨小慎微，就容易吓唬孩子。

养肝重在暖肝，肝主疏泄，一旦乱服药，就会加重肝的代谢造成肝寒。所以大家学《伤寒论》的第一步就是停止乱服药。因为一旦吃错了药，后果就很严重。

西医认为肝是人体内以代谢功能为主的一个器官，并在身体里面充分扮演着去氧化，储存肝糖，合成分泌性蛋白质等角色。总之，肝是负责人体代谢，使人体保持青春、保持活力、保持健康的一个重要器官。

关于肝，中医医理讲的肝，既包括西医所言"肝"这个脏器，又包括肝经、肝气，水生木、木生火，包括肝胆相照，肝神为魂，包括肺金克肝木、肝木生心火等，这些均曰"肝系"，再扩大言之，就是东方系统。东方系统是个小的整体观，再加上南方系统（心系）、中央系统（脾系）、西方系统（肺系）、北方系统（肾系），就是一个大的整体观。从这点而言，《黄帝内经》的生命观要远远深邃于西医。

关于肝，还有几个问题要说一下。

（1）《黄帝内经》说肝为将军之官，主谋虑。也就是说肝像将军一样，运筹帷幄，要有谋有略，不能打"没脑子"的战争。"有脑子"在于两点：要精足；要能生发。光精足而不能生发，还是呆滞。所以，肝在五脏之中，生机最旺。在生命里，肝这位将军为我们每个人布局，这个局要蕴藏生机，而不能是一个死局。人的不舒展源于肝的被憋，生气郁闷就是憋着肝的生机，人死时撒手而去，就是生机全无。

（2）肝在五行归属于"木"，木曰曲直，即是说，肝生发之力为"直"，收敛之力为"曲"，这两种能力的均衡才叫"木"。如果只生发，没有厥阴的收敛就会造成身体的病，即肝阳上亢。生发过猛人就头晕，因为只有气上来了，没有精滋润头部，头皮屑就多，头皮就痒，就容易掉头发。学完《黄帝内经》后，看到任何东西，先想到阴阳，就算入门了。别急，慢慢来，把《黄帝内经》的话变成耳熟能详的东西，就好了。

很多人一焦虑，就抑制"精"的生发，由此，睡眠就成了问题，而睡眠不足，又最影响免疫力，所以最好不要熬夜。跟天走，就是天气憋时，人挣扎也没用，不如养着。别跟人走，就别被谎言、谣言乱带着跑。自我拯救就是早睡，都养着，别让自己太累。这世上，值得用命去换的事儿，真的不多。

（3）"劳累伤肝"，劳，指房劳，即性生活；累，是因为肝主筋，过劳则伤筋骨。其实，所有的"累"，都是心累，不是不能加班，而是加班会增加怨气，有怨气，人就累。累，加上怨气，人就肝病丛生了。

（4）中医讲"肝胆相照"。肝宅心仁厚，所以有胆来约束，用什么约束呢？用中正之气。没有胆的中正之气，肝的勇猛会变得邪恶；没有胆的中正之气，肝的仁厚会变得没有原则。所谓"肝胆相照"，就是肝之仁德，要有"胆"之正气来护佑。守中正之道，才是发心的根本。所有的初心，都要看是否中正。

（5）肝主藏血。《黄帝内经》的原话是"人卧则血归于肝"。这个"卧"字就很重要，站立、说话、运动等都耗散着血，光躺下也没有用，还得闭上眼睛。"闭眼养肝，卷舌养心"，现在眼睛干涩的人多，嘴巴干燥的人多，如此静卧一会儿，就会唾液满口。此时，若想排除各种杂念，就得数鼻呼吸 36 下。这样还可以促进睡眠，睡着了，人体的血才能归于肝，并完成代谢。

有人问：光闭眼行不行？不行。光闭眼没睡着，人就还在想事，只要想事，肝血就得往上调，所以必须得睡觉。睡觉多梦也不行，还得无梦，古人说"圣人无梦"，所谓圣人无梦，就是活明白了，真的能放空自己。所以说："肝血难养"。

关于肝血对人体的影响，在《素问·五脏生成篇》里有这么一段：**人卧血归于肝，肝受血而能视，足受血而能步，掌受血而能握，指受血而能摄。卧出而风吹之，血凝于肤者为痹，凝于脉者为泣，凝于足者为厥。**

人卧血归于肝，是说人一睡下，人体气血便开始集中力量代谢。肝血充足，人的视力就好，眼睛就亮。足部得肝血滋养，就能走路。手掌得肝血滋养，就有握力，70 岁以上的老人，握力越大越长寿。手指得肝血滋养，就灵活能摄取东西，所以老人的晨僵、手指屈伸不力，都与肝血不足有关。现在好多人天天拿手机，手指关节就滞胀了，各种麻和僵。怎么办？①放下手机。②每天早晚各攥拳 49 下，打开→攥拳→打开。③艾灸手指和手腕，每天 10 分钟。同时艾灸中脘、关元。总之，要让自己的手为自己服务一会儿！④常闭目养神。⑤多晒太阳多走路，每天半小时。

孩子飞跃的进步就是从抓东西到用手指拿东西，这是一个精细度和敏锐度的飞跃。全世界唯一能够用大拇指和另外四指逐一相碰的只有人类，没有任何动物能做得到，大猩猩都做不到。所以说人得天地之全气，这件事很重要。

卧出而风吹之，指人刚睡醒，气血还没能疏布全身，这时若着了邪风，**血凝于肤者为痹**，就是血寒凝于皮肤则为痹证，身上麻酥酥的，或皮毛没有知觉。**凝于脉者为泣**（涩），邪风凝聚在血脉上就是凝涩，血流变慢。**凝于足者为厥**，邪风凝于足，则为厥，就是寒厥，四肢冰冷。

（6）**诸风掉眩，皆属于肝**。掉，指来回摆动，眩，指头晕目眩。这句话的意思是风邪会引起肢体震颤、头晕目眩之症，风邪内应于肝。此处有两个问题，如果人体内部不虚，外面的风邪对人体就不起大作用。但如果人体内部风邪过盛，就会得肌肉瞤动症。

该症状在孩子身上就是多动症，孩子多动不是病，但孩子如果总挤眼、努嘴，眼皮、嘴角抽动，或动不动就昏倒，就是病。孩子的病，最好在青春期前治愈，因为一出现漏，比如遗精和月经，病就越来越难治。中年人的面肌痉挛，老年人的帕金森病，也都属于肝病。这些疾病，只要找对了中医，都能治愈。

人为什么会发怒呢？《黄帝内经》说：**肝藏血，血舍魂，肝气虚则恐，实则怒**。这句是说：肝藏血，所谓"藏"，不只是收纳，还得负责把血液肃清，使之重新充满活力和生机。而肝魂就寄舍在充满生机的肝血之中。如果肝气肝血虚，肝魂就弱，人就容易恐惧；肝气肝血盛，肝魂就强，人就容易发怒。

但脾气大也得从两方面考虑，孩子脾气大，是先天肝血足，不是病，也有天性暴虐的人。如果有人突然变得脾气暴躁，属于收敛不住虚火，就是病。还有一种精不满、气不足，为掩饰自卑而暴力的，但这种人事后会虚喘无力，且爱后悔。

（7）"肝主筋"，这是肝的生发特性，但需要"肝藏血"的功能来保障。肝藏血是曲，肝主筋为直。什么叫肝主筋？身体里所有有弹性的东西均属于筋，这些地方的病根全在肝上。血管是不是有弹性？子宫有没有弹性？生殖系统有没有弹性？只有肝经绕阴器。所以男女生殖系统的疾患全部由肝主管。

肝，**其充在筋**。爪者，筋之余，从爪甲可以知筋。经脉是气的表现，经脉看不到，但"筋"是看得见、摸得着的。肝有两个特性，一是生发，一是收敛，而"筋"，正好是生发和收敛作用的最好体现。筋，指生命的弹性。我们生命中一切有弹性的事物全跟"筋"有关。皮肤算不算筋？有弹性，就算筋。有人说不是"肺主皮毛"吗？但如果没有肝血的滋润，皮毛也会病。皮毛紧致不紧致，是肺的问题；充盈不充盈，是肝血的问题。如果肝血不充盈，皮肤就枯萎，人老后皮肤松弛多褶，就是弹性变弱的原因，就是"肝生筋"的功能变弱了。

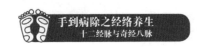
总之，筋，就指张弛有度，有弹性。皮肤、血管、嘴、胃、子宫、肛门、膀胱、膈肌，等等，这些都可以当"筋"看。比如胃，吃多就撑了，饿了就紧缩，就是筋的表现。胃的上口贲门和下口幽门，也属于"筋"。举这么多例子，就是告诉你，学中医，思维不要有局限性，不要一提到肝，就只想到脏器的"肝"。假如有人中风了，我说这是肝病，是脾胃病，患者的第一反应就是，我用不用去做胃镜，去检查一下肝？这跟做胃镜检查没什么关系，咱们就按照医理，抓主症就是了。

（8）"肝在窍为目"。肝木旺克脾土，肝木旺，人的脾气就大，动不动就吼叫。久之，会出现眼睛病变，目中有翳、眼泪汪汪等。生机的衰退也表现在人的眼神上，根源在肝上。只要是眼睛出问题，一般都是肝的阳气衰竭于上的表现，阳气衰弱，人眼的调节反应就迟钝，表现为干涩痛苦。

附　十二经脉之总结

首先，要记住十二经脉之顺序，肺经—大肠经—胃经—脾经—心经—小肠经—膀胱经—肾经—心包经—三焦经—胆经—肝经。虽然说经脉循环无端，该顺序却是首尾相连，比如肺脉，起于中焦……从腕后直出，次指内廉，出其端，在食指商阳穴与大肠经相连；大肠经起于商阳，终于鼻孔两边的迎香穴，在此与胃经相连；胃经起于鼻，终于第二足趾的厉兑穴，其支脉入足大趾内侧端（隐白穴），与脾经相连；脾经起于隐白穴，终于心中，与心经相连；心经，起于心中……如此，肺经与大肠经相连，胃经又连着脾经等，就是脏腑表里相连，把原理弄明白了，对我们学习中医是非常方便记忆的。比如，肺与大肠相表里，脾与胃相表里，心与小肠相表里，膀胱与肾相表里，心包与三焦相表里，胆与肝相表里。

其次，要背诵《素问·灵兰秘典论》第一段。牢记五脏六腑各司其职。

心者，君主之官也，神明出焉；肺者，相傅之官，治节出焉；肝者，将军之官，谋虑出焉；胆者，中正之官，决断出焉；膻中者，臣使之官，喜乐出焉；脾胃者，仓廪之官，五味出焉；大肠者，传道之官，变化出焉；小肠者，受盛之官，化物出焉；肾者，作强之官，伎巧出焉；三焦者，决渎之官，水道出焉；膀胱者，州都之官，津液藏焉，气化则能出矣。

在这段里，五脏六腑都有两个要点，一是"……之官"，二是"……出焉"。官，是职；"……出焉"是能。有其职，还要有其能。心者，君主之官，神明出焉。神明不出，君主之官则不能统摄全身。所以后面有言曰：**主不明则十二官危**。神明一乱，全身都不太好。君主之官，不是管具体事情的，而是负责神明的安定，心悠然，身悠然。所以第一要养心。然后是肺出治节，权衡治理；肝出谋略，蕴含生机；脾出知周，疏布四方；肾出技巧，造化形容；膻中出喜乐，疏通气机……

而六腑的要点，不仅要考量其所"出"，还要结合《灵枢·经脉》篇，考量其"所生病"。比如，胆出决断，**主骨所生病**，生发无力，则骨无力。治疗骨病，要先治胆的生发力。小肠，化物出焉，**主液所生病**，小肠化物无力，则营养不足，人就免疫力低下。大肠，变化出焉，**主津所生病**，大肠传导无力，人体津液自伤。胃，五味出焉，**主血所生病**，胃之仓廪不足，气血就不足，气血不是补出来的，是脾胃功能强，变现出来的。三焦，水道出焉，**主气所生病**，三焦水道不利，人体气脉就病。膀胱者，津液藏焉，气化则能出矣，**主筋所生病**，膀胱气化而生血，血足，则筋不病。关于膀胱的定义，在这一段中是最长的，有藏有出，反过来想，五脏六腑都是先藏，然后才有所出。心藏神，然后神明出焉；肾藏精，然后技巧出焉……总之，藏，是一种能力；出，更是一种能力。

做人，亦当如是。先要有藏精的能力，学习和积累经验，才能知道自己最终能做什么，或在哪方面不足。同时，收藏了天地精华后，还要量力付出，唯有付出，人生才有意义。

就人体而言，基本可以分成三部分：头部、体腔、四肢。

●头部

头部的经脉共有六条。

第一条为督脉。督脉入于髓海，就是入于脑。

第二条为膀胱经、**上额交巅**，它从巅顶入络脑，膀胱经是主阳气的，现在有很多人有健忘症，其实健忘症就是阳气虚弱的病，阳气不能随膀胱经入脑，导致人经常丢三落四，遗忘事情。

第三条为肝经。"**上出额，与督脉会于巅**"。在人体当中，脑、心、肾这三脏是一时一刻都不能缺血的，肝主藏血，它交巅顶，入络脑。肝血虚，则头痛、失眠。

第四条为胃经。"**循发际，至额颅**"，人体吃的营养物质，要通过胃经上输于心、肺，同时也要上输于脑。

第五条、第六条，奇经八脉中的阳跷、阴跷都是入后脑的，后脑主人体的运动协调性。

脑病最常见的有脑出血和脑血栓。五六十岁的人，生一口大气可能会出现脑出血，原因就在于元气不充盈，元气充盈，血液就不会黏稠，末梢血管有弹性而不会脆裂。这也是二十岁的人就是生再大的气也不会出现这种病的原因。

脑血栓也是由于人的元气不足，不能推动血液上升到脑部，导致血液流动缓慢甚至停止流动，致使血液凝固在脑部血管末梢，形成血栓。再加上秋冬季寒凉，就容易犯病。轻者表现为手指尖发麻，重者就会形成脑血栓的问题。

什么最养脑？睡眠。白天卫气行在人体的阳分里，晚上则行到阴分里，即行于阴经。阳气只要一入阴经，人就想睡觉。卫气在阴经中行走完，出离阴经的一瞬间，人就会醒来。睡眠其实就是经脉运行规律的体现。

●体腔

体腔里，就是五脏六腑，可以以三焦分。十二经脉在体腔里均有分布。此处主要讲体腔的上口和下口。

上口是**咽喉**，走咽喉的经脉一共有九条。第一条是大肠经，**从缺盆上颈贯颊**，所以有"**喉痹**"。第二条是胃经，"**循喉咙**"，会"**颈肿，喉痹**"。第三条是脾经，"**上膈，挟咽**"，会"**食不下，烦心**"。第四条是心经，"**从心系上挟咽**"，会"**嗌干心痛**"。第五条是小肠经，"**循咽**"，会"**嗌痛颔肿**"。第六条是肾经，"**循喉咙**"，会"**咽肿，上气，嗌干及痛**"。第七条是肝经，"**循喉咙之后，上入颃颡**"，会"**甚则嗌干**"。再有，就是督脉"**上贯心，入喉**"，任脉"**至咽喉**"。所有经过头的经脉，全都要经过咽喉，由此可见咽喉确实是要道和关卡，可以阻挡疾病的上行。所以扁桃体怎么能说动手术就动手术呢？而且咽喉病基本归于少阴证，且所有的情志病会先表现在咽喉，所以咽喉病属于比较深重的病，具体治法，见我讲的《伤寒论》解读。

人体下口有前后二阴。

生殖器主要循行的经脉有：任脉、冲脉、督脉、肝经（**循股阴入毛中，过阴器**）、胆经（**出气街，绕毛际**）。肾经、膀胱经走后阴及臀部。

前后二阴既然首先跟任督冲有关，那这里的问题就与先天因素有关。首先是任脉，任脉起于胞中，从人体的会阴出来后，直接从下面往上冲；其次是冲脉，冲脉也从会阴出来，从下往上冲，它是人体性发育过程中很关键的一条经脉；然后是督脉，督脉起于少腹，女性入阴道，男性从阴茎下行。

男性最怕什么呢？最怕阳痿、早泄，如果岁数大了，阳痿、早泄，越吃壮阳药越容易猝死。但壮年人的阳痿、早泄要治。

阳痿，病因基本有四：肝血虚、肾阳虚、肾阴虚、膀胱经气不足。年轻人基本跟手淫过度有关，中年人跟压力过大有关。服用六味地黄丸，只是单纯补阴精，解决不了阳虚的问题。糖尿病患者患有阳痿症，就说明其属于阳虚的证候，这时阳痿属于自保功能。

做丈夫的如果有阳痿、早泄的毛病，妻子大多会轻者白浊、赤白带下以及患其他妇科炎症，重者得子宫肌瘤。因为子宫在下，为腐，它需要阳气的激发和鼓动，长期得不到性愉悦的人，就像没绽放过的花朵，因动情而分泌出的少量黏液积累在阴道壁内不能及时排出，就会积累浓缩而成白带，天长日久就会变黄发臭，再加上情绪郁闷和劳累，就容易患妇科炎症。也就是说，良田得不到好种子，就杂草丛生，出现囊肿和肌瘤。

女性疾患其病理与男性之遗精、阳痿、早泄相同，故而治法也基本是相同的。

当遗精患者初次服用**四逆汤**之类的回阳药物时，会出现一次遗精现象（妇女会白带增多），这是因为以前因为忍精而存在于体内的败精（邪气）在回阳药物的激励下被排出的表现，而非服错了药。人活着全都仰赖丹田的真火，真火越足，收藏的力量就越足，就越不会出现遗精，妇女也不会有白带增多的现象。

壮阳补肾法，前面有讲，这里再补充两点。

一是上厕所时，不能说话。

不仅不能说话（耗气），大小便的时候，还要咬牙，因为牙为肾之余，是肾精华的外现。但不能乱咬牙，一直咬着不放更耗肾气；而应该是"肾齿两枚如咬核"，"如"就是好像的意思，好像有两个枣核在两个后槽牙之间，微微地咬着。这样大小便的时候处于一种吸气、气往里收的状态，是不开泄的。咬牙，并且提起足跟，就等于补了肾气。

二是平时坐时，肝神为魂，肺神为魄，两手握固，就是固"魂"。

固摄"魄"的方法是盘腿，两条腿一盘，如同一把锁，锁住了下焦，这样人也就定下心来了，气也就在任督小周天运行了。

再举个例子，西医认为人纵欲一次所损失的蛋白质含量相当于一个馒头的蛋白质含量。这句话正着说可以理解，但是反过来未必是这样。并不是说人可以肆意纵欲，回头只吃个馒头就全补回来了。因为这个馒头吃进去后，最后有多少能变成你所损失的蛋白质是不可掌控的。

●四肢

四肢，最重要的是关节处。心经和肺经走肩关节、肘关节、腕关节，大肠经"上肩"，胃经"下髀关，抵伏兔，下膝膑中"，走胯和膝关节，脾经"过核骨后，上内踝前廉"，走脚腕。小肠经"**绕肩胛，交肩上**"，也走肩膀和手腕。膀胱走腰背，肾经走足跟等。

对人体来说，上部最脆弱的是颈椎和咽喉，中部最脆弱的是腰，下部最脆弱的就是脚踝，所以脚踝也是需要重点保护的。需要强调的一点是，颈椎、腰和肚脐、脚踝都不可以受寒。人体的这三个关键部位都是枢纽之地，都不可以受寒。一旦受寒，就会引发一系列的病证。所以，泡脚时即使泡不到小腿，也一定要泡到脚踝，这是一个非常重要的养生原则。

这里主要说一下足部经脉吧。足背的经脉从里向外分别为：脾经、肝经、胃经、胆经和膀胱经。脾经入大趾，走隐白穴，肝经也入大趾大敦穴。胃经走足第二趾（大趾旁边的足趾），但它分出三支，一支入足二趾的内侧，然后走内庭穴；一支入中趾的外侧；一支终于大趾之端的隐白穴，与脾经相连。这就是"阳明胃，太阴脾"，阴阳的交通就是在隐白穴上。胆经走足第四趾外端的趾甲旁边一点，窍阴穴。膀胱经是走小趾外的至阴穴。

因为手天天在动，脚动得少，又离五脏远，所以足部保养很重要。隐白、涌泉、太冲等还专门治神志病患，所以泡脚至少可以安神定智，但若能使劲搓脚尖更好。心主血脉，若脚暖和，心肺功能就正常。脚尖如果是凉的，脾、肝、膀胱、胃、胆的井穴就都是不通的，人就不舒服。人患大病有两个指标，一是睡不了整觉，二是腿脚渐凉，甚至冰。

为什么一锻炼，一活动，人的身体就能好一点？说个故事，我有一朋友，被人拉去美容院测细胞活力，一测，被告知细胞活力极差，都僵僵地不动。这朋友转身就走了，在外面跑了一大圈后，又回来做检测，所有细胞都活跃如少年，所有人都吓一跳，问她吃什么药了。所以，我们还是动起来吧！

第十四章

奇经八脉

奇经八脉于生命的意义

人体经脉大致分三部分，首先是前文所述的十二正经：手有三阴经三阳经，足有三阴经三阳经。二是十五络脉：十二经各有一别络，脾又有一大络，并任督二络，总为十五。三是奇经八脉。

李时珍说"（十二经）**流溢之气，入于奇经，转相灌溉，内温脏腑，外濡腠理。奇经凡八脉，不拘制于十二正经，无表里配合，故谓之奇**"。是说奇经八脉与十二经脉没有表里配合，所以称之为"奇"。

奇经八脉，指阴维、阳维、阴跷、阳跷、冲脉、任脉、督脉、带脉。所谓"奇"，有二：一是与十二经脉无表里配合，故谓之奇；二是它们都有丹田的特性，都是藏元气的地方。我们在日常生活中用的只是十二经脉，只有大病、重病时，才用丹田之储备。十二正经就好比日常开销，而奇经八脉就好比银行储蓄，是用来救命、续命的。如果平常耗散太过，甚至提前动了老本，临危时，就没得用了。

奇经八脉，《黄帝内经》谈得不多，《难经》谈得多，此外，还有李时珍的《奇经八脉考》和张紫阳的《八脉》。

《难经》说："**圣人图设沟渠，通利水道，以备不测。天雨降下，沟渠溢满，当此之时，霶霈妄行，圣人不能复图也。**" 其实，这是一种打比方的说法。说的是：圣人（有先见之明的人）计划好沟渠，通利水道，以备不测，就像老妈和老婆一样，你在外面花钱，老妈和老婆总得替你留一些存起来，以备关键的时候用。你若先天气血足，平时又知储备，自然不必圣人为你操心。

《难经·二十八难》，详细地说了奇经八脉之走向：**督脉者，起于下极之俞，并于脊里，上至风府，入属于脑**。是说督脉起于会阴穴。"并于脊里"，沿脊柱上行，"上至风府，入属于脑"——所以督脉精髓不足，人就表现为呆傻、健忘，大脑、小脑会萎缩。这些病不好治，需要花费的时间较久，必须等十二经脉足了，流至络脉，再流入奇经八脉，督脉才可以充盈。

督脉为什么叫督脉？因为督脉起于会阴，循背而行于身之后、之正中，为阳脉之海、之发源，也是阳脉之总督，所以称之为"督"。

任脉者，起于中极之下，以上毛际，循腹里，上关元，至咽喉。这一段把任脉的关键点都讲了，起于会阴，绕生殖系统，入腹部，上关元，至咽喉。所以任脉跟男科、妇科有绝对关系。

冲脉者，起于气冲，并足阳明之经，夹脐上行，至胸中而散也。冲脉，其实还是起于会阴，走到气街，与足阳明胃经相合，夹脐上行，至胸中而散，而生两乳房。男性阳气重，冲脉气足，从乳房上冲，至喉结一聚，又分叉上行，生胡须。

带脉者，起于季胁，回身一周。带脉，起于两胁，绕腹部一圈。身体的经脉都是纵向的，唯有带脉是横向的，可以约束十二经脉。带状疱疹是典型的带脉病。一般说来，奇经八脉得病，都危险。

阳跷脉者，起于跟中，循外踝上行，入风池。阳跷脉，起于足跟中，循外踝上行，入风池穴。所谓阳，都走身体阳面，所以走外踝。

阴跷脉者，亦起于跟中，循内踝上行，至咽喉，交贯冲脉。阴跷脉，也起于足跟中，循内踝上行，至咽喉，和冲脉相交。

阳维、阴维者，维络于身，溢蓄，不能环流灌溉诸经者也，故阳维起于诸阳会也，阴维起于诸阴交也。所谓维，就是维系的意思，其中，阳维起于诸阳之会，由外踝而上行于卫分，卫分，指卫气；阴维起于诸阴之交，由内踝而上行于营分，营分，指阴气。阴维、阳维，负责维络全身。

"溢蓄，不能环流灌溉诸经者也"，这句指奇经八脉最重要的特性是自己充满蓄积后，不能回流灌溉十二经脉，而是自己"藏"起来了。"藏"起来做什么呢？一是用于超凡入圣，明心见性。人这一生，不是光活着就完了，而是要活得有意义、有价值，能够为人类文明做贡献。这就需要奇经八脉能源源不断并强大。好比太阳，之所以伟大，就在于它的能量源源不断和永恒。二是用于救命。当十二经脉虚损之时，奇经八脉就要发挥作用了。

所以，后面还有一句：**比于圣人图设沟渠，沟渠满溢，流于深湖，故圣人不能拘通也。而人脉隆盛，入于八脉，而不还周，故十二经亦有不能拘之。**就是说，奇经八脉盈满如深湖时，圣人都无法拘束它；十二经脉流溢于奇经八脉后，就再也去而不回了，十二经脉也不能拘束它。由此，奇经八脉成了强大而自由的象征，成了我们生命的源泉。

打个比方，人类就像十二经脉，各有各的人生理想和人生路径，但人类也有梦想，也想得到"真经"，就像《西游记》描述的那样，历尽九九八十一难，历尽千辛万苦也要到西天、见真佛。可见到真佛时，一件怪异的事出现了，阿难、伽叶索要他们的紫金钵盂作为"人事"，如来佛啥都不缺，为什么还要这些呢？我曾经百思不解，懂了奇经八脉和十二经脉后，却一下子明白了！其实不是他要不要的问题，而是你给不给的问题，十二经脉足了，就要去填满奇经八脉，就要"给"出去，如此，人，才能脱胎换骨！再说了，如来佛讲的法就是值钱，没让你拿命来换，就脱胎换骨，立地成佛了，你还要那紫金钵盂干什么呢？收走了你吃饭的家什，拿走了你的衣服，从此，你不以人间食为食，不以人间衣为衣，不就是脱胎换骨了么？

其实，五脏又何尝不是这样呢，尽收天下之精华，贪之又贪，阳常有余阴常不足，不足，则能奋进；不足，则能自强不息；而六腑，就是要不断地空，空之又空，把好东西给出去，把坏东西排出去，唯有如此，生命才能常新而且强壮！

明白了这些道理，生命，可以瞬间通透、明澈。

督脉循行及穴位

首先，讲一下督脉于生命的意义。人体胚胎，最先如圆珠，然后似蝌蚪，也就是头部和脊柱先成形，其实这就是人体经脉之始，若从经脉论，手太阴肺经也算不得开始，人生命最初的开始就是督脉和任脉，所以，督脉、任脉于我们生命的意义太大了，开始若不好，后面也不能好，到生命的最后，也就是督脉之气、任脉之血荡然无存，生命也就终止了。

《素问·骨空论》中说："**督脉者，起于少腹以下骨中央，女子入系廷孔，其孔，溺孔之端也，其络循阴器，合篡间，绕篡后，别绕臀，至少阴，与巨阳中络者合，少阴上股内后廉，贯脊属肾，与太阳起于目内眦，上额交巅上，入络脑，还出别下项，循肩膊内，侠脊抵腰中，入循膂络肾。其男子循茎下至篡，与女子等。其少腹直上者，贯脐中央，上贯心，入喉，上颐，环唇，上系两目之下中央。**"

督脉者，起于少腹以下骨中央，女子入系廷孔，其孔，溺孔之端也。——

督脉，起于小腹以下骨盆中央会阴穴，在女性，入泌尿系统和生殖系统。督脉通脑，其下根于会阴，由此可见，脑力与性能力相关。性能力的升华就是"还精补脑"，年轻人如果纵欲，则脑力不足，学习能力下降，这就是孩子在青春期时最重要的问题。关于青春期教育，重点在区分欲望与志气的不同，一句话：欲望耗元气，志气补元气。要教育孩子少欲望而多志气，就是青春期教育的根本。欲望易纠结挣扎，欲望大、身量胸怀小，就有担不起的痛，故耗。欲望达不成，人就心灰意冷，就更耗。而志气呢，简单纯粹，只是情怀和理想，成与不成，任天意安排，因此，见南山悠然，见蒹葭悠然，见流水亦悠然。没有负担，没有成见，在喜乐禅意中渐生浩然之气，故，志气养元气。如何让他们把精气神用在志气上，而不是沉溺于性欲，是需要引导的。其实，让年轻人过集体生活，再用军事化的管理强健其体魄，不失为一个不错的选择。

其络循阴器，合篡间，绕篡后，别绕臀，至少阴，与巨阳中络者合。——篡间，在男性指睾丸，在女性指产门。这句话的意思督脉的络脉环绕生殖系统和睾丸，别上臀部，与少阴肾经及太阳膀胱经相合。

少阴上股内后廉，贯脊属肾，与太阳起于目内眦，上额交巅上，入络脑，还出别下项，循肩膊内，侠脊抵腰中，入循膂络肾。——少阴肾经上行，直贯脊柱，归属于肾经，和太阳膀胱经相交于目内眦，从额头交于巅顶，内入脑，又别出入脖颈，沿着肩膊，侠脊抵腰中，入循膂（腰子），与肾经相络。

其男子循茎下至篡，与女子等。其少腹直上者，贯脐中央，上贯心，入喉，上颐，环唇，上系两目之下中央。——督脉，另有一支从人体前部走：循男性生殖系统前行，女性也同样，从小腹直接上行，贯肚脐，再贯心（可见肚脐痛、心痛，都与督脉有关），入喉部，上脸部，环唇，上至两眼之下中央。

此处有几个要点：①督脉走泌尿系统和生殖系统，所以不仅脑力与性功能相关，生殖系统疾病也与督脉之阳气有关。②督脉病与少阴肾经和太阳膀胱经有关。所以跟肾精和阳气有关。③督脉入脑，入脖颈、入腰。所以保护颈椎和腰部，就是保护督脉。④督脉不仅走脊柱，也走身体前部。督脉入肚脐、入心、入喉部，所以这些地方都是由先天之气支撑的，其病变也跟督脉有关。有些人无疾而终，最后也是心肺衰竭，其实跟督脉气绝也是相关的，也可以说，这些人是死于命数。

《素问·气府论》说"**督脉气所发者，二十八穴：项中央二，发际后中八，面中三，大椎以下至尻尾及傍十五穴。至骶下凡二十一节，脊椎法也。**"

即，督脉总共 28 穴，起于长强穴、止于龈交穴，现在新增印堂穴归于督脉，所以，共 29 穴。

督脉穴位从下到上分别是**长强**、腰俞、腰阳关、**命门**、悬枢、脊中、中枢、筋缩、**至阳**、**灵台**、**神道**、**身柱**、陶道、**大椎**、哑门、风府、脑户、强间、后顶、**百会**、前顶、囟会、上星、神庭、**印堂**、素髎、水沟（又称人中，周天功法中沟通任督二脉的重要穴道之一）、兑端、龈交。

具体说来，督脉起于小腹内胞宫，体表出**曲骨穴**，向下过**会阴**部，向后行于尾骶部的**长强穴**，沿人体后背上行，经项后部至**风府穴**，进入脑内，沿头部正中线，上行至巅顶**百会穴**，经前额下行鼻柱至鼻尖的**素髎穴**，过**人中**，至上齿正中的**龈交穴**。

先说**长强穴**。因督脉阳气盛而强，又是督脉初始之处，故名为长强，有自强不息之意。长强是督脉之络穴，在尾骨端下，当尾骨端与肛门连线的中点处。长强临近大肠，可调理大肠气机，治疗泄泻、便秘、便血。其穴居肛门局部，故又可治疗痔疮、脱肛、前列腺炎等。督脉行于脊中，为阳脉之海，本穴位通于任脉，可调和阴阳，故又可调任督之气，治疗癫痫及精神分裂症。此穴可以艾灸 5 分钟。

《灵枢·经脉》还说："**督脉之别，名曰长强**（即尾骶长强穴）。**挟膂上项**（脖颈），**散头上，下当肩胛左右，别走太阳，入贯膂。实则脊强，虚则头重。**"是说督脉走长强穴，然后上脖子和头，再入肩胛左右……督脉有劲，脊柱就强，督脉虚，头就沉重。这也是督脉与脑部的关系。

再说**百会穴**，别名"三阳五会"，属督脉。位于头部，前发际正中直上 5 寸。百会穴的位置可以按如下的方法找到：将我们的两耳拗过来，顺着两只耳尖向上走，在头顶的交会处为百会穴。本穴有开窍醒脑、回阳固脱的作用。《针灸甲乙经》说百会穴可以治"**顶上痛，风头重，目如脱，不可左右顾**"和"**耳鸣**"。 其实，还可以治头目眩痛，少心力，忘前失后，心神恍惚，以及小儿脱肛等。

当年扁鹊救治虢太子的时候，虢太子因气机被憋而"死"，扁鹊一针下去，虢太子立刻被救活，扎的就是百会穴。如果我们平时觉得头脑子想事想不清楚的时候，可以按压百会穴，能达到提神醒脑的目的。如果熬夜太过，又完不成任务，可以在百会穴的四边，横着在头皮的地方各刺一针，正好是四个方向，也叫"四神聪"，但这个方法属于直接调神、调元气法，偶尔一用还可，不可多用。

再说几个督脉上重要的穴位。

阳关，又叫腰阳关，此穴两旁是大肠俞，阳明大肠若有燥屎，则人有头昏、躁狂之症，其实此病就是大肠邪热从大肠俞横穿阳关，然后沿着督脉上脑所致。灸阳关穴，可以感觉到火气直入腹部，然后遍布内脏。

命门穴，又名生命之门，两旁是肾俞。督脉**"贯脊属肾"**，此穴是督脉通肾经的门户。

至阳穴，该穴位旁开是膈俞，我们前面讲了，膈肌是上焦与中焦的分界。至阳，是后背的一个分界。后背都是阳，但至阳穴之上是阳中之阳，至阳穴以下，是阳中之阴，所以，至阳穴就是寒热交争、阴阳交争的一个要穴，也是治疗疟疾的常用穴位。

灵台穴，所谓"灵台"，指的就是心。所以此穴关乎神志之病。《针灸大成》说此穴"禁针，可以多灸"。主要针对阳虚、精神不振、寒湿或气喘者。

神道穴，两边为心俞，心藏神，所以叫"神道"，是调神机之要穴。《针灸大成》禁针。但以前有针灸医生专门教我针刺此穴，并留给了我一根一米二的长针，成了元泰堂的镇店之宝。

身柱穴，此穴承神道之气上行，正且直，故称身柱。且两旁是风门，所以专治内风摇摆眩晕，心神衰弱而癫痫，或大气下陷而脱肛。小孩灸身柱治疗夜啼。

大椎穴，也是督脉常用穴，手足三阳的阳热之气由此汇入本穴并与督脉的阳气上行头颈，实而有力，故名大椎。又名百劳，调益阳气之总纲，可见其功用。取穴可以让患者活动颈部，不动的骨节为第一胸椎，约与肩平齐。可以治疗感冒发热，在大椎处刮痧，要刮出痧点，顺带后背肺俞等也要刮一刮。也可以在此穴拔火罐，留罐10分钟，如有咳嗽可在双侧肺俞加拔火罐。也可以治疗落枕和肩背不适。现在人总低头看手机，要多用热水或热毛巾热敷大椎穴。

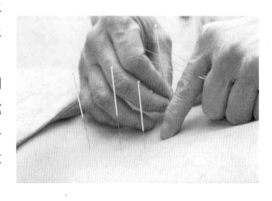

脑户穴，督脉入脑之门。此处禁针、禁灸，只可以按摩和敲打，比如易筋经之**"打躬势"** 里的**"鸣天鼓"**，可以除脑部郁热，治头部癫痫。"鸣天鼓"是我国流传已久的一种自我按摩保健方法，意即击弹天鼓。该法最早见于丘处机的《颐身集》，原书这样描述："两手掩耳，即以第二指（食指）压中指上，用第二指弹脑后两骨做响声，谓之鸣天鼓"。也有人认为：双手闭耳如鼓音，是谓"鸣天鼓"。具体的操作方法是这样的：顶平项直，这样有助于督脉通畅，两手掌心紧按两耳外耳道，两手的食指、中指分别轻轻敲击脑后枕骨，共 60 下。然后掌心掩按外耳道，手指紧按脑后枕骨不动，再骤然抽离。督脉贯脊属肾，肾藏精，为元气之海，鸣天鼓可以调理肾气，疏通督脉，甚至延年益寿。

凡脑户这种不宜针、不宜灸的穴位，都要用按摩法。其实，按摩、推拿法最初专门为小孩所用。比如小儿鼻炎，以推肺、脾、肾三经为主，再刮膀胱经和督脉。另外，对小儿腺样体肥大、小儿感冒发热、过敏性体质、日常不爱吃饭、多动、睡觉张口打呼、便干等病证，按摩和推拿法疗效都非常好。年轻的母亲如果有时间，我真心建议你们系统地学一下小儿推拿。

《素问·骨空论》说：**督脉为病，脊强反折**。邪犯督脉，则角弓反张、项背强直、牙关紧闭、头痛、四肢抽搐，甚则神志昏迷、发热、苔白或黄、脉弦或数。

《素问·骨空论》还说：**此（督脉）生病，从少腹上冲心而痛，不得前后**（前后，指大小便不通），**为冲疝；其女子不孕，癃、痔、遗溺、嗌干**。其在女性则不能怀孕，或为小便不利、痔疾、遗尿、咽喉干燥等症。

督脉病最常见的有：

（1）督脉上行属脑，与足厥阴肝经会于巅顶，与肝肾关系密切，督脉之海空虚不能上荣于充脑，髓海不足，则头昏头重、眩晕、健忘。

（2）两耳通于脑，脑髓不足则耳鸣、耳聋。

（3）督脉沿脊上行，督脉虚衰经脉失养，则腰脊酸软，佝偻形俯，或强直。

（4）督脉主司生殖，为"阳脉之海"，督脉阳气虚衰，推动温煦固摄作用减弱，男子则背脊畏寒，阳事不举，精清冷、稀薄，并且遗精。女性则小腹坠胀冷痛、宫寒不孕、腰膝酸软。

督脉病，可天灸

督脉病，可以采取天灸法，天灸，就是通过艾绒铺灸后背，让太阳照射的方式，借天地阴阳转换之气机防病、治病，增强免疫力。这种方法因为只是借助太阳的能量，不点火，所以比艾条灸还要安全，且力道大。有人说，我光晒后背，不铺艾绒行不行？不行，因为天灸不仅要靠太阳的能量，也要靠艾绒的通窜力，艾草之所以称为"医草"，就在于它一可以通经脉，二可以回阳、暖宫，这时再加上至阳的助力，而督脉又主人一身之阳气，几个作用叠加在一起，绝对是一种防病、治病的上上法。如此晒透了，还能祛湿减脂。

天灸的具体做法：时间最好选择夏至或三伏天的上午或正午时分。地点为露天阳台，不能隔着玻璃。凡隔着玻璃晒太阳都无效。然后把衣服倒着穿，或穿一个肚兜，裸露后背卧在厚垫子上，当然在草地上更好，让邪气可以有去处。这时将艾绒铺于后背，以脊柱为主。如果有强直性脊柱炎，常年腰背疼痛、骨关节疼痛者，或有产后风者，还可以另外找人帮忙用厚 1 cm、宽 4 cm 的蒜泥，从大椎穴铺至长强穴，再把艾绒铺满后背，腿上膀胱经也可以铺一些，晒到全身微微出汗最好，此法甚驱寒湿，大爽。为了防晒，头上可以盖一个草帽。时间可长可短，20 ~ 40 分钟为宜，切忌大汗淋漓。

不适宜天灸的人：高血压患者、孕妇、心脏病患者。

天灸注意事项如下：

（1）出汗后千万别受风，起身前一定要找人用干毛巾擦拭干净，一边擦一边覆盖好衣物。而且，天灸过后不要洗冷水澡，最好是两小时后再洗热水澡。

（2）起身后要喝一大杯温水。如果流汗过多，则需要补液。补液最快的是提前煮好生姜红枣水（取生姜 6 大片，红枣 12 枚，掰开，千万不要去核，因为枣皮有包敛之性，枣肉有濡润之性，枣核有破坚之性，很多瘀滞全靠枣核的破坚之性），夏至、三伏是大火盛，所以该补液汤里，南方可以加几枚菱角，北方可以加两片荷叶，喝起来会比较舒服，寒湿重的人，则要喝姜茶，不过此姜可不是生姜，而是干姜。

夏至天灸法在夏至这一天要做，如果下雨就在夏至前后找不下雨、太阳足的时候做，而且初伏、中伏都可以做。但伏天做天灸，可以另外用两种汤补液，寒重的人，喝"白萝卜羊肉汤"（白萝卜一根，羊肉 500 g）。普通人，喝"绿豆酸梅汤"（绿豆 100 g，酸梅汤 30 g）。天灸完，喝汤，然后大睡一觉。

（3）如果蒜灸后有水疱，也不必担心，只是寒湿太重，用烧过的针轻轻挑破即可，擦干净，不必擦药，如果痒，可以用艾条灸一灸，慢慢就好了。有人问有水疱可以洗澡吗？当然可以。

（4）三年之病当求七年之艾，所以艾绒、艾条不怕久放，可以先存一些，气息沉淀下来更好。

（5）用完的艾绒可以收集起来，做艾香，偶尔揉成小艾炷放到小碟子里点燃，可以除晦气、辟邪气。也可以做成香囊，放在家里阴暗潮湿的地方，可以防病毒。剩下的艾灰收集起来，如果孩子有湿疹，可以把艾灰和香油混合后涂抹在患处，也有效。

一般一袋艾绒可以供三个人天灸，做过天灸的艾绒，可以做成坐垫，但千万不要做成枕头，毕竟沾了病气。

2021 年，我们搞了一场元泰堂首届天灸节，效果非常好，好多人做过后，都直呼大爽。做过几天后，后背都好像背着暖暖的小太阳，而且夏天没太怕热，冬天没太怕冷，做过天灸的南方人说冬天都不用电褥子了。

一年当中，冬天有三九，夏天有三伏，对人的气血都是考验：最冷时，皮下及周围血管收缩，会使血压升高，直接加重心脏负荷，心脑血管疾病发病率升高；最热时，皮下血管扩张，回到心脏的血流量也显著增多，心脏负担就会加重，于是就成了心肌梗死的高发期。最冷时，人们饮水量减少，加之冬季进补，饮食结构多油、多盐，会加重血脂异常，诱发血栓。而三伏桑拿天，人体出汗较多，如果不能及时补充水分，也会导致血液黏稠度升高，易形成血栓。而出汗增多，还会导致电解质紊乱，从而引发心律失常。也就是说，三九天和三伏天对人的气血影响很严重，一不小心，就可能出现急症。

但这两个时间段也是磨砺身体的好机会，俗语说"冬练三九，夏练三伏",所谓"练",我看主要是锻炼意志,在最寒和最热时,能耐住心性,不浮躁、不乱来,才能平稳度过酷寒和酷热。什么叫乱来呢?比如三伏天开空调,屋里冷,外面热,在酷暑和凉爽之间频繁切换,骤冷骤热的变化对人体心血管是很大的挑战,尤其对血管弹性下降、动脉硬化的中老年人而言,更是危险。所以这时如果能磨砺自己的意志,再坚持正确和适量的锻炼,不仅可以增强对酷寒、酷热极端天气的适应能力,也能让身体更健康。

做不了天灸的人,也要在夏至日用艾条灸中脘、关元、足三里等,胃寒、肾寒,有青春痘的人,都可以灸,还可以灸一灸膏肓穴。夏至灸膏肓穴,是冬病夏治,其实就是寒病用热来治,对秋冬咳嗽、哮喘、慢性支气管炎、胃肠炎、颈椎病、风湿及类风湿关节炎等疾病有良好的治疗效果。此穴有左右两个,可以治疗诸虚百损、五劳七伤、身形羸瘦(肺结核)、梦遗失精等,可以说无所不治。灸到从两穴处有似热水一样的感觉流向两肾,才算足量。新型冠状病毒既然是从呼吸道开始感染,首先攻击的就是肺,就可以灸膏肓穴,灸膏肓穴是一个强肺的大法,但也不可以灸太过,须适可而止。

端午节不太适合天灸,但可以用艾条暖身、祛湿。这一时间段人体容易长湿疹,高考、中考也在这期间,大人和孩子都焦虑,而焦虑首先会表现在皮肤上,于是端午节前后就成了湿疹大暴发的时节,古代称湿疹等皮肤病为"癞",也就是癞疮,《黄帝内经》说:"脉风成,为疠(也就是风寒客于脉,导致营血阳气不清,而生癞疮)。"即是说凡皮肤症状都是邪气侵蚀经脉而受损。一般来讲,皮肤病不会致命,但皮肤病乱治则可能会致命。这是因为皮肤病大都是经脉病,刚开始时尚未伤及五脏,顶多五脏,尤其是肺、脾、心有点虚,如果经脉病天天用激素,就等于把经脉病活活治成了五脏病,身体就出大问题了。可皮肤病使人不美观,再加上痒痛,人们就急于用各种方法治疗,一旦治错了,就会反反复复发作。所以治疗湿疹等一开始就要找对医生,比如用通脉汤、理中汤等,通脉汤就是通经脉,先是让湿气发出一些,严重的会流水,这时再用艾条熏熏,表皮干了后,用艾灰和香油等涂抹,很快就能好。

督脉锻炼法

《黄帝内经》说：**"督脉生病治督脉，治在骨上，甚者在齐（脐）下营。其上气有音者，治其喉中央，在缺盆中者。其病上冲喉者治其渐，渐者，上侠颐也。"**

翻译过来就是：督脉生病治督脉，轻者治横骨上的曲骨穴，重者则治脐下的阴交穴。患者气逆上而呼吸有声的，治疗取其喉部中央的天突穴，此穴在两缺盆的中间。患者气逆上充于咽喉的，治疗取其大迎穴，大迎穴在面部两旁夹颐之处。

奇经八脉有病，最好的方法是练功，而不是吃药，因为很少有中药可以进奇经八脉。

最锻炼脊柱督脉的方法有：站桩、练习易筋经、晒太阳。

●站桩

锻炼督脉的第一个方法是站桩。站桩即身体如木桩站立不动，目的在于如木桩有根而稳定，而非傻站不动。站桩是中国武术体系中的一种基础性训练，所谓"未习拳，先站三年桩"。

站桩的第一个要点，就是百会对会阴，百会是督脉穴位，会阴是任督冲合穴，百会对会阴，是人体中轴线，以这个中轴线形成的圆就是任督二脉小周天。养生家称百会为天门，会阴为地户。天主动，地主静，所以天门要常开，地户要常闭。站桩下盘是根基，下盘的要领就是：开臀提胯，敛阴吊裆。

吊裆，就是收敛会阴，会阴穴在前阴后阴的中间，是任、督、冲三条经脉的一个起始点。督脉主人一身之阳气，任脉主人一身之阴血，冲脉主人一身之性。所以，会阴被练功者、养生家起了个专门的名称——阴跷库。库，就是藏元精、元气、元神的地方。

不练功夫的人，阳气常把会阴穴冲开，分成任、督、冲三股流注于经脉，不能返还归元，因此无法延年益寿。因为只要会阴穴一打开，人体的百脉都动。所以练功夫的人一定要让会阴穴有弹性且紧闭，使散乱之气得以归元，这样才能降低消耗，强身健体。

为什么刚开始练习气功或其他各门武术时一定要先从站桩、站马步开始呢？这是因为，只有先锻炼好会阴穴，才能让百脉引发全身的气机流动，并能返回会阴穴。

提拉会阴穴的时候，身体肯定是要挺直的，所以这个动作的要点就是站直或坐直，调整好身体，让百会对会阴，然后往上提拉。此时，我们自然会收腹。收腹实际上也是一个非常重要的动作，它可通过六腑的运动来按摩人体的五脏。

从会阴处，督脉、任脉从前后上行，在上颚处交汇，在身体内部形成一个圆环，就是所谓的中脉，胚胎最先形成的就是此圆环，由此生出眼、耳、鼻、舌、身，所以上颚膛腔就似穹庐天空。古人用牛郎比喻人体督脉强劲有力，用织女比喻任脉绵柔细腻，一年一度相会之鹊桥，也就是指上颚之弓，舌头一卷也是所谓鹊桥，其日多雨，就是指舌头上卷，口腔内会产生甘露，而不是牛郎织女相会时的眼泪。

把这段读懂了，就又得一个养生大法，即卷舌功。想要心脏好，特简单，可以没事的时候卷着舌头，睡觉前也卷着，叫"搭鹊桥"，产生的唾液徐徐吞咽，大补阴液一盒胜过六味地黄丸，这就是"金风玉露一相逢，便胜却人间无数"。任督交会，就是阴阳和合，就是牛郎织女相见。任脉、督脉一相会，生命就为之绽放。就这么一个故事，千百年来都当爱情故事讲了，只有学习了《黄帝内经》，才明白了这故事的真谛，可见学习《黄帝内经》，可以开大窍啊。

站桩的第二个要点就是肩井对涌泉。两脚分开与肩同宽，其中的秘密就是肩井对涌泉。涌泉穴为足底肾经的一个穴位；而肩井穴在人体的肩膀上，位于大椎穴与肩峰端连线的中点处，属于胆经。涌泉穴表示肾气如泉水刚刚涌出地面，如果不加以约束，则散溢四方，有肩井这口井收拢着，气血就不会散乱了。有人会疑惑，肩井穴有点靠后，似乎对不上涌泉。可你若真对不上，你还就真的永远练不成。

站桩的第三个要点，就是要守五窍三关。五脏各有官窍。"窍"：穴也，空也（《说文·穴部》）。"巧"，又有机巧、灵巧之意。五脏有官窍，是造化的机巧与智慧。五脏为阴，阴要没有官窍，就僵死了。反过来，五官窍也决定着五脏的生死。

道教丹道家视五窍为元气之贼，因此强调对眼、耳、鼻、口、意的修炼，主张目不外视而视内，则魂在肝而不从眼漏（肝神为魂）；鼻不闻香而呼吸在内，则魄在肺而不从鼻漏（肺神为魄）；口不开而默内守，则意在脾而不从口漏（脾神为意）；心不妄想，则神在心而不从想漏（心神为神）。如此，则五脏神攒簇在腹部坤位，为不漏境界，这也是老子"君子为腹不为目"的真义。

守三关是哪三关？三关是耳、目、口。人容易受到耳、目、口的伤害，耳听声，终日听别人喋喋不休，则肾精动摇；目视色，终日看碎片文字，则心神驰越；口多言，终日言语无逻辑且怨气冲天，则肺气散乱。因此，人要固守耳、目、口三关，才得清静之道。练功的人一定要注意练功时不可妄语，而教功的人最忌讳一边讲一边练，这样最耗气。

●练习易筋经

锻炼督脉的第二个方法，是每天练习易筋经。易筋经属于古代的导引，导引，意为"导气令和，引体令柔"之意，即使"气"更平和，使"体"更柔软。所以，导引始终是中医内涵的一部分。

易筋经功法的主要运动形式是以腰为轴的脊柱旋转屈伸运动，如"九鬼拔马刀势"中的脊柱左右旋转屈伸动作，"掉尾势"中脊柱前屈并在反伸的状态下做侧屈、侧伸动作。所以，易筋经主要是通过脊柱的旋转屈伸带动四肢、内脏的运动，在松静自然、形神合一中完成动作，达到健身、防病、延年、益智的目的。

●晒太阳

锻炼督脉的第三个方法，是晒太阳。督脉以脊骨为主，今人认为补钙必须补充维生素D，但最安全的做法是通过晒太阳促进皮肤中一种胆固醇转化为维生素D。每天晒后背15分钟，对心肺和脊柱都利益无穷。有人问，隔着玻

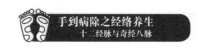
璃晒行吗？不行。

古代，缺医少药，特别是在山林中修行的道士，所以他们特别强调"手到病除"，就是多用手法，而不是依赖针与药，于是，就有了推拿法：推、拿、按、摩、跷、揉、捏、点、拍等。我们在学习了经脉后，也应该多用这些手法。尤其是对小孩和老人，这些手法非常安全。更重要的是，这些手法都跟导引术有关，比如古代有"天罡指穴"法，就是从易筋经等演化出来的，易筋经练好了，按摩手法会更上一层楼。

《黄帝内经》里，也谈到按摩。如《素问·血气形志》有**"经络不通，病生于不仁，治之以按摩"**之说。《肘后备急方》也有爪掐人中治疗晕厥患者的急救法。到了宋金元时期，推拿运用的范围更加广泛，如宋代医生庞安时**"为人治病十愈八九……有民家妇孕将产，七日而子不下，百术无所效……令其家人以汤温其腰腹，自为上下按摩，孕者觉胃肠微痛，呻吟间生一男子"**，就运用了按摩法催产。在宋代陈直的《养老奉亲书》中提出了老年人经常擦涌泉穴，可使晚年步履轻便，精神饱满。

所谓按跷，按是按法，指利用指尖或指掌，在患者身体适当部位，有节奏地一起一落按下。跷法，是通过改变身体姿态，把身体重新布置、摆弄一下，以帮助人体改变气血流动的方法。跷法的真正含义就是姿势正确，则身体气血流畅。但这种手法对医生的要求甚高，如果医生不练功，不明"内景隧道"，没有真正经络气血的实修，是做不到这一点的。

所以说，跷法就是重新让你在自己的身体上找不同的支点，并通过这些支点建立身体气血的新的平衡，就像搭了一座桥一样。明白了这一点后，你便知道，你练功的时候有人帮你摆姿势也是跷法，姿势站得不对，气血就错乱。而有时姿势站对了，人却开始不舒服，很难受，出汗或想吐，骨头和肌肉都开始疼痛，为什么？因为该站姿在治病。其实，这也是古代房中术的基础，只是现在没人懂了，所以，房中术的真正内涵也失传了。

人体内有气血，外有身姿。跷法对车祸后遗症和对各种摔伤最有效。但跷法对患者的要求也很高，光有医生校正身姿还不行，患者自己还得花大量的时间去保持这种不舒服的身姿，才能慢慢矫正过来，其过程也是很痛苦的。有时候，我们身体姿势是否舒服，我们知道；但我们姿势是否正确，我们不知道。就好比，你现在认为舒服的姿势实际上是病态的姿势，是为了迁就疾病，觉得这种姿势舒服，所以你以为舒服的姿势可能是错误的姿势。通过按跷医生替你摆对姿势，你反而觉得特难受，会导致全身大汗，但只有这样才能把气机捋顺。你若不能坚持，就会在错误的路上越走越远。

健忘与阿尔茨海默病

督脉上行属脑，与足厥阴肝经会于巅顶，与肝肾关系密切。督脉之海空虚不能上荣于脑，髓海不足，则头昏头重、眩晕、健忘。

关于心与脑，大家首先要知道入脑的经脉——督脉、膀胱经、肝经入脑；阴跷、阳跷入后脑，主人的运动协调性。胃经、五脏六腑之精气，随眼系入于脑。肝开窍于目，所以眼睛是脑力最外散的一个地方。

入脑，首先是督脉，督脉之精髓入脑，头脑先天灵活不灵活，跟督脉有关。督脉受伤，脊柱侧弯，都会影响脑力，现在过早地强迫孩子拘坐学习，其实不利于孩子发育，甚至会伤害精髓的生发之机。人老了，脊柱伛偻，精髓已少，再不能上输于脑，就是阿尔茨海默病（老年痴呆症）的一个原因。

《灵枢·经脉》还说："**督脉，实则脊强，虚则头重。**"是说督脉有劲，脊柱就强，督脉虚，头就沉重。这也是督脉与脑部的关系。

《黄帝内经》说："**诸髓者，皆属于脑。**"脑为髓之海。精髓不足，则大脑失养。脊髓上脑，全靠督脉阳气足。脑为"奇恒之腑"，奇就是独特，恒就是永久，脑之所以有奇恒之性，就在于脑髓都是经过督脉气化的髓。不知大家发现没有，人类最持久的回忆大多是 14 岁之前的事，因为那时人处于无漏境，精满气足。一有漏，人的回忆就也有漏了，再兼青春期后的人生有点千篇一律，而且辛苦，所以，人到老时，最爱回忆的就是少年期。

临床上把脉，经常见到脉象短缩，可见健忘一症，已是常态。健忘，不分阴虚、阳虚，均以精神不足为主。精气足，则神自然聪明；精气衰，则神必定昏沉，总是一时明白一时糊涂。按理说，这种病应该是以老年人居多，但现在有的青少年日夜沉迷于游戏，其损伤元气的程度绝不亚于老年人，所以也多患健忘一症。

健忘，首先是心肾不交，寒邪困扰于中焦，肾水虚而不能上升，心火也不能下降交于肾。久之，精亏血少，阳气虚损无以化髓，于是大脑空泛，虚火扰头，失眠健忘。而元气虚弱，手脚就会冰冷或烦热，手脚属于血管末梢，大脑内部的血管也属于血管末梢，供血不足就会使大脑反应迟缓，形成健忘症、阿尔茨海默病痴呆症或智力障碍。心肾不交的，治疗当以交通阴阳为主，用白通汤、交泰汤。但归根结底还是需要在日常生活中改掉坏毛病，不戒掉手淫、游戏等，不先调伏其杂乱之心，药也救不得。

健忘一事，属于思维断想，记忆不确，中医认为在于心窍闭，《黄帝内经》讲"心之官为思"。开心窍一般多用石菖蒲，但如果不配伍人参补心血之虚，断然无用，心血既虚，纵使石菖蒲能令心窍开，也不过随开随闭，必得心血和充足阳气鼓荡，才能九窍俱通。这就是中药之妙。

还有人问：服用"天王补心丹"等有用吗？方中多用人参、茯苓、玄参、丹参、桔梗、远志、当归、五味、麦门冬、天门冬、柏子仁、酸枣仁、生地黄等，看似面面俱到，但若不抓住阳虚这个根本气机，不仅不管用，反而会使阴邪更盛，使生机抑制，健忘还未治愈，反而添了燥渴的毛病。药物，绝对不是增强记忆力的法宝，就比如大脑缺氧，没有人是靠吸氧考上清华、北大的，只有精足、勤奋和稳定的情绪，才是增强记忆力的根本。

再说阿尔茨海默病。有人预测，阿尔茨海默病将是21世纪最可怕的老年病。其主要表现为健忘、目光呆滞、口齿迟钝，继而影响知觉神经，失去自理能力。

关于阿尔茨海默病的成因，有多种说法。日本学者认为，进食过饱后，大脑中被称为"纤维芽细胞生长因子"的物质会明显增多，这种纤维芽细胞生长因子会使毛细血管内皮细胞和脂肪增多，促使动脉粥样硬化发生，进而引起大脑早衰和智力减退，发生阿尔茨海默病。

西方还有病毒感染说。也有人认为常年吸烟者，脑组织就会有不同程度的萎缩，易发生阿尔茨海默病。此外，因为酒精对大脑有很大的伤害，让人头晕头痛，智商下降，做蠢事、说蠢话，所以爱喝酒的人，也易得阿尔茨海默病。

其他说法有：情商低，不坚强不乐观，长期心情郁闷的人，智商会下降。不爱动脑筋的人，大脑得不到锻炼，智商会下降。过度操劳，睡眠时间不够的人，大脑没有休息好，智商会下降。肠道功能不好，便秘的人，吸收不了营养，大脑缺少营养，智商会下降。喜欢喝饮料，喝水过少的人，性生活过多，肾功能不好的人，智商会下降。肥胖的人容易得阿尔茨海默病，这是因为过多的脂肪进入脑内，会妨碍神经细胞的发育和神经纤维增生。以上这些，至少告诉我们，情绪问题、睡眠问题等，会影响大脑发育。

其实，人脑也像计算机，有硬件老化、有系统老化，更有电力不足或没电的时候。计算机用几年基本就换一台，可人脑换不得。多用脑，经过脑的经脉就通畅。如果经脉不畅，就得以祛除寒邪、补充元气为原则，可人老了，寒邪尚且好祛除，但元气难补。

预防阿尔茨海默病，最好是在未老之前，做好几件事。

（1）培养一些兴趣，如写毛笔字、画画、养花、下棋、养宠物、上老年大学，让自己又忙又快乐。

（2）练手指功。因为手脑相通，手指末梢都是经脉的井穴。如易筋经外功，主要是运动指掌及上肢，通过上肢运动而运气壮力、活血舒筋，简单易行。其第 3 势：两手拇指先屈于掌内，然后四指握拳，就是握固；两臂垂于体侧，拳孔向前；每默数一字，将拳一紧，紧后即松，一紧一松为 1 次，默数 49 次。第 7 势：两臂左右侧平举，高与肩平，虎口向上，两肩略向后仰，胸部略向前，两臂上举同时脚趾离地，脚掌着地；每默数一字，将拳一紧，紧后即松，一紧一松为 1 次，默数 49 次。

（3）广交朋友，如闺蜜群居式养老就是一种选择。

（4）少管闲事。凡事睁一只眼闭一只眼最好。有些老人非得带 30 多岁的儿子来看病，或因为孙子的病，跟儿媳来个中西医之争，这些真没必要，用我婆婆的话说：眼皮子指望不上，还指望眼眶子！不值当的，别管了，好好活自己吧。

任脉循行及穴位

《素问·骨空论》说："**任脉者，起于中极之下，以上毛际，循腹里，上关元，至咽喉，上颐循面入目。**"任脉经起源于中极穴的下面，就是胞中子宫，而中极穴在腹正中线脐下 4 寸。上行经过毛际再到腹部，再上行通过关元穴（在腹正中线脐下 3 寸），再到咽喉（天突穴），又上行至颐，循行于面部而入于目中（承泣穴，交足阳明胃经）。

"**任脉为病，男子内结七疝，女子带下瘕聚。**"对男性而言，任脉有病，则"内结七疝"。现在中老年男性的疝病为多发病，多跟任脉血虚有关。对女性而言，任脉有病，则"带下瘕聚"。女性的白带异常、子宫肌瘤和不孕多与任脉不通有关。阴血不足，不能育胎；阳气不足者，不能摄胎。现在不孕不育的人很多，到处检查也查不出毛病，其实，不孕的问题，多由任脉受损所致。

所以，女性妇科疾患要考量任脉、督脉、带脉、冲脉，以及肝经（妇人少腹肿）、心经（心主血脉）、脾经（脾主统血）等。其中，任脉起于胞中，具有调节月经，促进女性生殖功能的作用，故有"任主胞胎"之说。

"**任脉之别，名曰尾翳。下鸠尾，散于腹。实则腹皮痛，虚则痒搔。**"也就是说肚皮痛和肚皮瘙痒，跟任脉有关。

任脉穴位，经络图上是起于会阴，实际上是起于胞中。胞中，也是《难经·六十六难》所说的"脐下肾间动气"所在，一般称为"丹田"，督、任、冲脉之气均发源于此。止于承浆，**任脉之气所发者二十八穴**。按理说，任脉的每个穴位都非常重要。

其中最重要的几个是：**会阴**，在会阴部，男性当阴囊根部与肛门连线的中点，女性当大阴唇后联合与肛门连线的中点。主治：溺水窒息、昏迷、癫狂、惊痫、小便难、遗尿、阴痛、阴痒、阴部汗湿、脱肛、阴挺、疝气、痔疾、遗精、月经不调。

中极，在下腹部，前正中线上，脐下4寸。主治：小便不利、遗尿、疝气、遗精、阳痿、月经不调、崩漏、带下、不孕。

这个穴位又是膀胱募穴，所谓募穴，是指脏腑之气输注于胸腹部的腧穴，又称为"腹募穴"。"募"，有聚集、汇合之意。六脏六腑各有一募穴，共12个。肺为中府，心为巨阙，肝为期门，脾为章门，肾为京门，心包为膻中，胃为中脘，胆为日月，大肠为天枢，膀胱为中极，小肠为关元，三焦为石门穴等。募穴多用以诊断和治疗本脏腑病证。如胃病多取中脘，大肠病多取天枢，膀胱病多取中极等。

关元，同时又是小肠募穴，即小肠病就要取关元穴。这个穴位在下腹部前正中线上，脐下3寸。此穴有强壮作用，为保健要穴。主治：一切虚证，如遗尿、小便频数、尿闭、泄泻、腹痛、遗精、阳痿、月经不调、带下、不孕、中风脱症、虚劳赢瘦、过度疲劳。

石门，又是三焦经募穴，即三焦病治疗就要取石门穴。石门穴在下腹部前正中线上，脐下2寸。主治：腹胀、泄利、绕脐疼痛、奔豚疝气、水肿、小便不利、遗精、阳痿、经闭、带下、崩漏。此穴可灸。孕妇慎用，据说扎针后可致子宫后倾位而不孕，应小心使用。

气海，在下腹部前正中线上，脐下1.5寸，也是保健要穴。主治：虚脱、形体羸瘦、乏力等气虚病证；水谷不化、绕脐疼痛、腹泻、痢疾、便秘等肠道病证；小便不利、遗尿、遗精、阳痿、疝气、月经不调、痛经等。《铜人腧穴针灸图经》载："气海者，是男子生气之海也。"此穴有培补元气，益肾固精，补益回阳，延年益寿之功。

常用的灸法有气海温和灸、气海隔姜灸和气海附子灸等。

气海温和灸：将艾条点燃后，在距气海穴约3 cm处施灸，如局部有温热舒适感觉，即固定不动，可随热感而随时调整距离。每次灸10～15分钟，以灸至局部稍有红晕为度，隔日或3日1次，每月10次。

气海隔姜灸：取厚为0.3～0.5 cm的鲜姜一片，用针穿刺数个针孔，覆盖在气海穴上，然后置小艾炷或中艾炷于姜片上点燃施灸。每次3～5壮，以灸至局部温热舒适，灸处稍有红晕为度。隔日或3日1次，每月10次。

气海附子灸：取厚为0.3 cm左右厚的附子片，以水浸透后在中间用针刺数个针孔，放在气海穴上，于附片上置黄豆大或枣核大艾炷施灸，以局部有温热舒适感或稍有红晕为度。每次3～5壮，隔日或3日1次，每月10次。

神阙，脐中央。主治：腹痛、泄泻、脱肛、水肿、虚脱。禁刺，宜灸。

建里，听名字就好用，在上腹部前正中线上，脐上3寸。主治：胃脘疼痛、腹胀、呕吐、食欲下降、肠中切痛、水肿。

中脘（胃经之募穴，八会穴之腑会），又是脾的强壮穴。主治：胃痛、呕吐、吞酸、呃逆、腹胀、泄泻、黄疸、癫狂。

《素问·气穴论》篇：**背与心相控而痛，所治天突与十椎及上纪，上纪者，胃脘也，下纪者，关元也。**背部与心胸互相牵引而痛，如果胸胁痛得不敢呼吸，不能仰卧，上气喘促，或一侧偏痛，其治疗方法应取任脉的天突穴和督脉的中枢穴，以及上纪、下纪。上纪就是胃脘部的中脘穴，下纪就是关元穴。

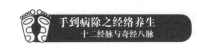
巨阙（心经募穴），在上腹部前正中线上，脐上 6 寸。主治：胸痛、心痛、心烦、惊悸、尸厥、癫狂、痫证、健忘、胸满气短、咳逆上气、腹胀暴痛、呕吐、呃逆、噎嗝、吞酸、黄疸、泄利。

膻中（心包经募穴，气会膻中），在胸部，当前正中线上两乳头连线的中点。主治：咳嗽、气喘、咯唾脓血、胸痹心痛、心悸、心烦、产妇少乳、噎嗝。

天突，在颈部，当前正中线上胸骨上窝中央。主治：咳嗽、气喘、胸痛、咽喉肿痛、暴喑、瘿气、梅核气、噎嗝。

承浆，面部，当颏唇沟正中凹陷处。主治：口歪、齿龈肿痛、流涎、暴喑、癫狂。

我们几乎耳熟能详的穴位，原来都在任脉上，任脉这条中线的几个募穴，都分别是经脉之气的聚集处，比如膻中、巨阙、中脘、石门、关元，平时多按揉这些穴位，就能起到"四两拨千斤"的作用。

冲脉与女子月经和男子胡须

奇经八脉中的督、任、冲脉皆起于胞中，同出会阴，称为"一源三歧"，其中督脉行于腰背正中，上至头面；任脉行于胸腹正中，上抵颏部；冲脉与足少阴肾经相并上行，环绕口唇。督脉主气，任脉主血，冲脉主性。人活，就活在这三条经脉上。

理解"一源三歧"，对我们理解文化很重要。中国神话认为太阳的精魂是三足乌、月亮的精魂是三足蟾。为什么都是三足，而不是五足呢？若说天人相应，人都只有五个手指、五个足趾。三足这事，真可以看出古人是看本质而非看表象的。人活在任督冲，而这三者又都出于会阴，相当于会阴出了三个叉，撑起了人的生命。其实，太阳和月亮之精魂全是三足的想象，是从人对生命的内在认知里来的，传统文化一切的出发点是"人"！人的根本是三足，人的三个足就是督脉、任脉、冲脉，这三条经脉就决定了人的生死存亡。

从会阴到人中，应该是生命的根与结，根是会阴，结是人中，气、血、性，从会阴里面出来，然后在人中汇聚，于是，人中就成为气血交通的"沟渠"，这里宽大、深长，则气血足，寿限长，子嗣多。所以这就是中国古代相法上为什么重视人中的原因。

《素问·举痛论》说：**冲脉起于关元，随腹直上**。起于关元，即是起于胞中，与任脉同。

《素问·骨空论》说：**冲脉者，起于气街，并少阴之经，侠脐上行，至胸中而散。冲脉为病，逆气里急**。这里是说冲脉从胞中出来，沿两气街穴分流，与足少阴肾经相并，侠肚脐左右上行，到胸中而散（女子而生乳房）。冲脉发生病变，则气逆上冲，腹中拘急疼痛。

首先，冲脉跟月经有关。《素问·上古天真论》说：**二七而天癸至，任脉通，太冲脉盛，月事以时下，故有子……七七，任脉虚，太冲脉衰少，天癸竭，地道不通，故形坏而无子也**。此处的太冲脉，就是指冲脉。任脉主血，冲脉主气，任脉血足，冲脉气足，人则来月经；任脉主阴血，太冲脉主阳气，气为血之帅，阳气不足，也无法推动阴血，如此女性会经期不准。任脉血虚，冲脉衰少，人则绝经。也就是说，月经病，绝不只是阴血虚的问题，阳气不足，特别是冲脉无力，人的月经就会出现提前、推后或血量稀薄的问题。

冲脉，在男性，走两个睾丸；在女性，走两个卵巢，所以卵巢发育与冲脉相关。所谓幼稚子宫、排卵不畅等，其实就是任脉和冲脉的问题，因为属于先天病，所以不大好治。冲脉又上至气街，就是走到大腿根，所以大腿根酸痛，也是任脉血不足、冲脉气不足的象。

再比如痛经。《素问·举痛论》说："**寒气客于冲脉，冲脉起于关元，随腹直上，寒气客则脉不通，脉不通则气因之，故揣动应手矣。**"是说寒邪侵袭冲脉，冲脉起于小腹关元穴，循腹上行，如果寒气侵入则冲脉不通，脉不通则气因之鼓荡经脉欲通，因此就会腹痛，并且其处跳动应手。

其次，冲脉跟乳房相关。太冲脉起于会阴，然后分叉，走两个睾丸或两个卵巢。然后从人的"气街"处，也就是大腿根处向上分流，**至胸中而散**，在女性，形成乳房。所以，女性的第二性征乳房的发育与太冲脉相关，而男性由于阳气特别盛，太冲脉直接往上冲，一直调到"环唇口"的位置。所以，男性的第二性征之一就是长胡须。

咱们先说乳房。乳房大小也是由先天决定的，也就是说，乳房的"底座儿"跟冲脉有关。女性乳房紧小，是冲脉阳气足、收得住的象。乳房大小还跟后天胃血有关，血足后，兼之怀孕时也会刺激太冲脉，乳房大小还能有一次变化。

乳房一旦得病，就可以根据经脉来判断乳腺病的致病原因。比如，乳房的里侧，走冲脉和足少阴肾经；乳中，走足阳明胃经，所以乳房气血从胃来，而胃寒造成的痛苦甚至会上行至面容，导致脸上长疙瘩，或面色沉暗。故而乳腺增生等只需服用常量的附子理中汤一两个月即可治愈。乳房的外侧，走足太阴脾经，足少阳胆经。外侧偏上，走心包经、肺经、肝经。所以乳房外侧的疾患通常跟心情、情绪有关；内侧疾患跟气血有关。用砭石常常刮刮这些经脉，会有效地预防乳腺疾患。

因为冲脉上面与乳房有关，下面又联系着胞宫，所以乳腺疾患和子宫疾患同属一种病。就性情而论，心高气傲、脾气急躁的女性易患乳腺病；性格内向、忍辱负重的女性易患子宫病。有时暴躁，有时沉郁的，两种病都易患。而女性一般又是情感动物，所以情绪的问题是女性的病根。

女性要想不患乳房疾患和妇科疾患，就得做到《易经》"坤卦"里面的三个字"直、方、大"——直，就是率真，光率真还不够，还得方正，不方正的率真，就是粗鄙的任性，最后还得大，即心胸辽阔，如果一位女性能拥有这三大特性，俨然就是大地母亲的象征。女性不直，就自我憋屈，就怨；不方正，就贪心重，总是"欲而不得"；不大，就总是翻旧账，一件事说几十年，总是原地打转，没有进步。人生苦短，不往前走，人就后退，就脱离不了苦海，不如以"直、方、大"奋勇向前。其实，"直、方、大"也是经脉的特性，经脉"直、方、大"，生命也就灿烂。

说完了冲脉跟女性的关联，咱们说男性。冲脉在男性跟胡须有关。前文说**冲脉至胸中而散**，在女性，形成乳房，男性由于阳气特别盛，冲脉继续上行，冲到喉部凝聚一下，形成喉结，从喉结再往上走，沿两鬓长胡须。所以，男性的第二性征之一就是长胡须。

关于胡须，《灵枢·五音五味》有一段专门的论述。

黄帝曰：妇人无须者，无血气乎？

岐伯曰：冲脉、任脉皆起于胞中，上循背里，为经络之海。其浮而外者，循腹右上行，会于咽喉，别而络唇口。血气盛则充肤热肉，血独盛则澹渗皮

肤，生毫毛。今妇人之生，有余于气，不足于血，以其数脱血也，冲任之脉，不荣口唇，故须不生焉。

岐伯的回答是：胡须的生长，跟冲脉、任脉有关，血气盛，则能够充实皮肤、温暖肌肉，血独盛的话，就可以淡渗出皮肤，并生出毫毛和胡须。而女性的生命，有余于气，不足于血，因为女性总是流血（来月经）；女性的冲任之脉，不能滋润到口唇，因此长不出胡须。

黄帝曰：士人有伤于阴，阴气绝而不起，阴不用，然其须不去，其故何也？宦者独去何也？愿闻其故。

黄帝又问：有些男性伤了阴，阳痿而阴不能用，但他的胡须还在，是什么原因呢？而宦官却没有胡须，这是为什么呢？

岐伯曰：宦者去其宗筋，伤其冲脉，血泻不复，皮肤内结，唇口不荣，故须不生。

岐伯的回答是：因为宦官太监割去了生殖器和睾丸，这样就伤了冲脉，气血不能恢复，皮肤内结，所以唇口得不到滋养，因此胡须就没有了。岐伯并没有回答第一个问题，但第二个问题的回答其实就解答了第一个问题。

黄帝不依不饶，又接着问：其有天宦者，未尝被伤，不脱于血，然其须不生，其故何也？

天宦（就是指天生不长胡须的人）没有受太监那样的毒害，也不曾失掉气血，为什么不长胡须呢？

岐伯曰：此天之所不足也，其任冲不盛，宗筋不成，有气无血，唇口不荣，故须不生。

岐伯回答：这些人先天就有不足之气，他们的任脉冲脉不充盛，自然宗筋不成，有气无血，唇口得不到滋养，因此不长胡须。

我倒认为有些不长胡须的人也可能是任脉、冲脉收敛气机过强，因此胡须不显。这种人呢，男有女像，古代相术认为这种人能成大事，因为这种人城府深，老谋深算，什么东西都藏得比较深。

再者，头发属于后天肝肾，胡须属于先天任督冲。头发白跟肾虚有关，但

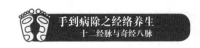

任督、冲脉虚的话胡子就会变白。所以，如果人头发白、胡须不白，说明此人肾虚，但任脉和冲脉尚可；如果人头发不白、胡子白，说明肾还没有虚，任督脉和冲脉虚。

岐伯回答完这一切后，黄帝还有个总结发言：

黄帝曰：是故圣人视其颜色，黄赤者多热气，青白者少热气，黑色者多血少气。美眉者，太阳多血；通髯极须者，少阳多血；美须者，阳明多血。此其时然也。夫人之常数，太阳常多血少气，少阳常多气少血，阳明常多血多气，厥阴常多气少血，少阴常多血少气，太阴常多血少气。此天之常数也。

翻译过来就是：圣人看人之面色，黄赤者多热气，青白者少热气，黑色者多血少气。眉毛漂亮的人，属于太阳多血（从经脉上看：眉头是膀胱太阳经，眉中间是阳明胃经，眉尾是太阳小肠经，所以浓眉是阳气足、血足的表现），还有人说女性颧骨高克夫，其实眉毛、颧骨走的都是阳经，阳气足者，心气盛而已；髯，指两鬓的胡须，须，指鼻翼两旁的胡须，所以两鬓胡须茂盛，是少阳胆经多血；鼻翼两旁胡须茂盛，是阳明胃经多血，这就是其规律。人之常数，太阳经脉常多血少气，少阳经脉常多气少血，阳明经脉常多气多血，厥阴常多气少血，少阴常多血少气，太阴常多血少气。三阴三阳六经的气血匹配，也是天之常数。

岐伯曰：人有髓海，有血海，有气海，有水谷之海。凡此四者，以应四海也……胃者，水谷之海，其输上在气街，下至三里。冲脉者，为十二经之海，其输上在于大杼，下出于巨虚之上下廉。膻中者，为气之海，其输上在于柱骨之上下，前在于人迎。脑为髓之海，其输上在于其盖，下在风府……水谷之海有余，则腹满；水谷之海不足，则饥不受谷食。

由此可知，人体有四海：髓海、血海、气海、水谷之海。胃为水谷气血之海，水谷之海邪气有余，人就腹满膜胀；水谷之海正气不足，人就会感到饥饿而又食不下。其输布范围，上在气街，下至足三里。通调水谷，重在通调气街（大腿根部）到足三里区域，拍打、按摩、艾灸皆可，很多经脉都走胃经气街，就是体现了中医以胃气为本。

另外，冲脉为十二经之海，《素问·痿论》说：**冲脉者，经脉之海也，主**

渗灌溪谷。意思是说冲脉是经脉之海，即冲脉为十二经气血汇聚之处，十二经脉气血足，冲脉就活泼有力。同时冲脉输送气血以渗透灌溉身体穴道。其输布范围，上在大杼穴，下出于巨虚之上下廉。大杼穴，位于背部，第一胸椎棘突下旁开 1.5 寸处，别名背俞，属足太阳膀胱经，为督脉别络；是足太阳膀胱经、手太阳小肠经的交会穴；又为八会穴之骨会穴，也就是说，骨病要治大杼穴。可以艾炷灸 5 ~ 7 壮，艾条温灸 10 ~ 15 分钟。

膻中为气之海，揉腹就是培补正气，疏泄邪气的方法。有人总问揉腹先左旋还是先右旋呢？都可以，揉的次数一多，就不必分先后了。

脑为髓之海，其输布范围在天灵盖和风府之间，所以头部按摩和风池、风府按摩，对脑髓有利。

生命在于坚持（带脉）

下面讲一下带脉。《难经》说：**带脉者，起于季胁，回身一周。**带脉，是经脉中唯一横向的，当带脉松懈的时候，人就可能约束不住纵向的十二经脉，所以从形体上来讲，人就可能会出现大肚子，比如"腹若垂囊"这些象，都跟带脉有关。同时，带脉、冲脉与任脉也是女性患病的根源，所以女性有病称"带下病"。

带下之证，90% 的女性都有，是由于根气虚而带脉不收引导致的，另外还有脾虚陷下的，有湿浊不清的，有气虚不摄的，有阳虚不固的，根底都在于子宫虚寒，温经驱寒即可。

《难经》说："**带之为病，腹满，腰溶溶若坐水中。**"水即是寒，所以带脉有病，就会腹部胀满，腰坠胀，寒冷。《伤寒论》在谈到"肾着汤"时说："**肾着之病，其人身体重，腰中冷，如坐水中，形如水状，反不渴，小便自利，饮食如故，病属下焦，身劳汗出，衣里冷湿，久久得之，腰以下冷痛，腹重如带五千钱，甘草干姜茯苓白术汤主之。**"你看，症状写了，药方也给了，这就是圣人的慈悲。

中医还有"带脉上合肝经"的说法，意思是肝经与带脉息息相关。要想治肝病，首先就要开带脉。易筋经之"青龙探爪势"就可通过开带脉来达到调养

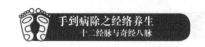
肝气的功效。所以，有肝病的人，我建议要多做"青龙探爪势"。

而最常见的带脉病就是带状疱疹。一般人都去就去看皮肤科，但在中医看来，带状疱疹是肝胆和带脉病。该病除了多发于腰部，也有在头部的，但其特点都是成圈状，或一圈在腰，或一圈在胸，或一圈在头，凡圈状的病，都跟带脉有关，也与肝胆相关。治疗该病，一要及时，二要辨证准确，如果是肝胆经瘀阻，就从疏通肝胆经入手，可以用《伤寒论》里的"小柴胡汤"等。如果是气机的问题，比如上下交通不利，实火、虚火憋在中焦，同时兼有发热恶寒，上热下寒等，可以用"麻黄附子细辛汤"，或"通脉汤"调理气机，辨证准确的话，3～5付药即愈。

另外，带脉与冲脉、督脉、阳明胃经也有关联。会造成阳痿或两脚、两腿萎软无力。

《黄帝内经》说：**冲脉者……与阳明合于宗筋，阴阳摠宗筋之会，会于气街，而阳明为之长，皆属于带脉，而络于督脉。故阳明虚则宗筋纵，带脉不引，故足痿不用也。**

这段说冲脉与足阳明胃经会合于宗筋，宗筋指生殖系统，也就是说人的先天与后天都表现在生殖系统。冲脉与阳明胃经汇聚在气街穴，因此，阳明胃经可以说是十二经脉里的"老大"，同时，十二经脉又都连属于带脉，并在带脉系络于督脉。阳明胃经虚，人的宗筋就松弛，如果带脉再无力，人的两脚、两腿就容易萎软无力。

这段把带脉于人体的意义说得很清楚，带脉约束后天十二经脉，同时又与先天奇经相连，是先天、后天之间的枢纽。所以按摩和敲打带脉可以同时作用于十二经脉和任督冲。怎么敲打呢？两拳握固，敲打平时两胁下系腰带处，每次108下，可以通天彻地，解决身体上下不交通的问题，也解决两脚、两腿萎软无力症。

我13年前的一个学员最近发微信给我，说：感恩13年前的机缘跟随了您！现在晚上睡前敲胆经200下，坚持了13年；晨起叩齿100下，吞津，早晚干洗脸36下，早晚梳头100下，一天不离梳子，坚持了13年，每天走路和看书，也坚持了13年。如今60多岁了，除了见朋友偶尔喝多，其他尚可。现在还能爬山到五六千米。

13年，一个娃娃都长成少年了。所以，坚持，是一种高度的自律，如果一个人连敲打自己100下的耐心都没有，那也干不成别的了。

有人问：生命到底在于静止，还是在于运动？是静好还是动好？其实，从来都是"动静相宜"。一般说来，动静有三境界：第一个境界最普通——动是动，静是静。第二个境界高级一点——动中有静，静中有动。比如在健身气功中，每个动作都暗含着一个屏息的过程，这个屏息的瞬间就是动中之静，没有"静"，人就体会不到"气"的韵律。第三个境界就有点禅意了——动就是静，静就是动。比如人虽然睡着了，可五脏六腑还在动，而且是无为的动，寂然的动。

　　所以，运动讲究两个要点：第一个要点是"匀速"。匀速既是"动"，又是"静"。静不是不动！宇宙中之星球，都在"动"，但不是乱动，而是各自保持着自己的速度，与匀速运动合拍，显现出来的就是"静"。唯有万物各守其道，才能带给人类和宇宙以繁荣。而形体的匀速运动，会带来心灵的匀速，形体的静会带来心灵的静。

　　运动的第二个要点是"坚持"，任何一种生命模式至少经过100天才能产生生命记忆，这就是修行家所说的"百日筑基"。生命是有节律的，气血21天会出现一个变化，而且是质变，所以我们要有耐心。能"百日筑基"后，就成为习性了，不必有意为之了，因为这些东西已经融入我们的行走坐卧之中，无处不在了。

　　我认为，一个真正的好医生在给患者开方子的时候，应该同时开三个方子：一个医疗方；一个日常生活指导方，就是怎么吃、怎么睡；还有一个是运动方。什么是方子？方，乃正也，就是指明正确的治疗方向。仅仅给患者开一个药方是不够的，还需要改变患者的生活习性，从饮食到起居，再到日常习惯、运动习惯，都要好好调整。

　　比如一个人腰疼，只用药、按摩是没有用的，如果患者成天到晚坐姿不对，总跷二郎腿的习性不改，就无法根治腰疼的毛病。人的生活习惯有惯性，那作为医生，就要再给他开一个运动方，让他每天抽出20分钟练习一个运动姿势，比如让腰疼的人练习八段锦里的"左右开弓似射雕"，他练着练着就会在生活中形成习惯，一方面锻炼了身体，一方面对他的腰病有一定的治疗作用。

　　如果没有医生开运动方，怎么办呢？建议大家从健身气功四套功法里找几个适合自己的招式，结合医理天天练，必有效验。这样不仅能治疗身体的疾病，还能避免疾病复发。

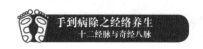

维脉跷脉关乎运动与睡眠

任脉、督脉、冲脉、带脉是奇经八脉中最为重要的。另外还有四条经脉很少有人讲：阴维、阳维、阴跷、阳跷。

●阴维、阳维

《难经·二十八难》说："**阳维、阴维者，维络于身，溢蓄，不能环流灌溉诸经者也，故阳维起于诸阳会也，阴维起于诸阴交也。**"

所谓"维"，就是维系。关于阴维、阳维的走向，可以看李时珍的《奇经八脉考》，阴维脉起于小腿内侧，沿腿股内侧上行到腹部，与足太阴脾经相合，过胸部，至咽喉与任脉会合。阳维脉起于足跗外侧，过外踝，向上与足少阳胆经并行，沿下肢外侧后缘上行，经躯干部后外侧，从腋后上肩，经颈部、耳后，前行到额部，分布于头侧及项后，与督脉会合。

所谓"**溢蓄，不能环流灌溉诸经者也**"是指这两条经脉主储蓄，而且不能回流灌溉其他经脉，其中，阳维主管阳脉交汇；阴维主管阴脉交汇。而且，阴维、阳维入后脑，主人的运动协调。

《难经·二十九难》："**阳维维于阳，阴维维于阴，（若）阴阳不能自相维，则怅然失志，溶溶不能自收持。**"是指它们一旦不能发挥作用，就"**怅然失志，溶溶不能自收持**"，也就是，失去的不能再找回，生命就无法维系了。阳维联络各阳经以归于督脉，阴维联络各阴经以归于任脉，当阴维、阳维脉经气出现异常，阴阳失去协调时就成病象。其病证是："**阳维为病苦寒热，阴维为病若（当为苦）心痛。**"

寒热为表证，心痛为里证。治寒热表证，李时珍引用张仲景之言：（寒热）病常自汗，是卫气不与营气和也。宜桂枝汤和之。又云：服桂枝反烦不解，先刺风池、风府，却与桂枝汤。心痛里证，治在三阴之交。太阴证，则理中汤；少阴证，则四逆汤；厥阴证，则当归四逆汤，吴茱萸汤主之。

古代王叔和认为癫痫属阴维、阳维。《灵枢》认为癫痫属于阴跷、阳跷。

李时珍认为：邪在阴维、阴跷，则发癫；邪在阳维、阳跷，则发痫。痫动而属阳，阳脉主之（主要表现为全身强直和抽搐）；癫静而属阴，阴脉主之（比如有一类患者人属于失神发作，失神表现为突然发生，动作中止，凝视，呼之不应，可有眨眼，但基本不伴有或伴有轻微的运动症状，结束也突然）。

先前我们讲过癫痫，因为这类患者，有的其脑部并无可以解释症状的结构变化或代谢异常，有的其脑内存在致痫灶，该致痫灶神经元突然高频重复异常放电，导致癫痫发作突发突止。但无论如何，这类患者都有意识丧失、全身强直和抽搐等表现。古人把这类病归为阴维、阳维，阴跷、阳跷，确实这四条经脉也都入脑，并与身体的运动协调有关。

●阴跷、阳跷

李时珍的《奇经八脉考》说，阴跷脉起于足跟内侧，随足少阴肾经等上行，阴气行于一身之左右，至咽喉，会任脉而终于目内眦。至目内眦与阳跷脉会合。阳跷脉起于足跟外侧，循外踝上行于股外至胁肋肩膊，行于一身之左右，而终于目内眦。也就是至目内眦与阴跷脉会合，沿足太阳经上额，于项后会合足少阳胆经。

在这段里，我们发现阴跷、阳跷聚合在目内眦，主管人眼睛的开阖。所以《黄帝内经》说跷脉：**"属目内眦，合于太阳、阳跷而上行，气并相还，则为濡目，气不荣则目不合。"** 即跷脉入目内眦，与太阳膀胱经相合，阳跷继续上行，其气滋润眼睛，阳气过盛则眼睛闭不上。《灵枢·寒热病》进一步解释说：阴跷、阳跷，阴阳相交，交于目锐眦，阳气盛则瞋目，瞋目，即眼睛大睁着闭不上；阴气盛则瞑目，瞑目，即眼睛睁不开。

《灵枢·大惑论》中，黄帝问：人因病而不能入睡，是什么原因？岐伯回答说：卫气在白天行于阳分，人处于清醒状态，夜间卫气入于阴分，人就能入睡。如果卫气不能入于阴分，经常停留在阳分，就会使卫气在人体的阳分处于盛满状态，相应的阳跷脉就偏盛，卫气不能入于阴分，就形成阴气虚，阴虚不能敛阳，所以就不能安睡。

黄帝又问：人因病而两目闭合不能视物，是什么原因？岐伯说：这是因为卫气滞留于阴分，不能外行于阳分。留滞在阴分使阴气偏盛，阴跷脉随之而盛满，卫气既然不得行于阳分，便形成阳虚，所以愿意闭目而不欲视物。

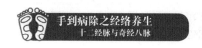
咱们索性把这一篇关于人睡眠障碍的问题讲完。

黄帝接着问：有人嗜睡，是什么原因？岐伯说：这一类人的特点是肠胃较大而腠理湿气重，由于肠胃较大，卫气在人体内部滞留的时间就比较长；腠理湿气重，卫气在体表的运行就受到阻止而迟缓。卫气在人体循行的常规是白天行在阳分，夜间行于阴分。阳气入于阴时，人就入睡了；阴气出于阳时，人就醒来了。这就是人有正常睡眠的原理。而肠胃大，阳气运行时间就久；湿气重，阳气运行就迟缓。如此，人的精神就不清爽，人就嗜睡酸懒。而那些肠胃较小、腠理通畅滑利的人，卫气行于阳分的时间比较长，所以睡眠就较少。

黄帝又帮我们问了一个问题：有的人不是经常嗜睡，而是突然间出现多卧嗜睡现象，这是什么原因引起的呢？岐伯说：这是因为邪气滞留于上焦，使得上焦气机闭阻不通，又因饱食之后，暴饮热汤，卫气滞留在胃肠中，致使卫气久留于阴分，而不能外行于阳分，所以会出现突然多卧嗜睡的症状。

所以大家看，古人的问题，我们今人都有，而道理，却被古人解释得明明白白，不过气与阴阳而已。

在现实中，有的人服了理中汤后，也会出现嗜睡、白天黑夜突然困得不行，这又是什么原因呢？这是好现象，因为把脉后服理中汤的人，先前都有寒湿久劳的问题，病去掉后，身体尚虚，这时身体会发指令让睡眠来修补气血，如此昏天黑地大睡几天后，人会满血复活。这时若还硬撑着不睡，药就白用了。

现在的人，分两种，一种是"撸铁狂魔"，成天大汗淋漓，汗为心液，最后也把自己弄虚了。一种是一动不动的"懒人"，这种人该怎么保持健康呢？

古代对这些懒人，有陈抟老祖的睡功，其程序有些复杂，而且务必于每日夜半后至日中前生气时修炼，普通人，就难以坚持。但也说明躺在床上也是可以练功的。

我根据古意，编了一组睡前动作，既可以安抚睡眠，又有利于健康，大家可以试一下。

（1）仰卧，双眼轻轻闭合，同时卷舌。闭眼养肝，卷舌养心，如此静卧一会儿，就会唾液满口。此时，若想排除各种杂念，就得数鼻呼吸36下。我国的道教修炼，非常重视气对人体生命的重要作用。孙思邈曾经讲道：养生修炼的方法虽然很多，而其下手之诀，皆不外呼吸作用。气存则人生，气竭则人死。普通之人，只知以口食谷，不知以鼻食气，虽终日呼吸不断，此等呼吸，大多出多入少；粗而短，不能细而长；急而浅，不能缓而深；此乃修炼家之大忌也。一般说来，只有练鼻呼吸时可以采用仰卧姿势，仰卧姿势是大多数人不习惯的睡觉姿势。这种睡眠姿态容易使颈部的肌肉下垂，嘴巴张开，导致呼吸道不畅，极易引起打鼾。但睡功的修持大都采用仰卧势来锻炼呼吸功能，不仅能有效地治愈鼻窦炎、鼻咽炎和扁桃体肥大等病证，而且能从根本上确保呼吸道畅通无阻，根绝上述各类疾病的发生。大家可以试一下。

"鼻通六腑，出者轻清之气，属阳，接其天，此乃天根"。口者，地户也。亦称"地根"。又说："口通五脏，出者重浊之气，属阴；一切百谷诸味皆地之精，从口而入，与地相接，谓之地根。"所以，以鼻纳清气，以口吐浊气，则为顺气；反之则为逆气焉。

（2）手和脚的动作。两手握固（即大拇指向掌心内屈，其余四指并拢卷握于大拇指之上），然后两臂上举，两大腿自然伸直展开，两足跟相距约5寸，两足尖朝向左右。先向外转手腕、脚腕各36下，然后再向内转手腕、脚腕各36下。转完人就有点劳累，此时可以呼气，两足尖绷直，同时身体放松还原。

（3）睡姿。右臂屈肘枕头，右掌心贴面颊（四指置于耳门旁，大拇指轻按耳后根处，使耳窍留空）；左手掌心落于右侧缺盆，手指攀按右肩井穴。两腿卷曲相叠，膝盖弯曲上跷，越接近肘部越佳。右侧卧有利于心脏输布血液，使肺呼吸通畅，也利于胃肠道对食物的消化和代谢，还可使肝处于身体右侧的最低位置，以获得较多的供血，从而使肝的造血、凝血及其解毒功能都得到很好的补益和促进。

练功中如果有昏闷欲睡之感，就马上睡觉，不必强行再练。若在昏闷之际强为，反而乱其心意；意邪气乱，失其正道也。这是初习"服气导引术"时应十分注意的地方。如此行气导引日久，感觉遍身湿润或出汗，毛孔张开，手足俱已通气，就是锻炼功成之效验。

一个好睡眠意味着生命的觉醒，所以，睡觉一词，睡是沉睡，觉是觉醒。觉醒，就是生命的焕然一新，如果第二天早上起来没觉得自己是一个新人，没有这种感受，就不叫睡好觉。你醒了以后怒气冲冲，看什么都不顺眼，就是没睡好。睡醒了之后，感觉自己"内心百花开"，那就是一个好的觉醒，就是"苟日新，日日新"。身体不好就没法日新。

修炼，别以为只有念经才叫修炼，让自己的每一个细胞都复苏觉醒，"度"千万细胞，就是"度"千万人，人能"度"的，只能是自己。想"度"别人，就好比"度"不了别人的细胞，终究不知其内在变化。所以，讲生命之道，也能明白"一切度乃自度"。

结语：经脉，是中医文化的瑰宝

至此，十二经脉和奇经八脉就讲完了。

首先，我们要知道的是，脉气的运行是没有停息的，就像水的流动、日月的运行一样，永不休止。而且，阴脉运行于五脏，阳脉运行于六腑，如环无端、终而复始地运行着。其流溢的脉气，在内灌溉五脏六腑，在外则濡润肌表皮肤。

奇经八脉交错地循行分布于十二经之间，其作用主要体现于两方面。其一，沟通十二经脉之间的联系。督脉与六阳经有联系，称为"阳脉之海"，具有调节全身阳经经气的作用；任脉与六阴经有联系，称为"阴脉之海"，具有调节全身阴经经气的作用；冲脉与任、督脉，足阳明胃经、足少阴肾经等经有联系，故有"十二经之海""血海"之称，具有涵蓄十二经气血的作用；带脉约束纵行躯干部的诸条足经；阴维、阳维脉维系阴经与阳经，分别主管一身之表里；阴跷、阳跷脉主阳动阴静，总管下肢运动与寤寐。其二，奇经八脉对十二经气血有蓄积和渗灌的调节作用。当十二经脉及脏腑气血旺盛时，奇经八脉就蓄积，当人体功能活动或疾病需要时，奇经八脉又能渗灌供应。就像我们先前所说，我们日常生活用的只是十二经脉，只有大病、重病时，才用丹田之储备。十二正经就好比日常开销，而奇经八脉就好比银行储蓄，是用来救命、续命的。

冲、带、跷、维六脉腧穴，都寄附于十二经与任、督脉之中，比如阳维用胆经的腧穴，阴维用脾经的腧穴等。只有任、督二脉各有其所属腧穴，故与十二经相提并论，合称为"十四经"。十四经具有一定的循行路线、病候及所属腧穴，是经络系统的主要部分，在临床上是针灸治疗及药物归经的基础。

在《黄帝内经》开篇《上古天真论》中只讲了三个脉，任脉、督脉、冲脉，因为这是决定人生命、命数的气脉，为先天；十二经脉环绕四肢，为后天。十二经脉堵了，虽说影响五脏六腑，但它跟生命关系不太大，四肢可以卸掉，但脏腑不能没有。中间脏腑和大脑才是我们的命，四肢属于末梢，中国古代治疗癌症的方法，就是把癌都引到末梢，这样也许就是腿上一直溃烂，最后要么是痊愈了，要么就是把一条腿锯掉。缺一条腿不影响吃、不影响穿，但要保五脏六腑和大脑。所以气脉常通，就是指任、督、冲中盘别憋、别出毛病。

督脉主人一身之气，任脉主人一身之血。有人称练功可以帮助打通任督二脉。其实，只要人活着，任督二脉就是通的，任督二脉相通，人才能生成肉身。但任督二脉相通，在孩子身上的表现与大人不太相同。打比方说，孩子的通，是一个圆，来回无障碍，孩子的任督冲无障碍，所以能快速成长。而大人因为意识、思维、情绪等障碍，而会瘀堵经脉的流畅，过劳、熬夜与焦虑等不仅耗十二经脉气血，还可能重调元气，提前伤奇经八脉。练易筋经等，不仅可以活跃任督二脉，甚至可以调动任督冲等先天能量来修正气血或治疗疾病。至于练其他的功法，若找不对师傅，还不如不练，扰动了先天经脉，还可能对身体造成更大的伤害，一旦走火入魔，真的难以救治，因为从功法上患的病，药很难治，要有更高的功法，才能救一二。

一般说来，医家懂十二经脉即可，但修炼家一定要明了奇经八脉。总之，经脉，是中医文化的瑰宝。

学习《黄帝内经》对大家最大的帮助就是：

第一，可以建立起一个正确的思维方式。

用气、阴阳、五行去看世界，不仅多了一个角度，也多了一份乐趣。

第二，多了很多养生的方法。

比如，要想少病、长寿，就要抱神守静，如何抱神呢？就要明白神明阳气等多从七窍走，所以，目少见污浊、耳少闻杂事，才是关键。《灵枢·邪气藏府病形》说："十二经脉，三百六十五络，其血气皆上于面，而走空窍。"可见，十二经脉，三百六十五络，都走面部空窍。

人，为什么会阳虚呢？《素问·阴阳应象大论》说：阴味走下窍，阳气出上窍。浊阴都是从下窍走，比如大小便。阳气出上窍，看懂了这句话，我们就会明白为什么一辈子阳气伤得那么厉害。大便，正常人一天三次，算多的，小便，也是有数的。但上窍，一天当中，除非睡觉，其他的每分钟都在耗散着我们，哪怕闭着眼睛，我们还是在想事，只要在想事，就耗散着阳气。看手机、看微信，耗眼窍；说话，耗口窍；听别人说话，耗耳窍；一紧张、一焦虑，就呼吸急促，耗鼻窍；脑子总想事，耗脑窍……总之，这些都是在耗散阳气，而且阳气比阴气要耗散得多得多！

第三，会更好地爱自己、爱众生。

这世上，要想对自己好，得明医道；要想对别人好，也得明医道，否则就是瞎帮忙。大家千万不要以为只有药可以治病，我们的语言也可以治病，我们的心态也可以治病。当我们的身心都变得柔和了以后，世界也会回报我们以温柔。

《黄帝内经·经脉》就此结束。都说学传统文化，成天"仁义礼智信"的说教，可每当触及灵魂时，还是持不住那"仁义礼智信"，该自私还自私，该糊涂还糊涂。学《黄帝内经》呢，至少明白了阴阳、表里、虚实，就知道了五脏为贪，自私是我们的本性的一部分，六腑为奉献，所以无私也是我们本性的一部分，然后我们就知道该修什么，知道我们力量的源泉在哪里。

张仲景有一段话：**上以疗君亲之疾，下以救贫贱之厄，中以保身长全，以养其生**。不如此，不能自爱，也不能利他。

感恩大家的一路追随！感恩先圣之慈悲无穷！

跋：经脉是生命的大药

春天，是个让人欢喜的季节。去年春天，我的"十二经脉与奇经八脉"课程在"喜马拉雅平台"上线了，可是大家不满足于听课，还要从文字上更认真地学习。所以，经过我和出版社的努力，与之相应的书稿也要在这个美好的春天面世了。

经脉，是人体与天地气机最相通的东西，那什么最通经脉呢？就是人心的欢喜。在天地，风暖了，花儿开了，是天地的欢喜，我们喜欢去山上、田间踏青，是我们在呼应天地的欢喜。如果在了解了我们人体经脉的基础上，按照经脉去活动我们的腿脚，那么欢喜就更落在了实处。比如，人体十二经脉都有井穴，而井穴对应的就是春天；井穴，又都在人体末梢，在手指尖和足趾尖，那我们就多活动和按摩手指尖，多泡脚和揉搓十个足趾尖，井穴一打开，气血就如同冰封的泉眼被打开了，融化了，就咕咕嘟嘟冒泡了，然后，就按照它们自己的道路开始奔腾了。

其实，尤其在春天，欢喜和手舞足蹈，是一个治病大法。人，紧张、不高兴，就会出现皮毛的问题。比如，春天会出现各种皮肤过敏症，有的人是荨麻疹，再加上如今较多的沙尘天气，人的皮肤就更不堪重负了。

沙尘天气，对人的影响有多大呢？《黄帝内经》说：**天明则日月不明，邪害空窍，阳气者闭塞，地气者冒明**。天明，这里的"明"当为"蒙"，指雾霾。"天明则日月不明"这句指：雾霾天，阴阳都不清爽，太阳、月亮都不清爽。雾霾天对人体有伤害吗？有。因为雾霾天时，阴和阳都混沌不清，人体就没法汲取它的正能量，还要吸收它不好的能量。这时候要么是阴阳的过度消散；要么属于"虚阳外越"；要么是阴阳不交通，阴阳不明，这些都属于"邪害空窍"——邪气侵犯空窍，空窍，在人体是眼、耳、鼻、舌、前后二阴，而皮肤，又是最大的空窍，号称玄府，这些空窍，是五脏与外界沟通的桥梁，一旦受伤，就属于"阳气者闭塞，地气者冒明"（指阳气闭塞，阴气不明，即阴阳之气隔绝之象）。所以，越来越多的人有眼窍、耳窍、鼻窍和皮肤疾患。比如今年春天，大量的人眼睛干涩、疼痛，耳朵发闷、听力下降，鼻孔发干等。皮肤方面，则是湿疹、过敏症和带状疱疹的此起彼伏。

咱们先说皮肤过敏的原因，首先是去年冬天没养好。春天的病根都在冬天，冬天熬夜、焦虑，精不足，就无法水生木，春天就会患各种病。所以要想春天不患病，上一年冬天就得早睡晚起，少焦虑，可大伙都说：我们做不到啊！

做不到怎么办呢？就得吃药，去年我在"喜马拉雅平台"上讲了《伤寒论》，大家就要明白医理、药性、药理。比如，皮肤症状不是皮肤的事，而是五脏里面虚。比如"肺主治节"，所以有些皮肤病会先发作在关节处。或在节气前后发作，这也是皮肤病属于肺病的一个佐证。再比如，"肺主一身之气"，忧思焦虑在头，则是落发或斑秃，只要人一焦虑，就会大把大把掉头发。肺主皮毛，伤肺就伤皮肤。而肺又与肝肾相关：肺金克肝木，肝血不足也无法养皮肤；肺金生肾水，肺气衰败，肾精就不足。肝肾又关涉元气和免疫力。

在治疗上，现在春天皮肤病一发作，医生就爱用"防风通圣散"，这其实是没有看到皮肤症状源于"里虚"。如果皮肤瘙痒厉害，有可能就是血虚，直接补血的方法有当归四逆汤、吴茱萸汤等。但一定要辨别清楚的是，当归四逆汤属于阴阳俱虚，而理中汤是靠生气生血的方法来治疗皮肤疾患，脾胃一足，则生气、生血、肌肉满壮，皮肤就能恢复正常。用理中汤还是用当归四逆汤，主要要看患者的生理基础，以及医生的脉法和辨证。用理中汤加减，是土生金法，这时候，如果肌肤太痒，尤其是湿疹大发作时，可以用烧过的艾绒灰与香油混合后，涂抹在患处，可以快速止痒。等到皮肤症状从三阴证出现转阳时，可以用太阳证之桂枝汤加减收工。

对于过敏性鼻炎，用药我讲过麻黄附子细辛汤。如果不用药可以通过按摩穴位来自我疗愈。首先，按摩风池、人中、上巨阙、肾俞四个穴位，两边风池穴按揉10下，人中10下，巨阙穴在心口窝下，身体前倾，双食指按压。肾俞穴在腰部，可以采取正卧位，两手握拳抵住肾俞穴即可。做完这四个动作后，用除拇指外的四个手指来回轻擦头顶。最后，可以摩擦迎香穴及鼻翼两旁的鼻通穴100下。

具体怎么养生呢？养生宜静心，因为火性炎上，心不静，则诸脉躁动，心主血脉，元气足，血就清净，心的动力强，血脉就通畅。而人一高兴，血脉就欢畅，就有活力，所谓活力，就是再生力强。生命最厉害的特性就是再生力，具有再生力的就是"种子"。在外，粮食是种子；在内，细胞是种子。人生，就是利用这些"种子"来补益生命力。所以，我们没有理由不高兴、不欢喜。不高兴、不欢喜，就是逆天意，就会打压了"种子"的生发、生长，就有可能大病缠身。

所以，不是只有针或灸可以通经络，针不过是手指的延伸。有时，一个爱抚也可以让你颤抖；有时，一句话也可以通经络，一句话也可以让你汗如雨下……更了不得的，有时，一个眼神、一阵风、一片星空、一线温暖的阳光……都能拯救你，不只是灵魂，还有肉体。

天底下，唯有这个肉身是自己的，而且每个人出生时，这个身体都是上天的精品，最后，是我们自己把它折腾成了次品。肉身，自己不爱惜，也就没人爱惜。我说过：人世间有几件事是谁也替不了我们的，吃饭替不了，上厕所替不了，得病替不了，这些替不了的，都得自己整好。

其实，爱惜自己是生命最重要的一件事。现在大家都要钱、要孩子、要这、要那，却忘了要命。这不，年初就有各种累死的人，送个外卖都呕心沥血，把命搁里面，太不值啦！有人说：那还不是因为缺钱？其实，除了那些真穷的人，如果你白天上班，晚上还要代驾，那就不是缺钱，而是缺更多的钱而已。

为什么说五脏六腑是最有智慧的？就是它们绝不允许无节制地使用自己，它们明白自己的优势所在、动力所在，同时它们自带"刹车片"。为什么说人脑是最靠不住的，因为它会无限制地使用自己的优势，直到有一天它在这个优势上栽了大跟头，所以有"强梁者不得其死""聪明反被聪明误"等话，即指过分倚仗优势为所欲为会得天惩。所有自带刹车的系统，表面上消极、劣势，但它们属于自保，虽胆小如鼠，但毕竟鼠行天下。知雄守雌、知白守黑，便是老子"守雌"之道。守雌，也是自信的表现，因为内心强大，才不动神色，甚至呆若木鸡。能制约自己，才是真正的强者，才会不惹天怒人怨。

还有人问：怎么才叫病好了呢？用《灵枢·终始》的一句话来说吧。

所谓平人者，不病。不病者，脉口、人迎应四时也，上下相应而俱往来也，六经之脉不结动也，本末之寒温之相守司也，形肉血气必相称也，是谓平人。

看病好没好，先看脉。平人，就是没有病的人，这样的人，寸口、人迎都对应四时，互相呼应，往来不息，六脉平和。六经之脉没有结脉、动脉，结脉皆因气血凝聚，动脉专司痛与惊，没有结脉，就是经脉畅通，没有动脉就是情绪平稳、没有疼痛。手脚之寒温都能够和四时冷热相对应，形肉和血气也都协调一致，这就是所说的平人。

经脉"内属藏府，外络肢节"，因为经脉在内归属于脏腑，在外联络四肢百节，所以，经脉畅通是生命健康的重要指标。张仲景《伤寒论》里的四逆辈为什么能救命？就是四逆辈针对的是气机，而不是所谓"病"。比如通脉汤，名称就是通脉，四逆也指气逆，都对应的是气机。阴阳气机一通，就救命。西医是看生化指标，中医则看经脉是否畅通，经脉畅通，人就吃饭香，睡眠好，情绪饱满，二便通畅，手脚灵活，就是平人。

所以，经脉，就是生命大药。

什么通经脉呢？心通经脉，神通经脉。假如你心神不宁，那你经脉就不通，就成天到晚没有精神，人没精神，十二经脉渐渐地也就不通。所以，真正的大药是心神，真正的大药是十二经络，真正的大药是奇经八脉。养心神的，是人生格局，是浩然之气；养经络的，是情绪的欢畅、温养以及按摩；养奇经八脉的，是练功和修行。

这些，就是我们这本书的内涵。